두뇌 발달! 모두의 종이접기

감수 고가 요시히코 정신과 의사 • 교린대학교 명예 교수

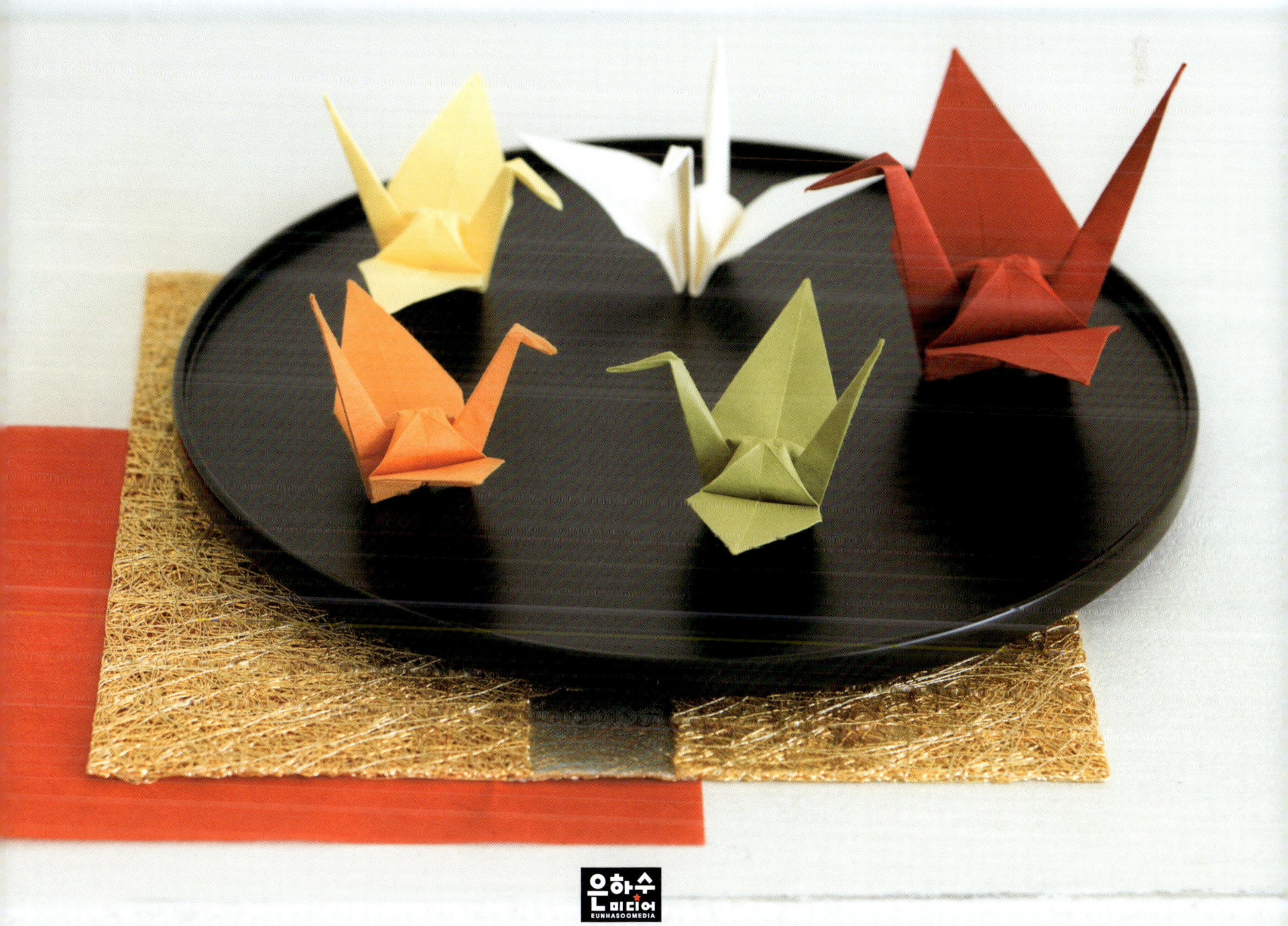

은하수미디어
EUNHASOOMEDIA

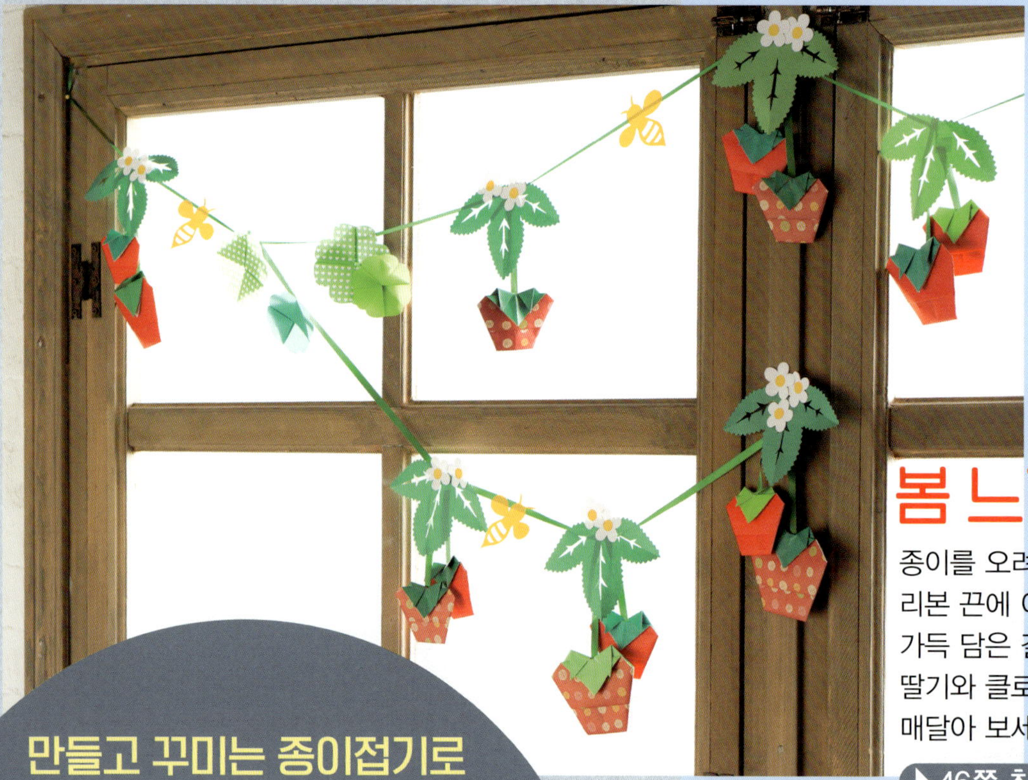

종이접기 작품
딸기
클로버

봄 느낌 갈란드

종이를 오려서 만든 꽃과 나뭇잎 등을 리본 끈에 이어 붙여 봄날의 햇살을 가득 담은 갈란드를 만들었어요. 딸기와 클로버는 작게 접어서 매달아 보세요.

▶ 46쪽 참고

만들고 꾸미는 종이접기로 활발한 뇌를 만들어요!

창의적으로 생각하고 만드는 활동은 뇌를 활성화하는 데 큰 도움을 줍니다. 단순히 종이를 접고 끝내는 것이 아니라, 내가 만든 종이접기를 활용해 새로운 작품을 만들어 보는 건 어떨까요? 꾸미는 활동 자체만으로도 기분 좋은 감정을 느끼게 해 뇌를 젊게 유지하는 중요한 자극이 된답니다. 종이접기로 만들 수 있는 다양한 작품과 방법을 참고하여 활력 넘치는 생활 공간을 꾸며 보세요.

(14쪽과 연결해서 읽어 주세요.)

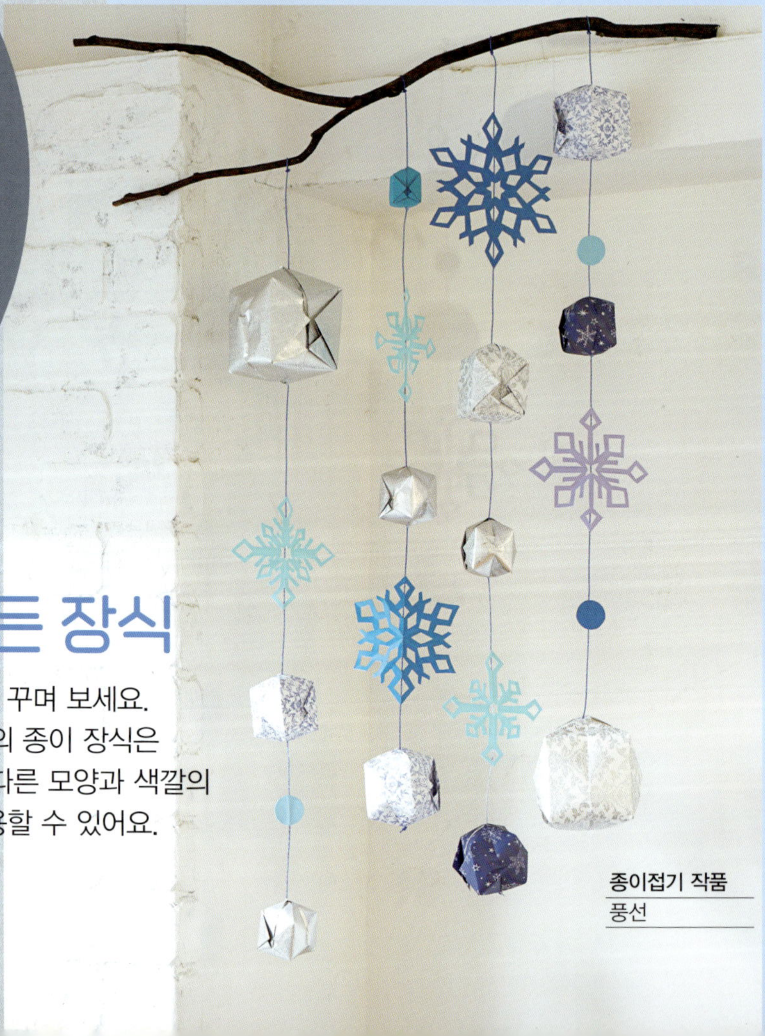

풍선을 엮어 만든 장식

풍선을 크기별로 만들어 풍성하게 꾸며 보세요. 은색과 파란색 종이, 눈송이 모양의 종이 장식은 겨울에 딱 어울리는 조합이지만, 다른 모양과 색깔의 종이를 사용하면 사계절 내내 활용할 수 있어요.

▶ 46쪽 참고

종이접기 작품
풍선

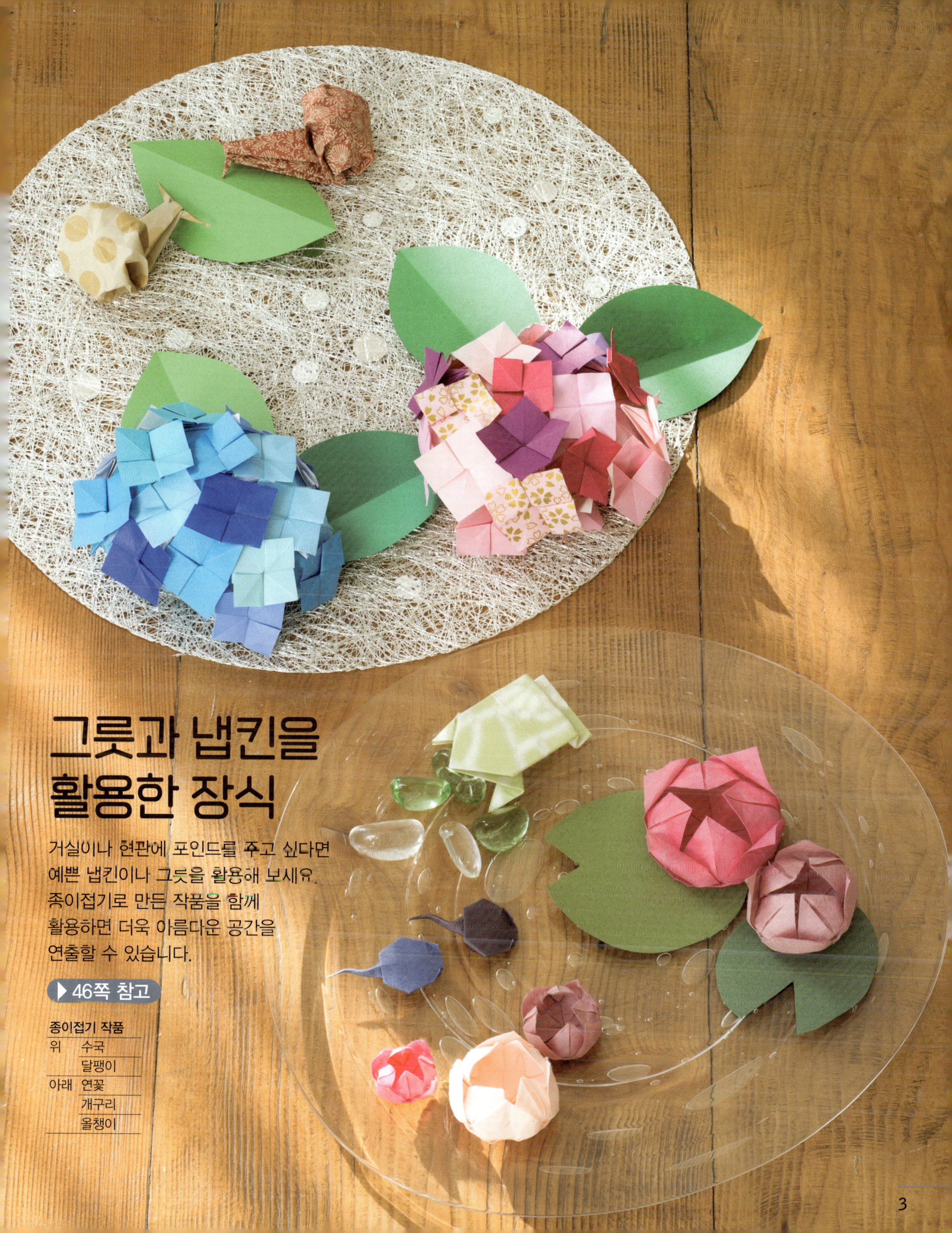

그릇과 냅킨을 활용한 장식

거실이나 현관에 포인드를 주고 싶다면 예쁜 냅킨이나 그릇을 활용해 보세요. 종이접기로 만든 작품을 함께 활용하면 더욱 아름다운 공간을 연출할 수 있습니다.

▶ 46쪽 참고

종이접기 작품	
위	수국
	달팽이
아래	연꽃
	개구리
	올챙이

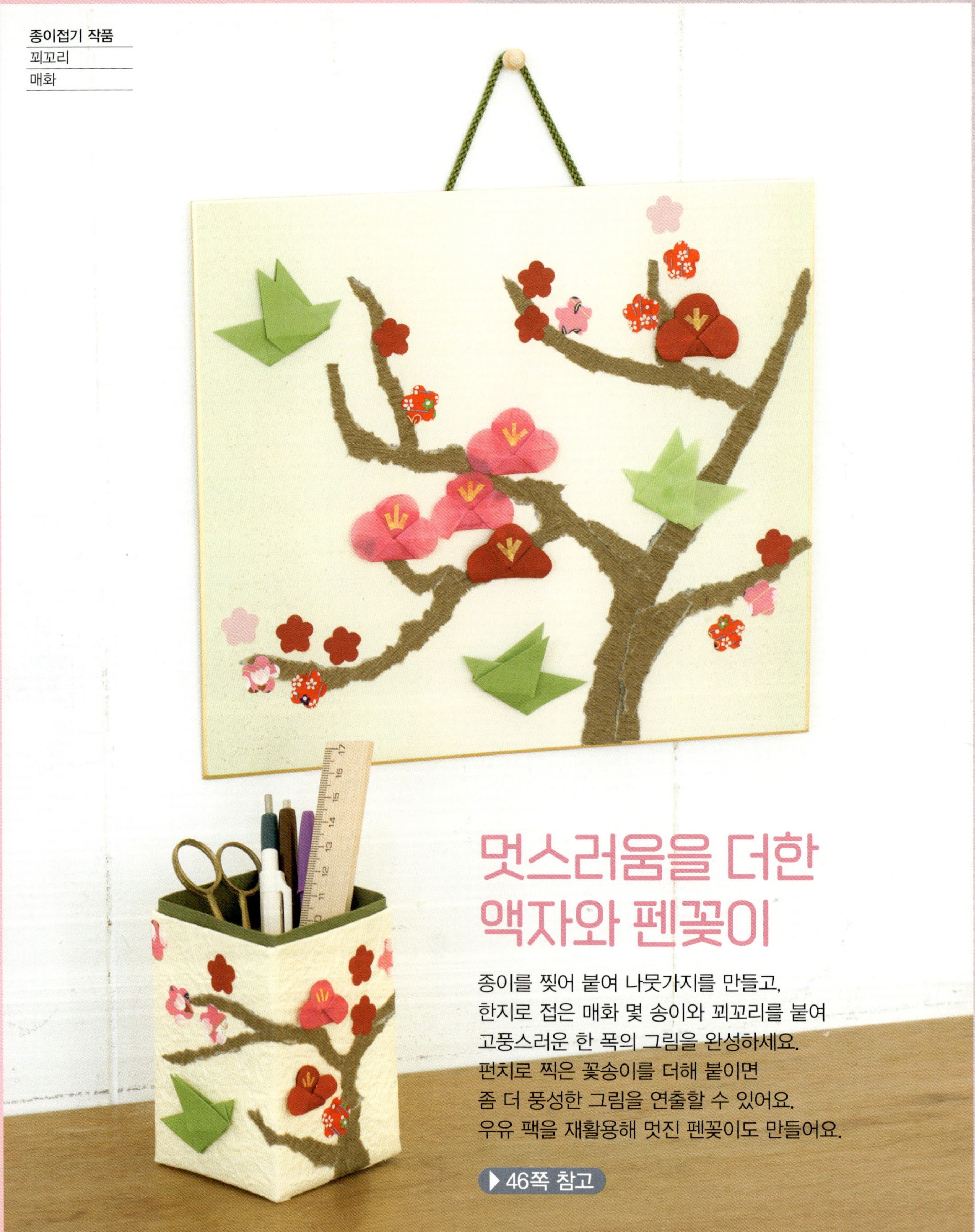

멋스러움을 더한 액자와 펜꽂이

종이를 찢어 붙여 나뭇가지를 만들고,
한지로 접은 매화 몇 송이와 꾀꼬리를 붙여
고풍스러운 한 폭의 그림을 완성하세요.
펀치로 찍은 꽃송이를 더해 붙이면
좀 더 풍성한 그림을 연출할 수 있어요.
우유 팩을 재활용해 멋진 펜꽂이도 만들어요.

▶ 46쪽 참고

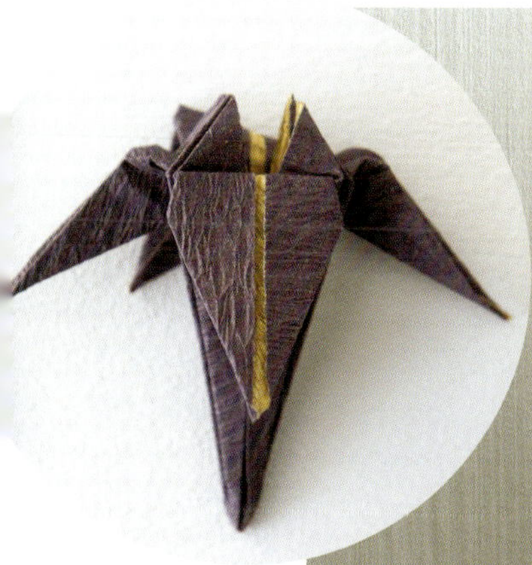

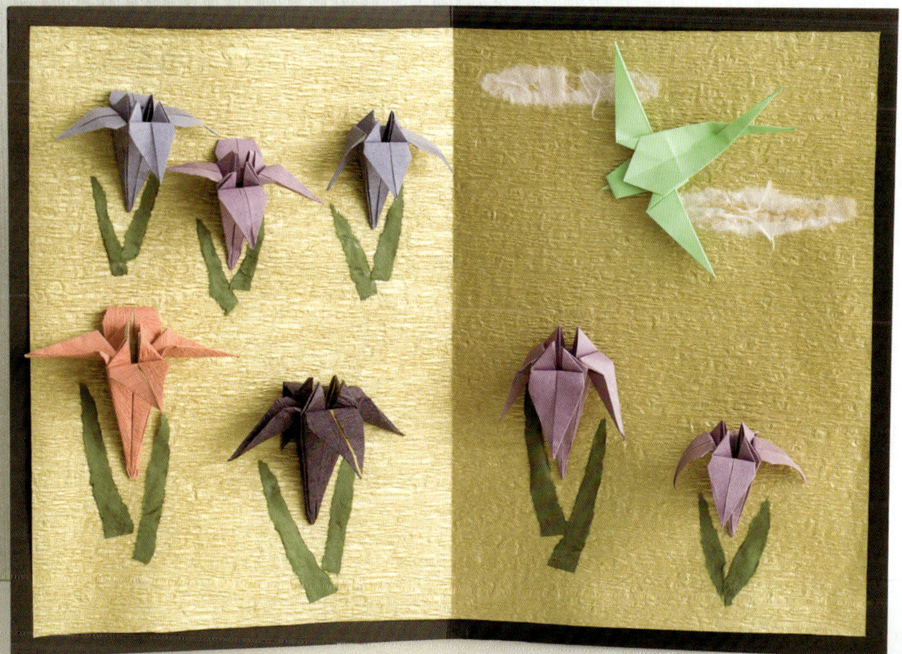

입체적인 병풍 장식

화지를 활용해 병풍을 만들어요.
입체적인 붓꽃과 제비를 붙여
독특하고 생동감 있는 병풍을
꾸며 보세요.
종이의 특성을 살려 구기거나 찢어 붙이면
좀 더 자연스러운 작품이 연출됩니다.
병풍은 검은색 두꺼운 종이에 금색 무늬의
화지를 붙여 만들었어요.

종이접기 작품
붓꽃
제비

한지를 사용한 전통 족자

하얀색 작은 종이 위에 글을 적고
기다란 족자 위에 붙인 다음, 전통 족자와
잘 어울리는 종이접기 작품으로 꾸며 보세요.
전통적이고 아름다운 인테리어 소품으로
멋스러운 공간을 연출할 수 있어요.

▶ 46쪽 참고

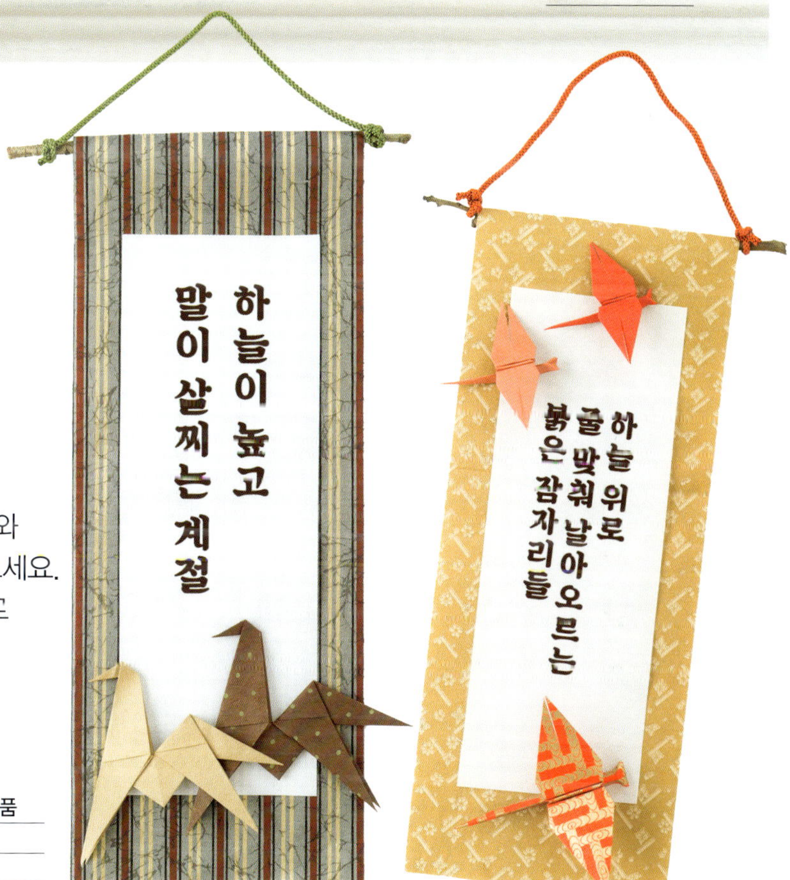
하늘이 높고
말이 살찌는 계절
하늘 위로
줄 맞춰 날아오르는
붉은 잠자리들

종이접기 작품
말
잠자리

새해를 알리는 정월 장식

세련된 색종이로 접은 종이접기 작품은 그 자체로 멋진 장식품이 됩니다. 풍년을 상징하는 하얀 떡을 장식할 때는 몇 가닥의 장식 끈을 묶거나, 부채처럼 접은 금박지를 병풍처럼 놓아 화려함을 더해 보세요. 부채에 종이학을 올려놓는 것만으로도 새해 분위기가 물씬 나는 장식품이 됩니다.

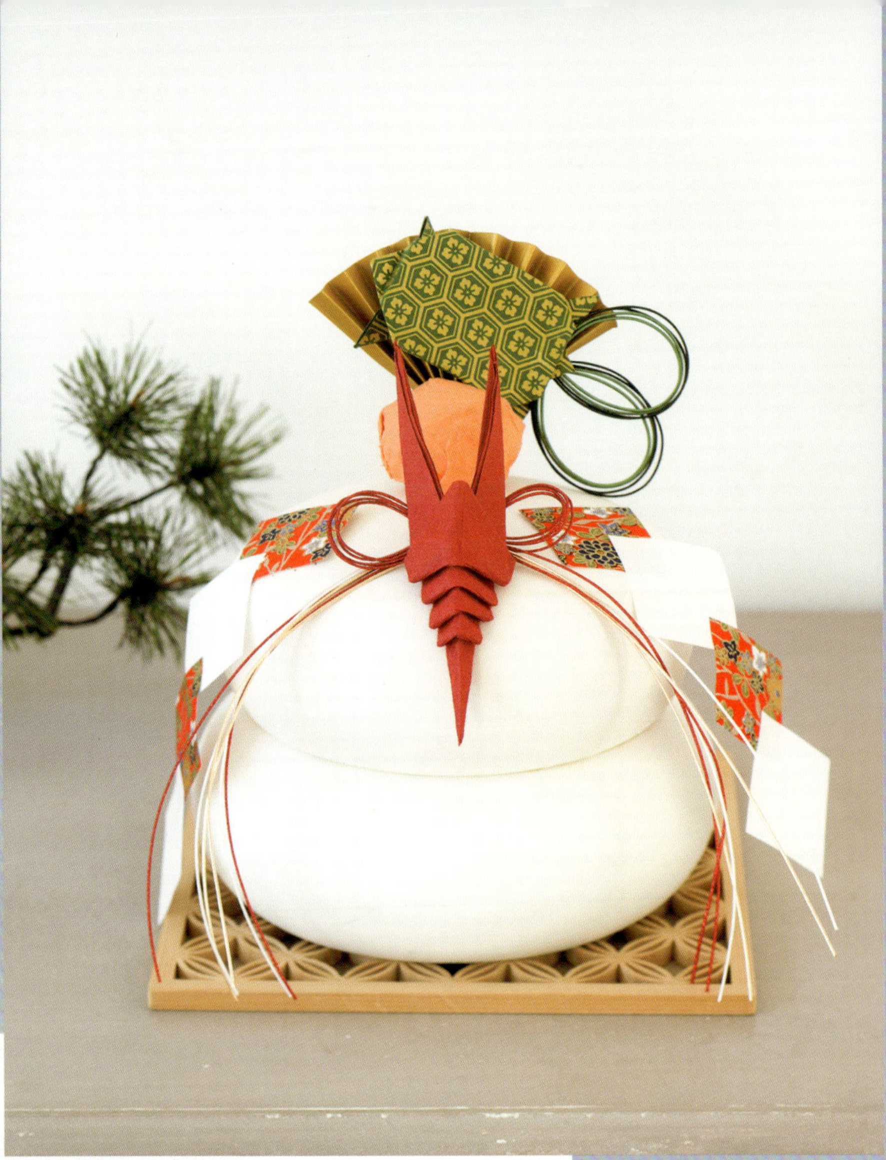

종이접기 작품
- 새우
- 거북이

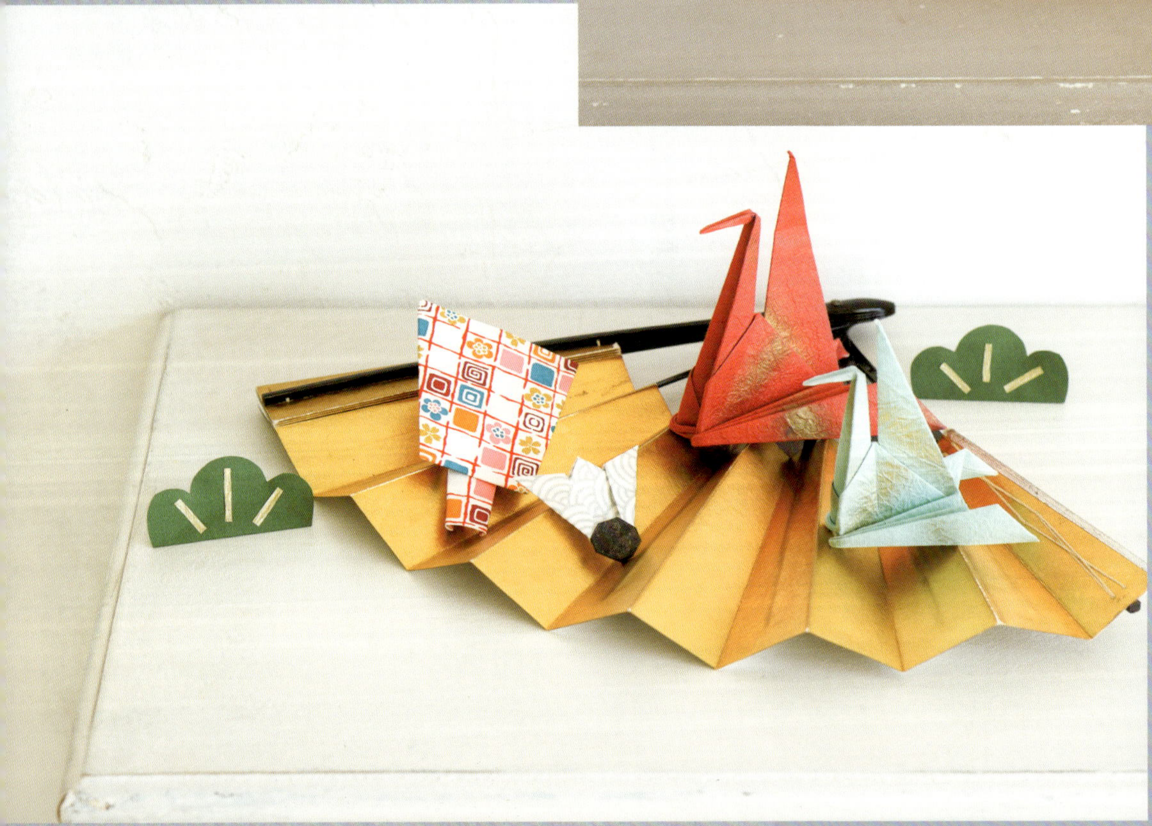

종이접기 작품
- 라켓
- 공
- 학

종이접기 작품
인형 옷
풍선

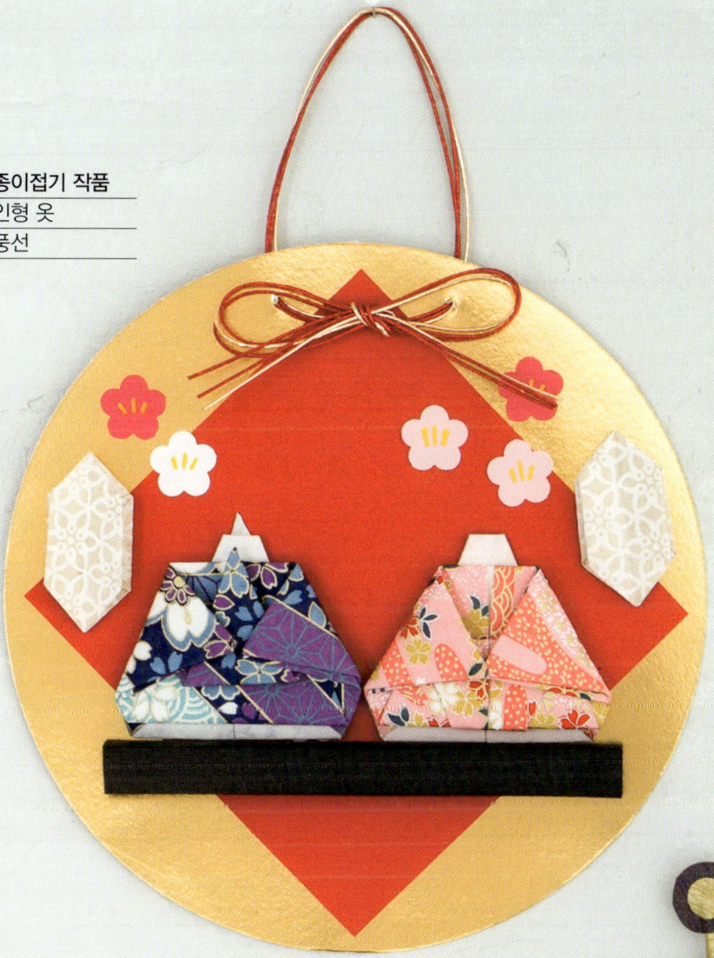

인형 옷으로 꾸민 벽걸이 장식

벽걸이 장식에 활용하는 종이접기 작품이 평면적이라면 다른 부분에 입체감을 더하여 포인트를 주세요.
반투명한 종이로 풍선을 접어서 붙이면 새로운 느낌을 표현할 수 있어요.

▶ 94쪽 참고

단오절에 어울리는 벽걸이 장식

동그랗게 자른 검은색과 금색의 종이 위에 커다란 투구를 붙여 과감하게 꾸몄어요. 대나무 꼬챙이에 금색 종이를 돌돌 말아 잉어를 끼우고 붙여, 단오절에 잘 어울리는 벽걸이 장식을 만들었답니다.

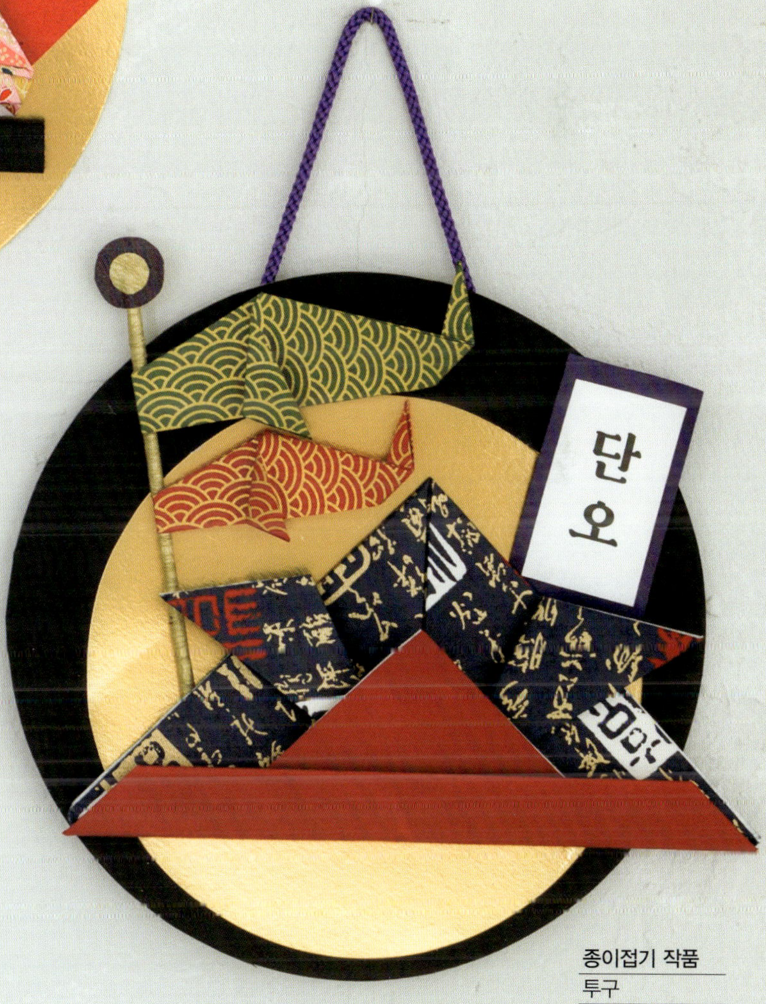

종이접기 작품
투구
잉어

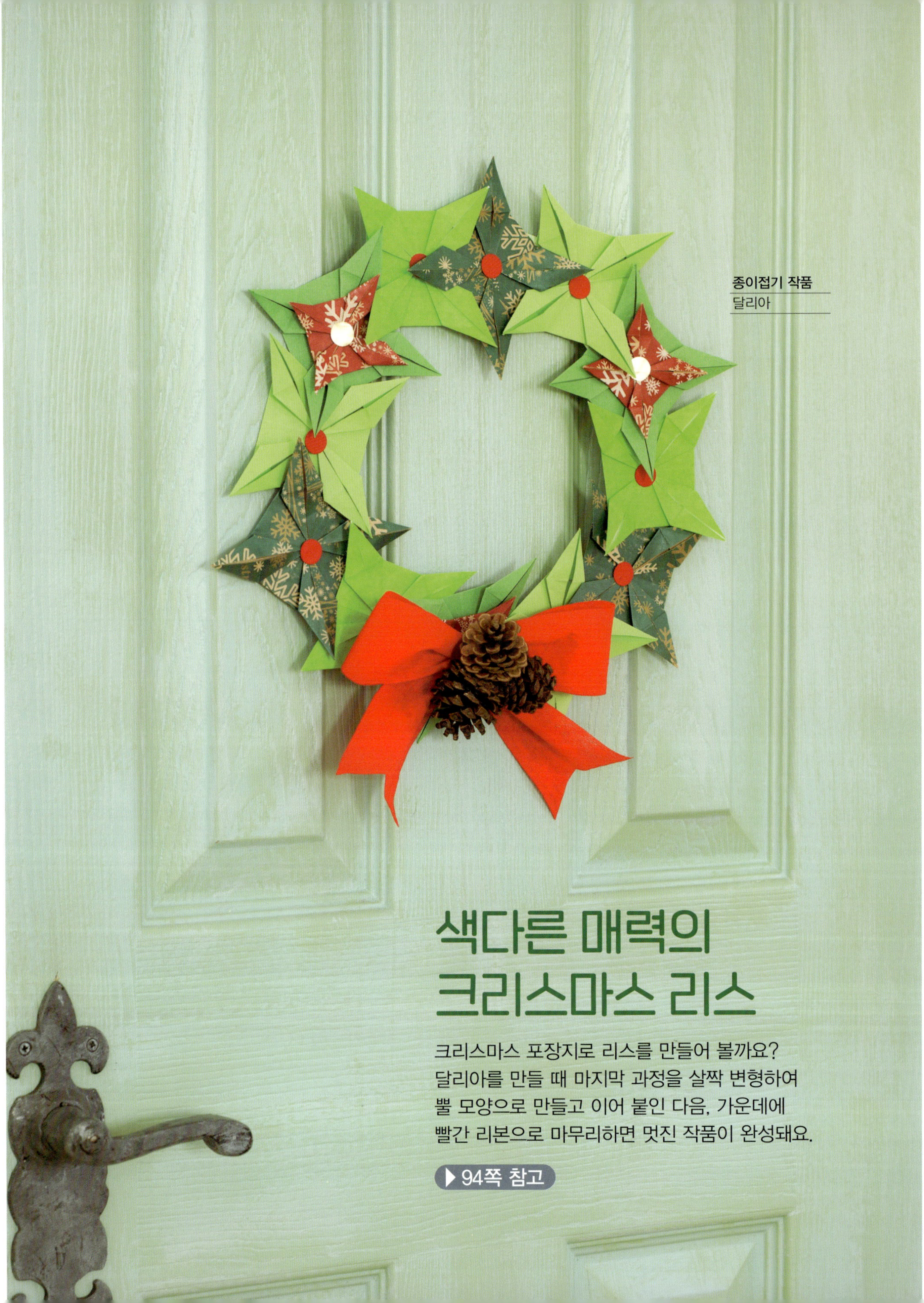

종이접기 작품
달리아

색다른 매력의 크리스마스 리스

크리스마스 포장지로 리스를 만들어 볼까요? 달리아를 만들 때 마지막 과정을 살짝 변형하여 뿔 모양으로 만들고 이어 붙인 다음, 가운데에 빨간 리본으로 마무리하면 멋진 작품이 완성돼요.

▶ 94쪽 참고

초여름 감성을 담은 장미 리스

종이접기 작품
장미

투명한 종이를 활용해 장미를 접어 붙이면
초여름 감성을 담은 리스가 완성돼요.
나무로 만든 리스 틀에 종이접기 작품을 붙여
간단하게 만들 수 있어요.

▶ 94쪽 참고

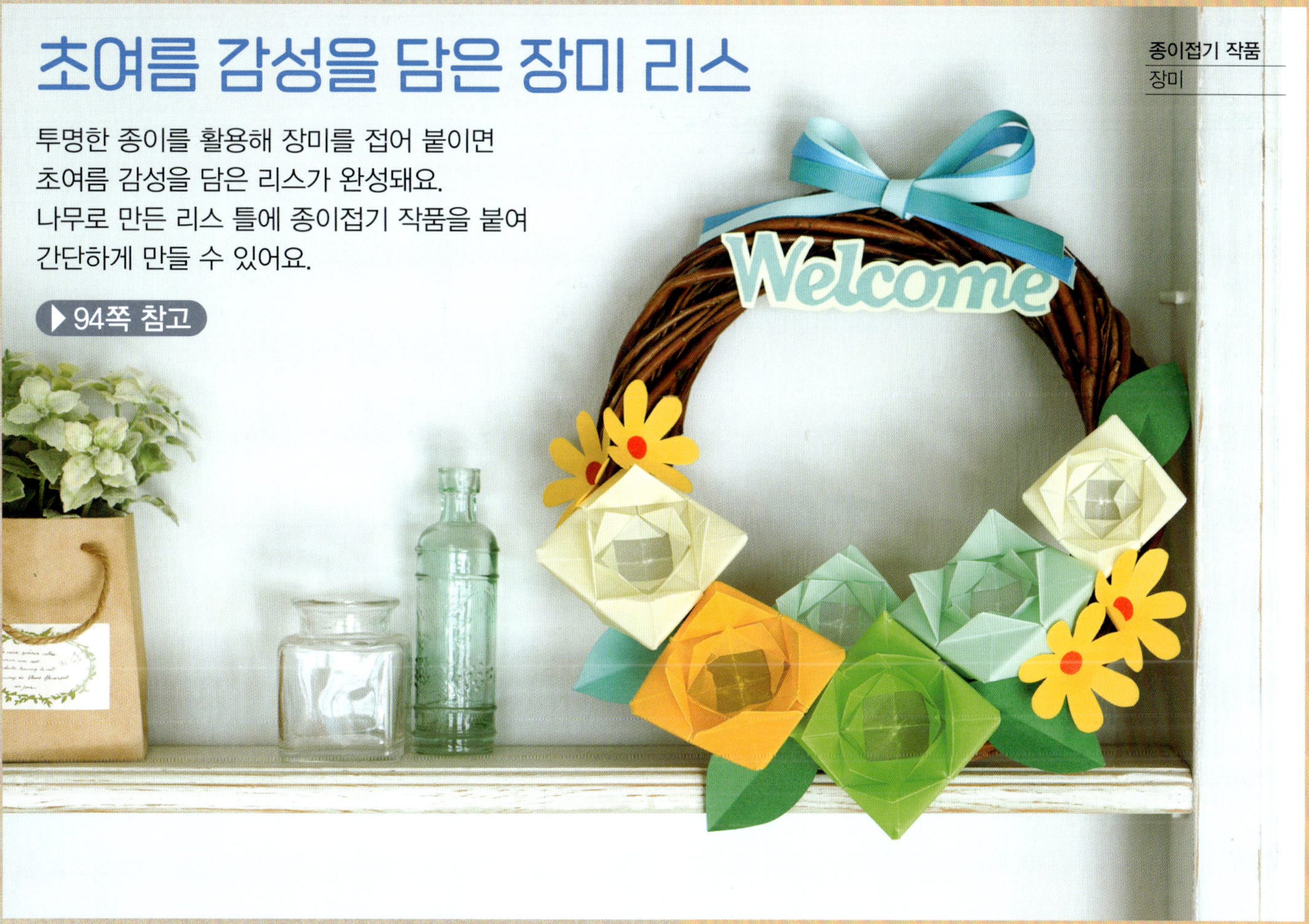

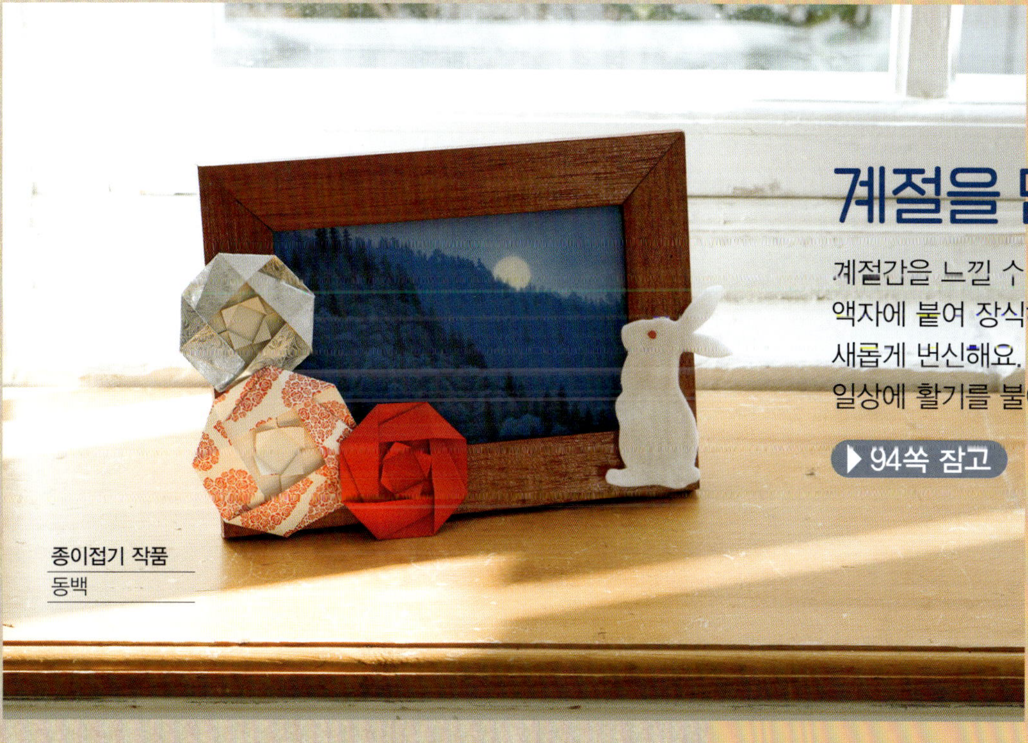

종이접기 작품
동백

계절을 담은 액자

계절감을 느낄 수 있는 종이로 꽃을 접어
액자에 붙여 장식하면, 밋밋했던 액자가
새롭게 변신해요. 비교적 간단한 방법으로도
일상에 활기를 불어넣을 수 있답니다.

▶ 94쪽 참고

목차

만들고 꾸미는 종이접기로 활발한 뇌를 만들어요! ····· 2

종이접기로 장식품 만드는 방법 ····· 46 · 94

기본 종이접기 방법과 접기 기호 ····· 12

두뇌 발달에 효과적인 종이접기 ····· 14

잘 접는 방법 ····· 72

1장 손끝 감각을 느끼며 접어요

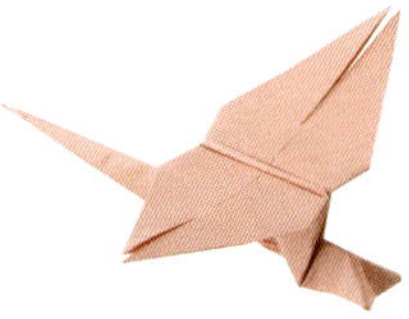

학	18
제비	20
꾀꼬리	21
긴 꼬리 새	22
꿩	23
날개 접은 학	24
나비	26
잠자리	28
말	29
거북이	30

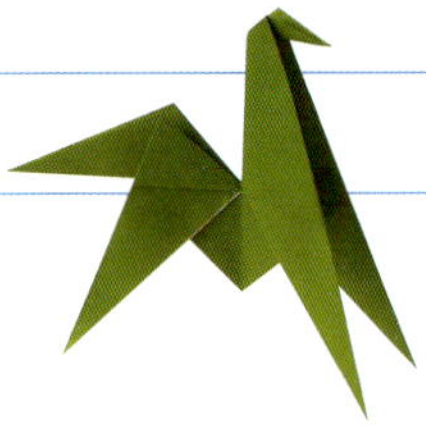

2장 모양을 상상하며 접어요

수국, 나팔꽃	32
유채꽃, 클로버	33
연꽃	34
복숭아꽃	35
밤	36
나뭇잎 1	37
딸기	38
풍선	39
풍선 금붕어	40
눈토끼	41
에인절피시	42
잉꼬	44

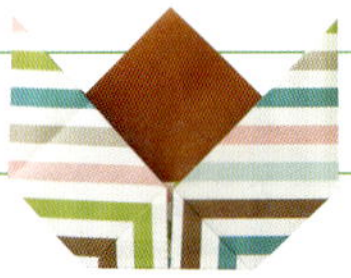

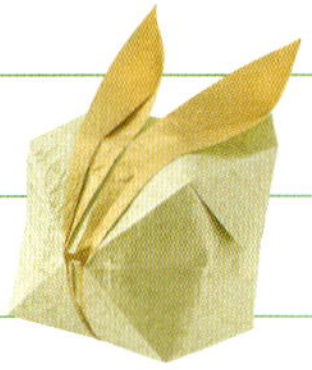

3장

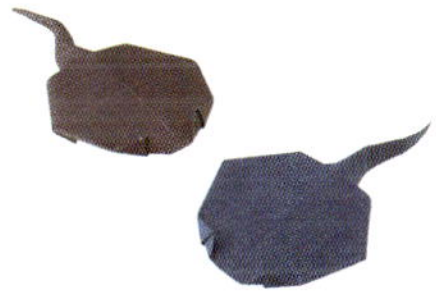

창의적으로 생각하며 접어요

장미 48
나뭇잎 2 49
동백 50
붓꽃 52
감 54
달리아 55
새우 56
올챙이와 개구리 58
달팽이 60
까마귀 62

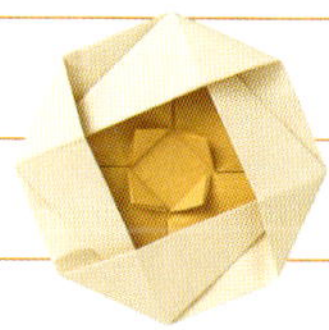

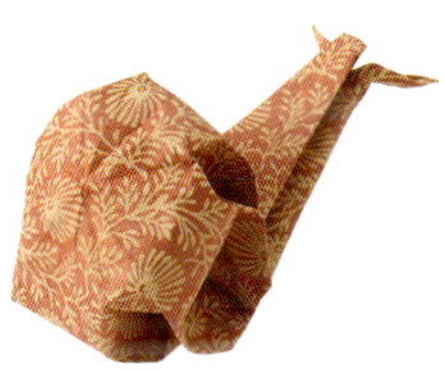

4장

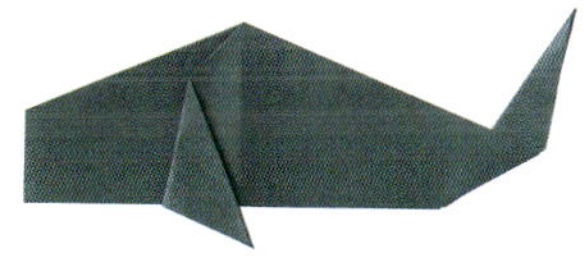

다양한 종이로 꾸미며 접어요

라켓과 공 64
팽이 66
매화 67
인형 옷 68
투구 70
잉어 71
과자 접시 73
꽃 접시 74
간단한 젓가락집 75
젓가락집과 젓가락 받침 76
딱지 모양 봉투 78
삼각 접기 봉투 79
사각 접기 봉투 80
펜 트레이 82

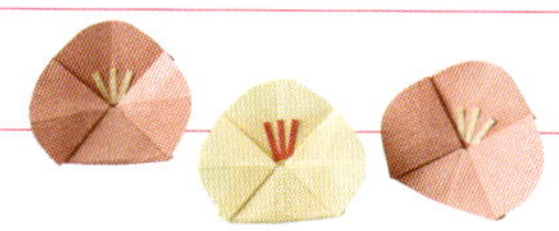

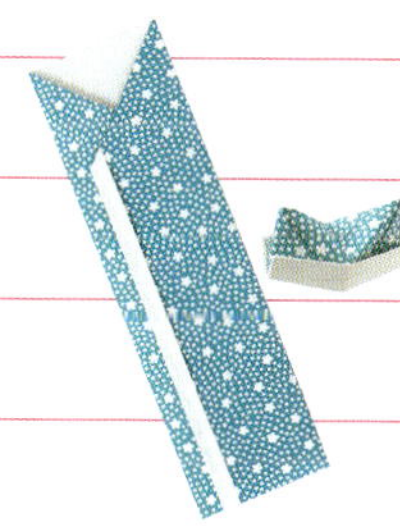

5장

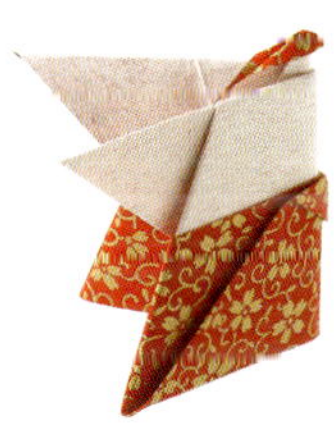

아이들과 함께 접어요

물고기 편지지 84
배고픈 까마귀 86
나무 타는 원숭이 88
날개를 퍼덕이는 새 89
손가락 인형 90
씨름 선수 92

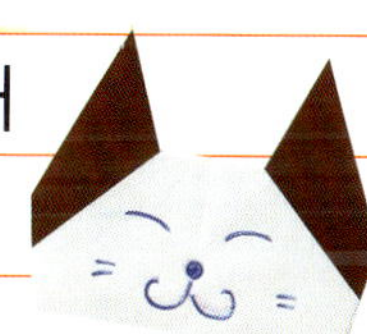

기본 종이접기 방법과 접기 기호

종이접기 방법을 설명한 그림에는 접는 방법이 기호로 표시되어 있어요. 기억해 두면 좀 더 쉽게 종이접기를 할 수 있어요.
72쪽에는 종이를 잘 접는 방법이 소개되어 있으니 참고하세요.

◆계곡 접기

점선 부분이 안쪽으로 들어가게 접어요.

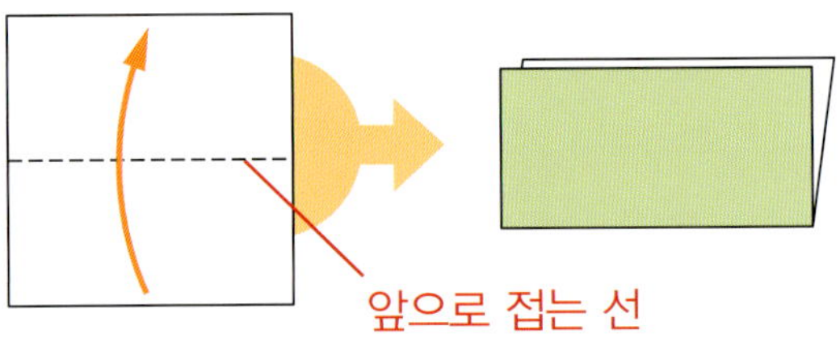

◆산 접기

점선 부분이 바깥으로 드러나게 접어요.

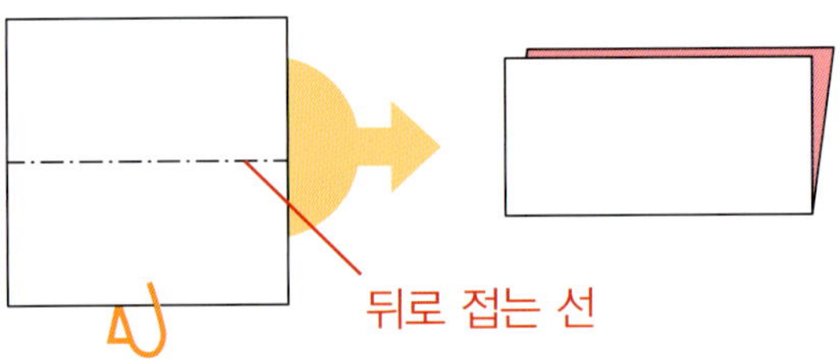

◆접는 선 만들기

한 번 접었다가 펼치면 접은 자국이 생겨서 다음에 접을 때 기준이 돼요.

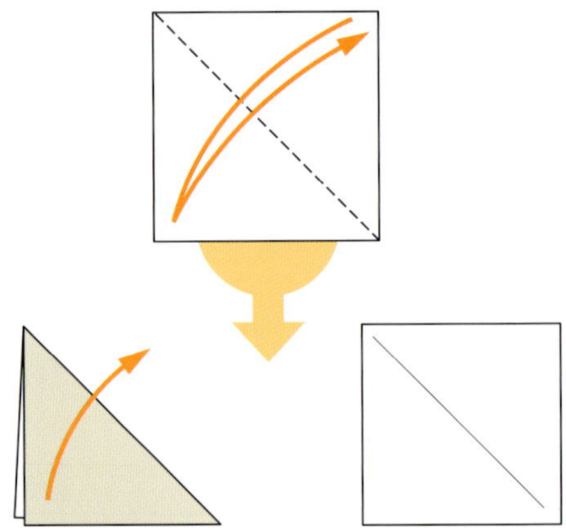

1 점선 부분을 계곡 접기 한 뒤 펼쳐요.

2 접었다가 펼친 부분에 접는 선이 생겨요.

◆계단 접기

접은 부분이 계단이 되도록 계곡 접기와 산 접기를 번갈아 해요.

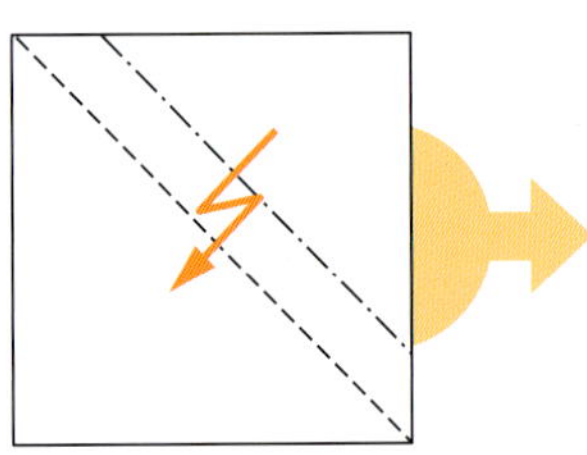

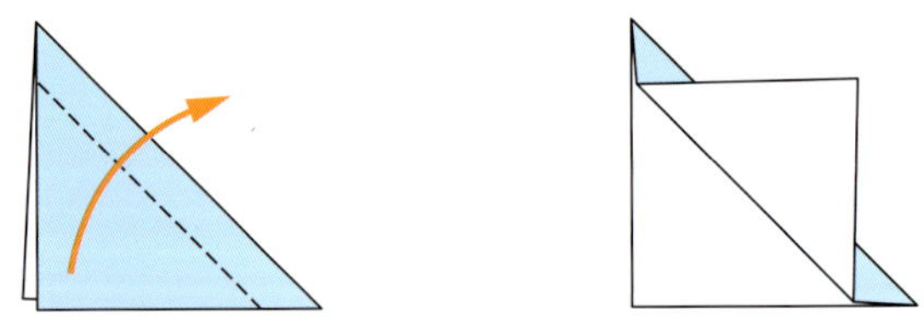

1 처음에는 계곡 접기로 절반을 접고, 점선 부분을 다시 접어요.

2 계곡 접기와 산 접기를 번갈아 하면 계단이 생겨요.

◆비껴 접기

접은 면과 다른 면이 보이게 접어요.

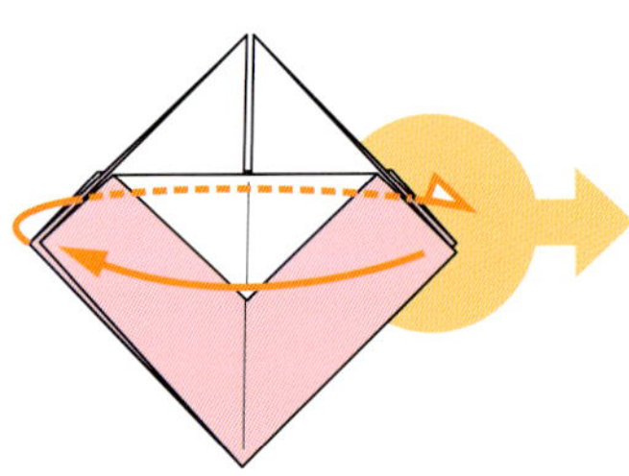

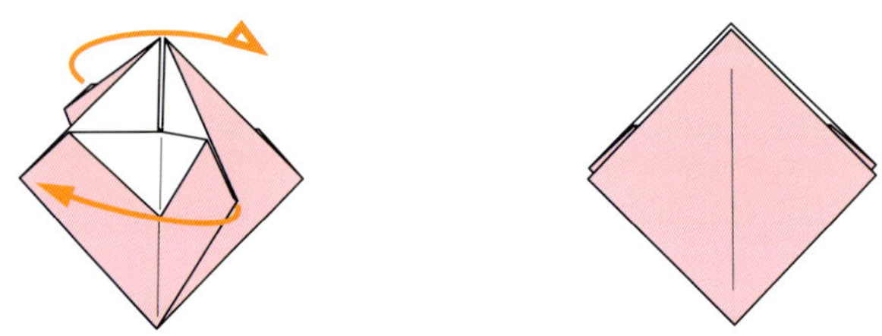

1 앞면을 왼쪽으로, 뒷면을 오른쪽으로 접어요.

2 지금까지 접은 것과 다른 면이 나와요.

◆펼치며 눌러 접기

사각형을 펼치며 눌러 접기

⇧의 사각형에 손가락을 넣어 화살표 방향으로 펼치며 눌러 접어요.

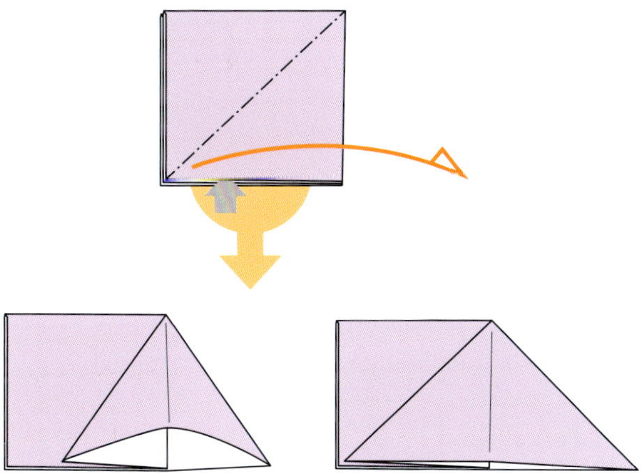

1 주머니에 손가락을 넣어 펼쳐요.

2 눌러 접으면 삼각형으로 변신!

삼각형을 펼치며 눌러 접기

⇧의 삼각형에 손가락을 넣어 화살표 방향으로 펼치며 눌러 접어요.

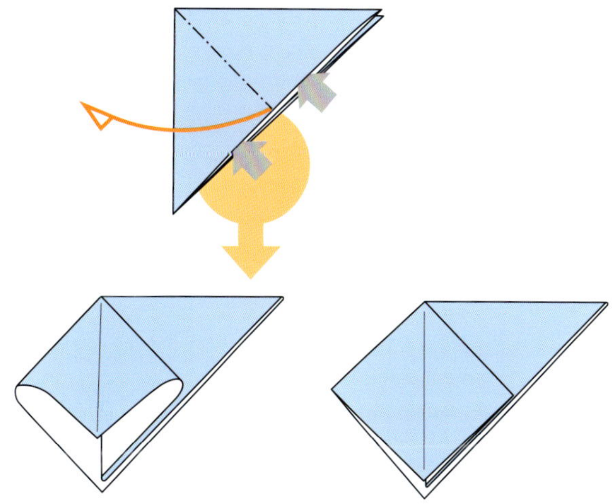

1 주머니에 손가락을 넣어 펼쳐요.

2 눌러 접으면 사각형으로 변신!

◆넣어 접기

두 면 사이를 갈라 아래로 내려 접어요.

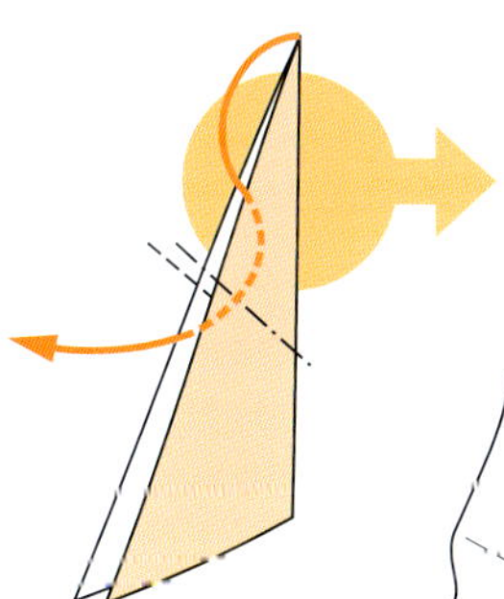

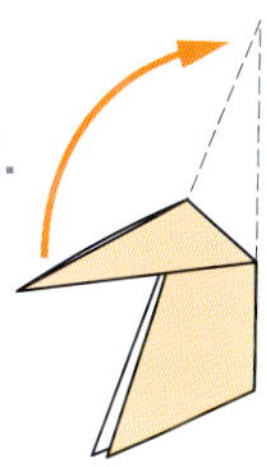

1 점선대로 접었다가 펼쳐요.

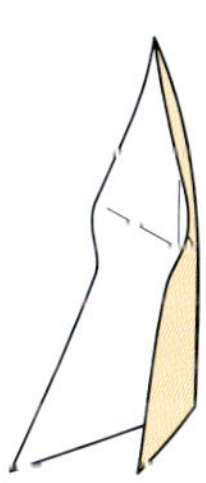

2 살짝 펼쳐서 모서리를 안쪽으로 넣듯이 접어요.

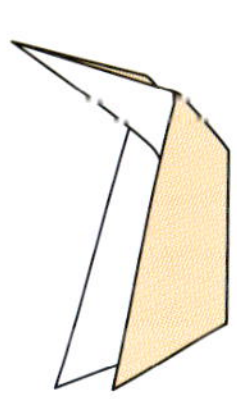

3 좀 더 아래쪽으로 내려 접어요.

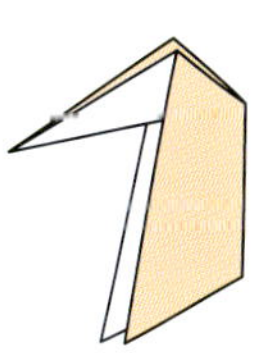

4 넣어 접기 완성!

◆뒤집어 접기

두 면을 중간에서 뒤집어 접어요.

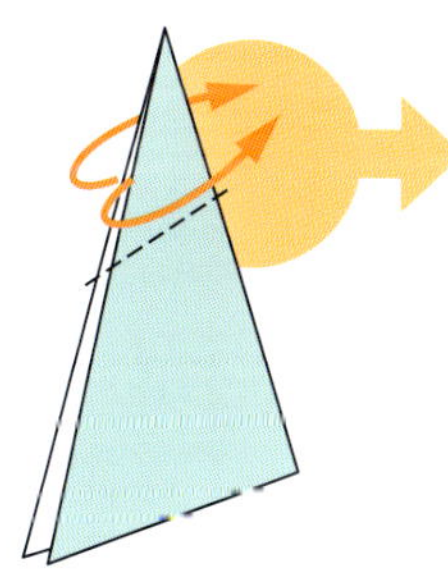

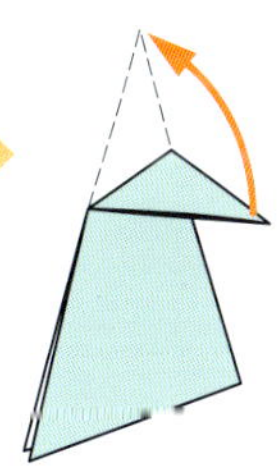

1 점선대로 접었다가 펼쳐요.

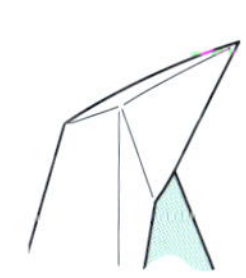

2 살짝 펼쳐서 모서리를 바깥쪽으로 뒤집어 접어요.

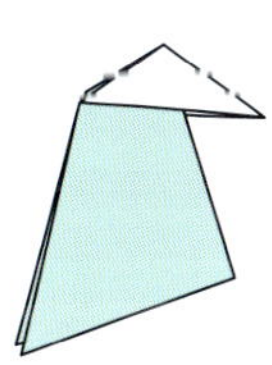

3 뒤집어 접기 완성!

두뇌 발달에 효과적인 종이접기

- 왜 종이접기를 하면 뇌 활동이 활발해질까? -

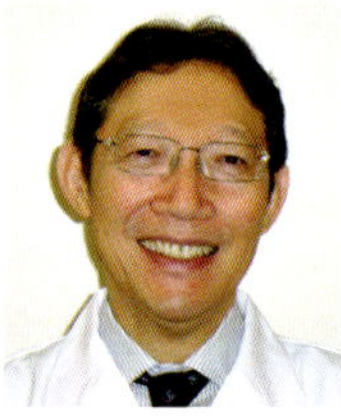

고가 요시히코
정신과 의사
교린대학교 명예 교수

정교하게 구성된 뇌는 어떤 행동을 하거나 생각을 할 때마다 다양한 영역이 유기적으로 연결되어 움직입니다. 예를 들어, 악수를 할 때 ① 상대방의 손을 보고(후두엽) ② 위치를 인지하고(두정엽) ③ 인사를 건네고(전두엽/브로카 영역) ④ 손을 내밀어 잡고(전두엽/운동 영역) 그리고 ⑤ 상대방의 감촉과 온기를 느끼는(두정엽) 등 뇌의 각 영역이 밀접하게 연결되어 작동합니다. 하지만 나이가 들면서 점차 뇌 기능이 저하되기 때문에 지속적인 뇌 활성화가 필요합니다. 뇌가 활성화되면 노화를 막는 것은 물론, 이전보다 더 건강한 뇌를 만들 수 있습니다. 종이접기는 뇌의 활성화를 돕고 건강한 뇌를 만드는 데 매우 효과적인 활동입니다.

뇌의 영역과 중요한 기능

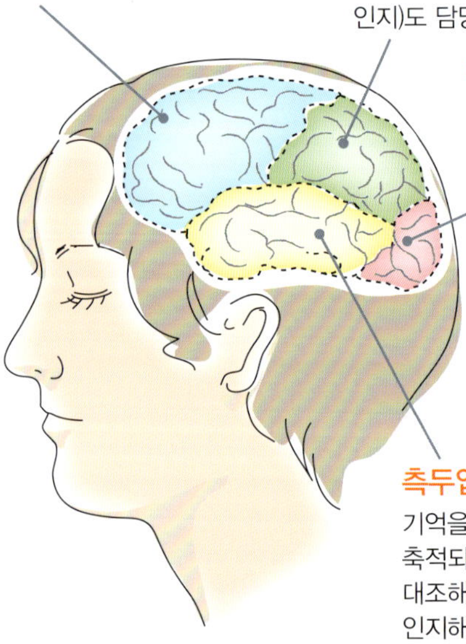

종이접기가 뇌 활성화에 효과적인 이유

뇌는 대뇌, 소뇌, 뇌간 등으로 구성되어 있으며, 그중에서도 전체 뇌의 80%를 차지하는 부분이 대뇌입니다. 대뇌의 표면은 '대뇌피질'이라고 불리는 부분으로 덮여 있는데, 이곳에는 수많은 신경 세포가 모여 있어 다양한 정보를 받아들이고 보내는 역할을 합니다. 대뇌피질은 큰 고랑에 의해 전두엽, 후두엽, 두정엽, 측두엽이라는 4개의 영역으로 나뉘지만, 이 영역들이 신경 섬유로 연결되어 있어 종합적인 기능을 수행합니다.

악수를 할 때와 마찬가지로 종이접기를 할 때도 뇌의 움직임이 매우 활발합니다. 완성된 작품을 상상하며 색을 선택하고 종이 접는 방법을 하나하나 비교하거나, 어떻게 균형 잡힌 모양으로 만들지 고민하고 손가락을 섬세하게 움직이며 종이를 접는 활동이 뇌에 영향을 주기 때문입니다.

종이접기 외에도 그림 그리기나 따라 쓰기처럼 특별한 도구나 기술 없이 쉽게 할 수 있는 활동들이 많지만, 그중에서도 종이접기가 뇌 활성화에 큰 도움을 줍니다. 그 이유를 자세하게 설명하겠습니다.

① 3차원적인 활동이 뇌를 폭넓게 자극한다

종이접기는 평면의 종이가 입체적인 형태로 바뀌는 활동입니다. 종이를 접는 동작이나 종이가 겹쳐지는 모든 과정이 3차원으로 이루어집니다. 2차원적인 활동보다 3차원적인 활동이 뇌를 더 폭넓게 자극합니다.

3차원의 정보를 담당하는 영역이 바로 '두정엽'입니다. 두정엽은 사물의 형태와 사물 간의 관계를 파악하는 '공간 인지' 능력과 밀접한 관련이 있습니다. 알츠하이머병과 같은 퇴행성 뇌 질환을 앓게 되면 자신이 어디에 있는지 헷갈리거나, 벽에 문이 있다는 것은 알지만 문의 의미와 역할을 몰라 방에서 나가지 못합니다. 두정엽의 기능이 가장 먼저 손상되기 때문에 이러한 증상이 나타나는 것이지요. 종이접기는 이러한 두정엽을 자극하는 데 매우 효과적인 활동이라고 할 수 있습니다.

② 인격도 뇌가 만든다

종이접기는 뇌를 직접 자극하는 효과 외에도 다른 측면에 영향을 줍니다. 종이접기를 완성하기 위해서는 관찰력과 집중력이 필요하지만, 무엇보다 즐거운 마음으로 접는 것이 중요합니다. 이러한 것들은 모두 전두엽의 기능과 관련되어 있으며, 매우 인간적인 요소라고 할 수 있습니다.

종이접기는 감정과 정서를 담당하는 영역에도 큰 영향을 미칩니다. 뇌의 대뇌피질 안쪽에 위치한 '대뇌변연계'라는 영역이 바로 그곳입니다. 작품을 보고 아름답다고 느끼거나, 작품을 만들고 활용하면서 좋은 기분을 느끼는 것이 그 예입니다. 다른 사람과 함께 종이접기를 하면서 느끼는 기쁨도 마찬가지입니다.

이러한 정서적인 만족감은 모두 '개인의 특성'을 형성하는 중요한 요소입니다. 반대로 뇌 기능이 저하되면 만족감을 느끼거나 긍정적인 감정을 느끼기 어려워집니다.

종이접기를 하면 뇌 활발해져

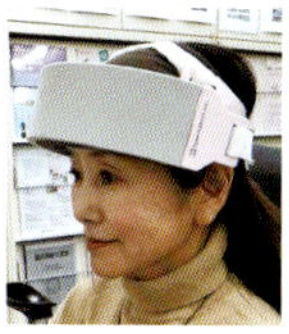

아래 3장의 이미지는 'fNIRS 뇌혈류량 측정 장치'를 사용하여 60대 여성의 전두엽 활동 상태를 나타낸 것입니다. 붉게 칠해진 부분은 혈류량이 증가한 부분으로, 뇌가 혈액에서 산소를 흡수하여 활발하게 작동하는 모습을 보여 줍니다.

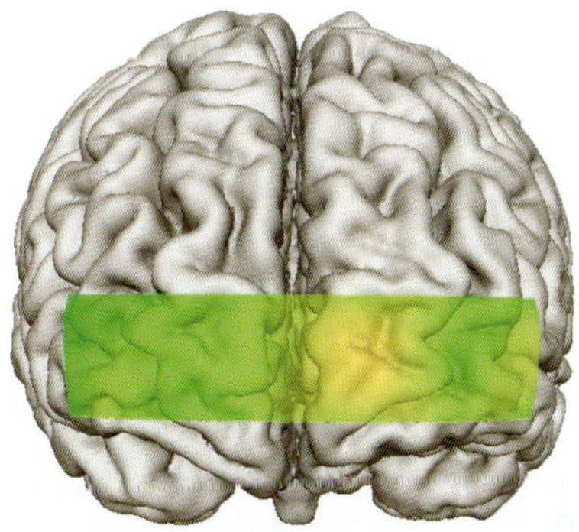

▲단순 반복 작업(예: 버튼 누르기)을 할 때…전두엽은 거의 활동하지 않고 휴식 상태에 가깝습니다.

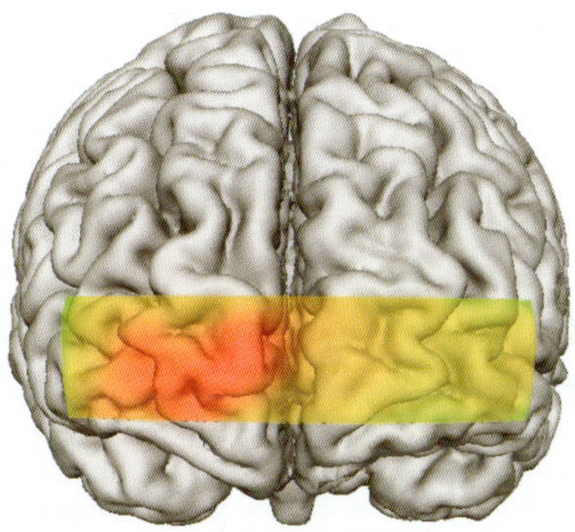

▲그림을 색칠할 때…전두엽이 약간 붉게 물들며 활발하게 활동하는 것을 알 수 있습니다

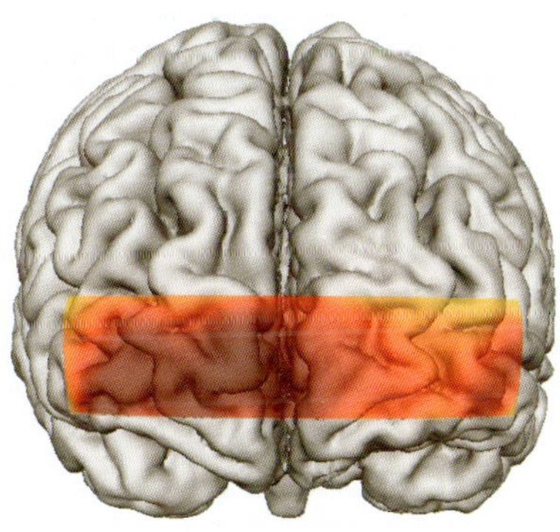

▲종이접기를 할 때…뇌 영상에서 붉은색이 넓게 퍼져 나타나는 것은 전두엽이 매우 활발하게 활동하고 있다는 증거입니다.

③ '창의력'이 뇌를 단련한다

'건강한 뇌'를 만들기 위해서는 무슨 일이든 '창의적으로 생각하는' 것이 중요합니다. 종이접기는 종이 접는 내내 "이렇게 접어 보면 어떨까?", "이 색깔을 조합하면 더 멋진 작품이 나오겠는데?" 하며 창의적으로 생각하는 활동입니다. 또한 완성된 작품을 조합하여 다른 작품으로 발전시키거나, 내가 만든 작품으로 방을 인테리어 하는 모든 과정들이 뇌에 유익한 자극을 줍니다. 이처럼 고민하고 생각하는 것 자체가 뇌 활성화에 도움을 주어 건강한 뇌를 만드는 것입니다.

사물의 구성과 구도를 생각하고 그것을 바탕으로 무언가를 창조하는 것, 그러한 활동을 통해 만족감을 얻는 것은 인간에게만 주어진 매우 고차원적인 기능입니다. 종이접기를 통해 이러한 멋진 뇌 기능을 오랫동안 즐기시기 바랍니다.

건강한 뇌를 위한 종이접기 활용 방법

매일 종이접기 하기

신기하게도 뇌는 일정한 수면과 영양만 공급된다면 몸보다 훨씬 빠르게 회복됩니다. 또 뇌를 쉬게 하는 것보다 지속적으로 활동하게 하는 것이 뇌 활성화에 도움을 주지요. 한 번에 오랜 시간을 투자할 필요는 없습니다. 대신 매일 종이접기를 하다 보면 뇌가 노화되는 것을 예방할 수 있습니다.

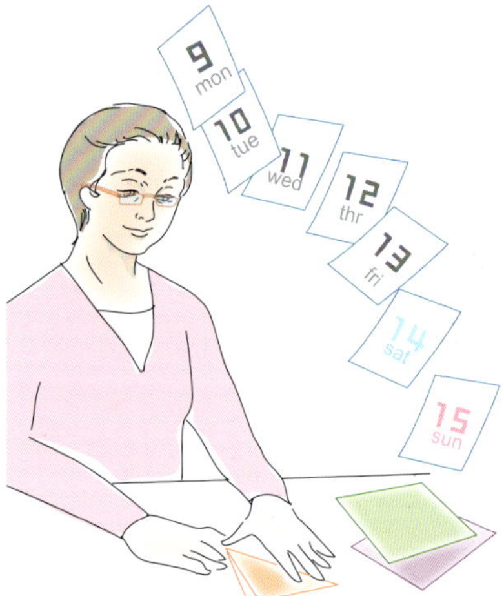

접는 방식 바꾸기

종이접기를 한 번만 접지 말고, 같은 작품을 두세 번 접어 보세요. 이때 중요한 것은 '새로운 시도'입니다. 접는 방식을 바꾸거나 종이 크기를 다르게 해서 접는 등 다양한 방법을 시도하면서 뇌를 최대한 활용해 보세요.

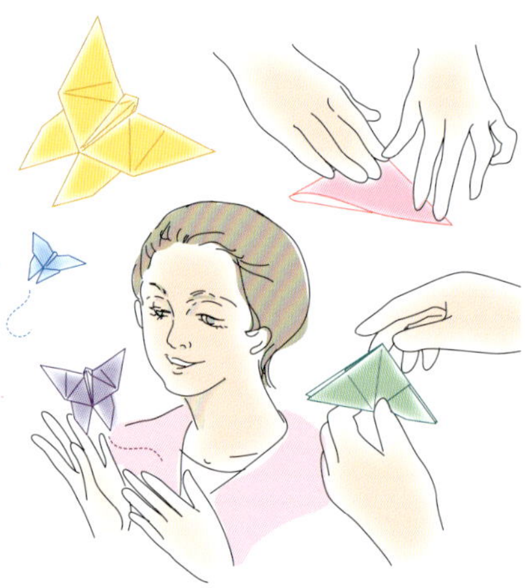

접는 과정 하나 숨기기

종이접기에 익숙해지면 접는 과정 중 하나를 숨겨 보세요. 전후의 그림을 관찰하며 숨겨진 과정을 추측하고 사고하는 훈련은 사물을 짜임새 있게 생각하는 구성력이나 추리력을 단련해 전두엽을 자극합니다.

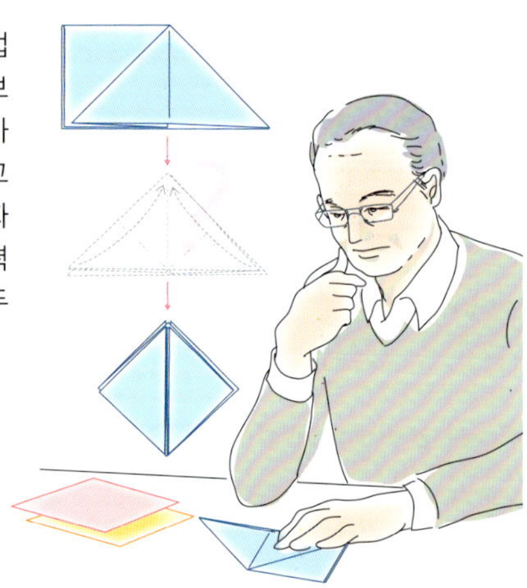

기억하고 생각하는 훈련하기

종이접기를 하면서 과거의 기억을 떠올려 보는 건 어떨까요? 예를 들어, 학을 접으면서 "내가 학을 처음 본 게 언제였지?" 하고 과거를 회상하거나, "이 학을 접어 친구에게 선물해 볼까?" 하는 등 여러 생각을 이어 나가는 것도 좋아요. 뇌를 지속적으로 자극하면 건망증 예방에도 도움을 줍니다.

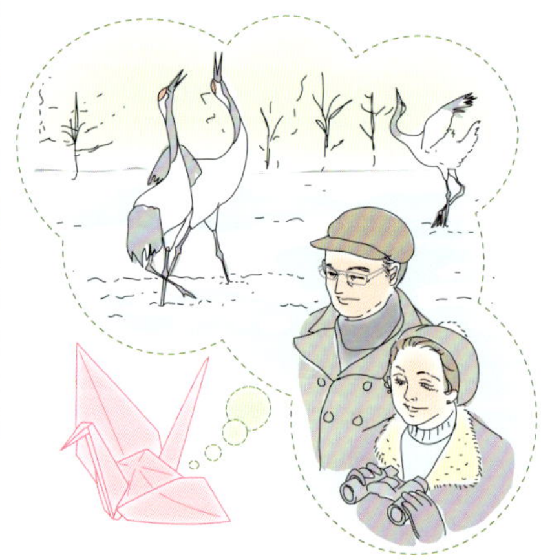

1장

손끝 감각을 느끼며 접어요

손으로 물건을 만져 감촉을 느끼거나
손가락 끝을 미세하게 움직이는 활동은
뇌를 자극해 두뇌 발달을 도와줘요.

1장에서는 종이학처럼 손끝을 움직여
섬세하게 종이를 접거나 각도를 맞춰야 하는
종이접기 작품이 많이 등장해요.
손끝 감각을 살리는 종이접기로
잠들어 있는 뇌의 감각을 깨워 보세요.

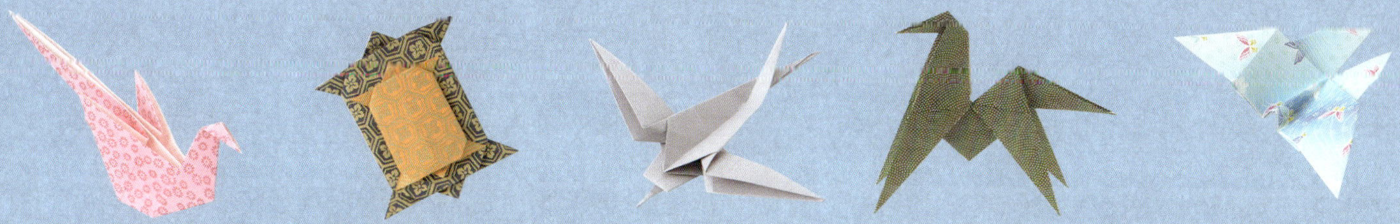

학

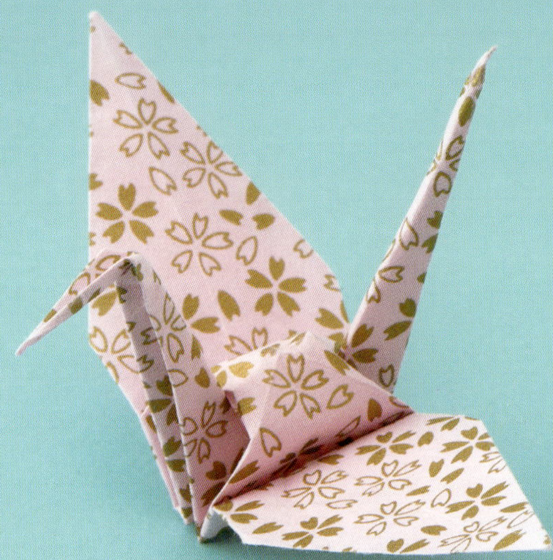

대표적인 종이접기예요.
기본이 되는 종이접기이므로
접는 방법을 잘 익혀 두세요.

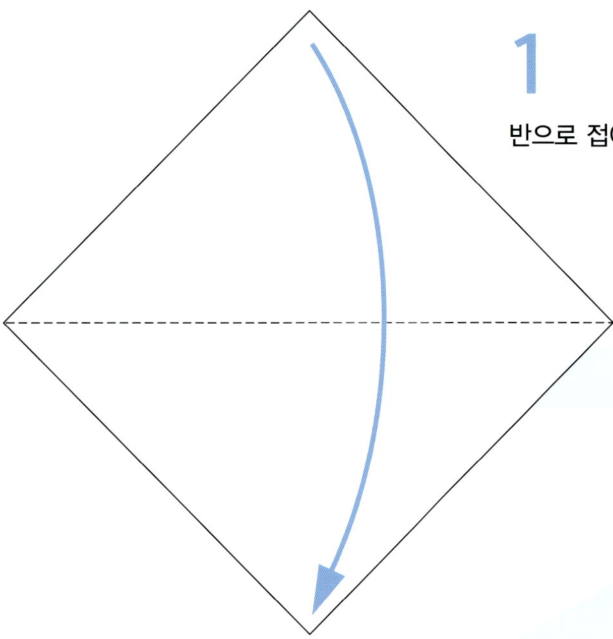

1

반으로 접어요.

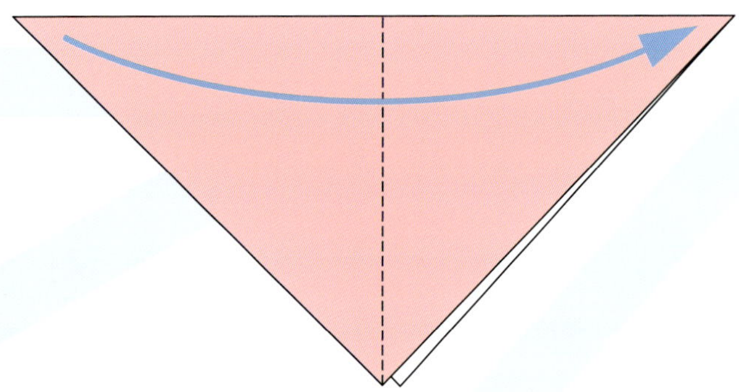

2

반으로 접어요.

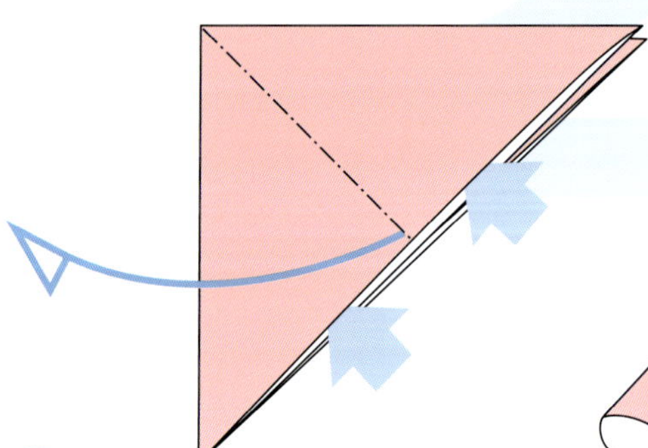

3

에 손가락을 넣어 사각형으로 눌러 접어요.

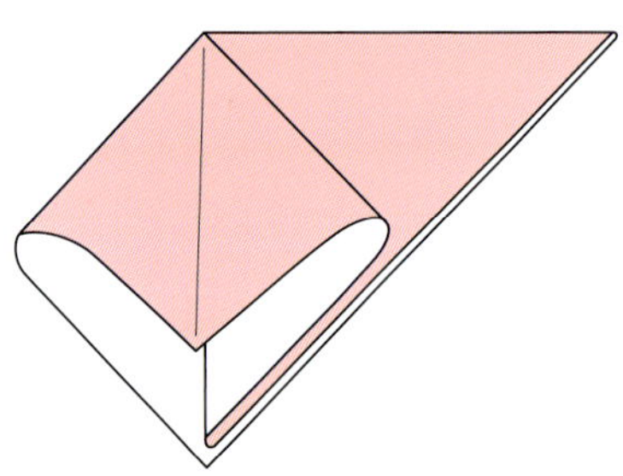

3을 접은 모습.

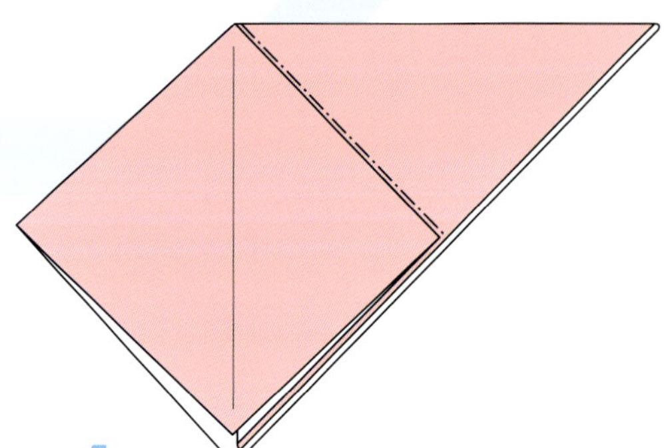

4

뒤쪽도 3과 똑같이 접어요.

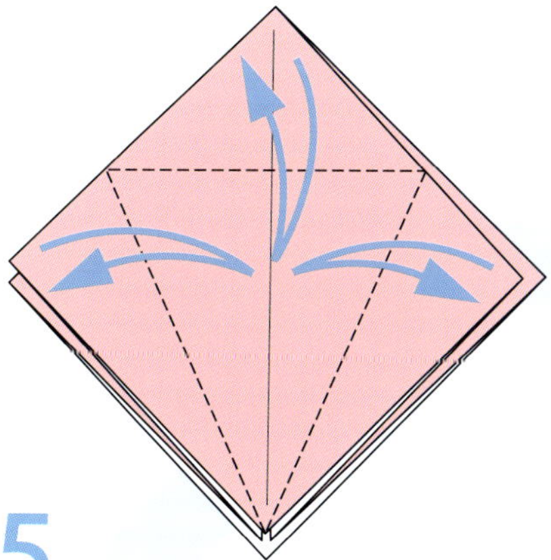

5

점선대로 접었다 펴서
접는 선을 만들어요.

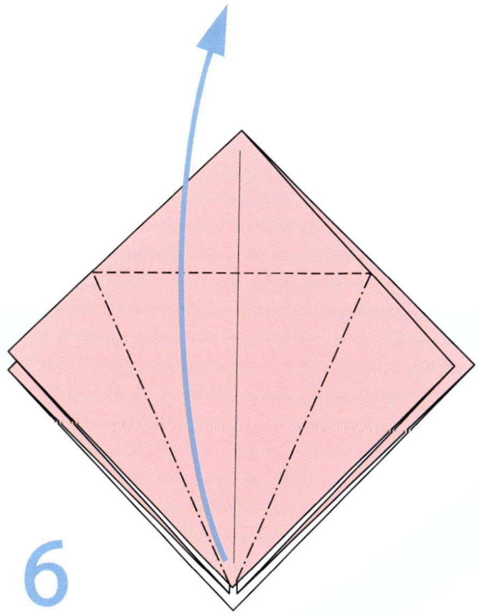

6

맨 앞장을 위로 펼치면서
눌러 접어요.

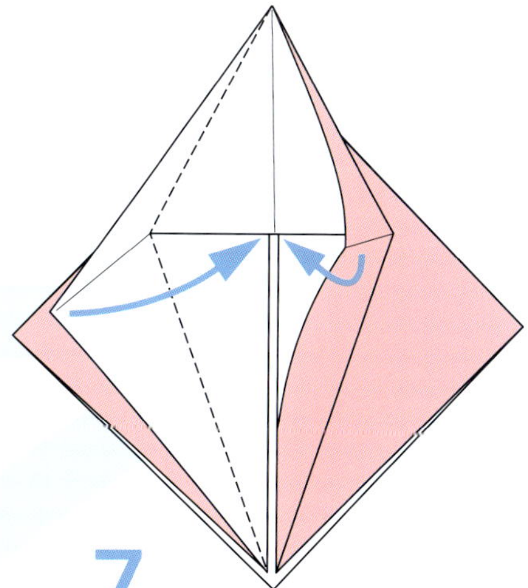

7

좌우를 그림처럼 눌러 접어요.
뒤쪽도 5~7과 똑같이 접어요.

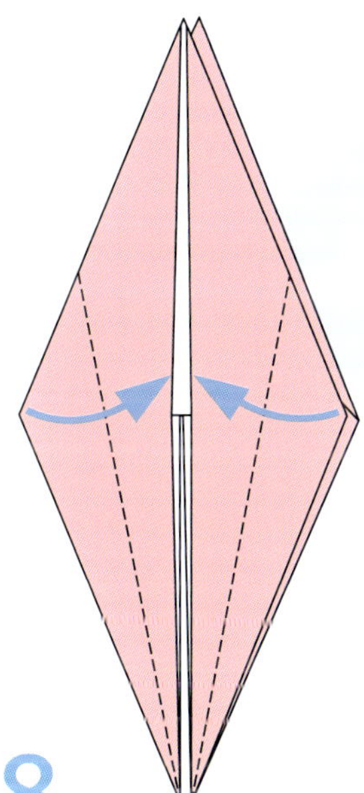

8

좌우를 앞으로 접어요.
뒤쪽도 똑같이 접어요.

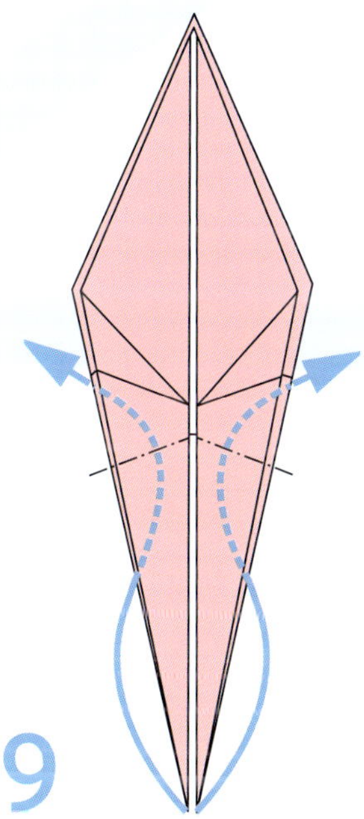

9

좌우를 넣어 접기 하면서
크게 위로 올려 접어요.

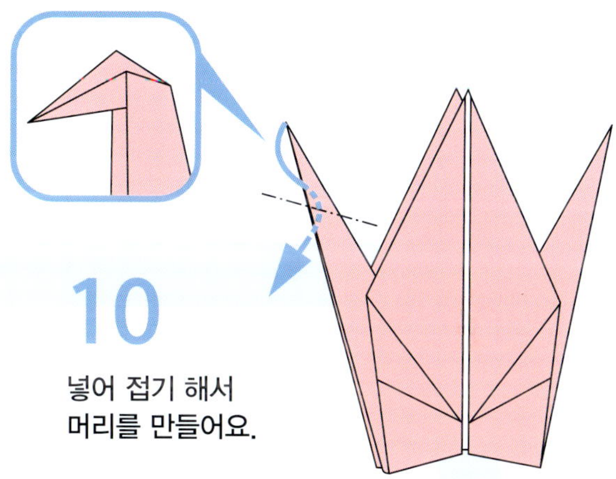

10

넣어 접기 해서
머리를 만들어요.

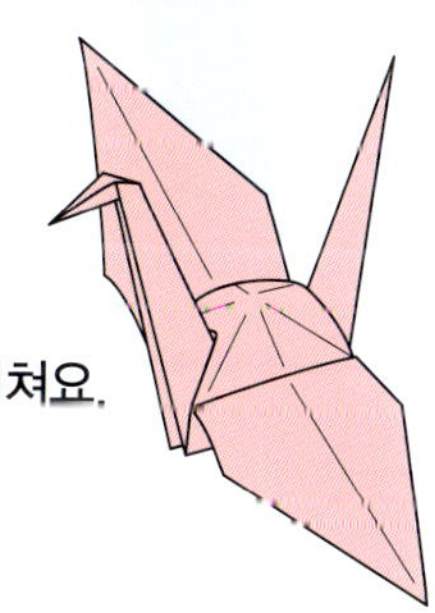

완성

날개를
평평하게 펼쳐요.

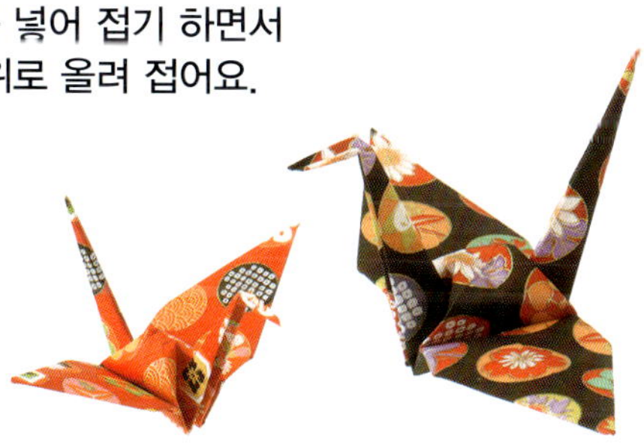

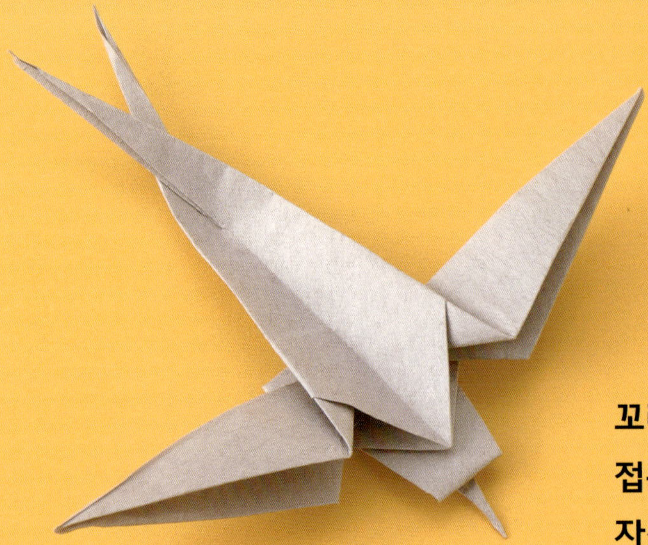

제비

꼬리를 교차한 것이 특징이에요.
접는 각도나 폭을 조절하면서
자신만의 독창적인 작품을 만들어요.

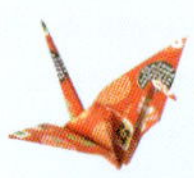

학
(18쪽)의 8까지
접어요.

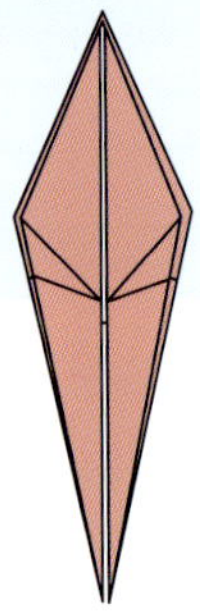

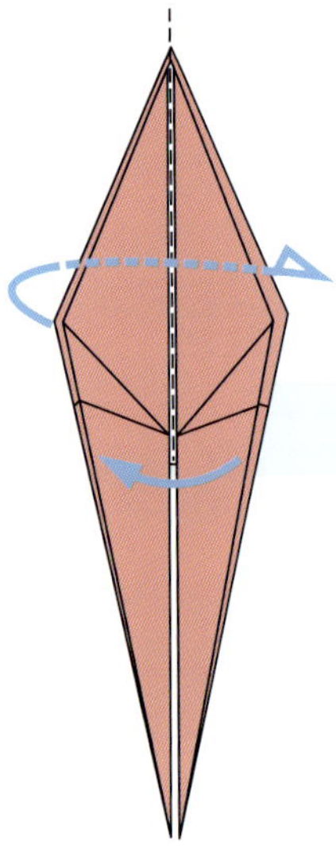

1
비껴 접기 해요.

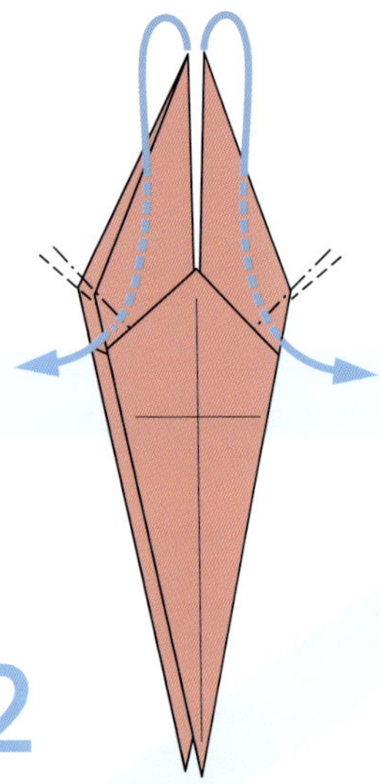

2
좌우를 수평으로 넣어 접기 하여
날개를 만들어요.

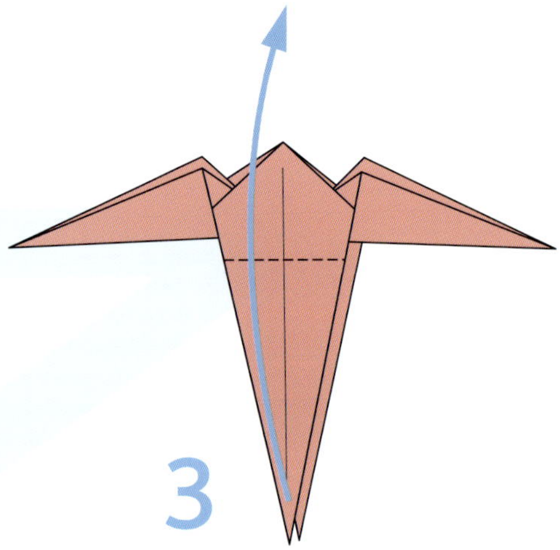

3
앞장만 위로 올려 접어요.

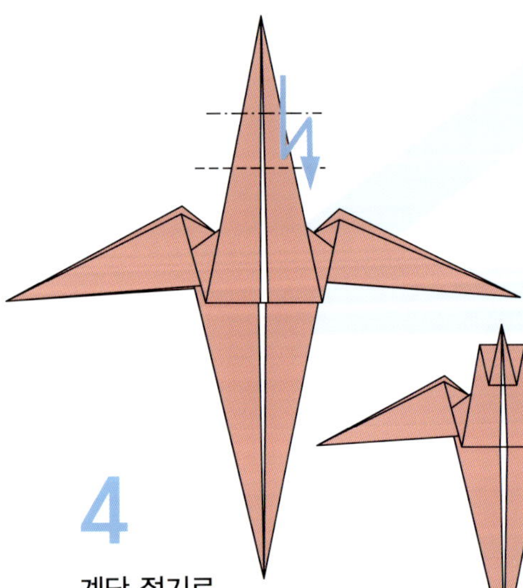

4
계단 접기로
머리와 부리를 만들어요.

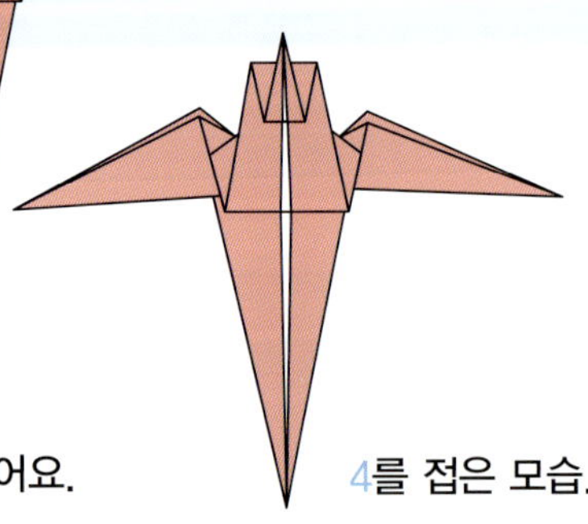

4를 접은 모습.

5
그림처럼 가위로 자르고,
꼬리를 교차시켜 모양을
만들어요.

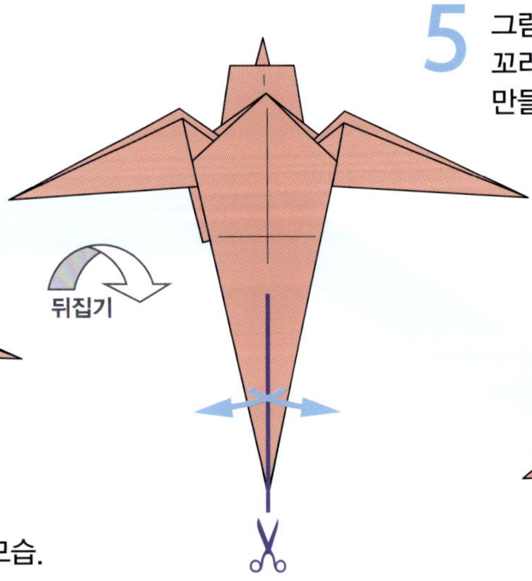

완성

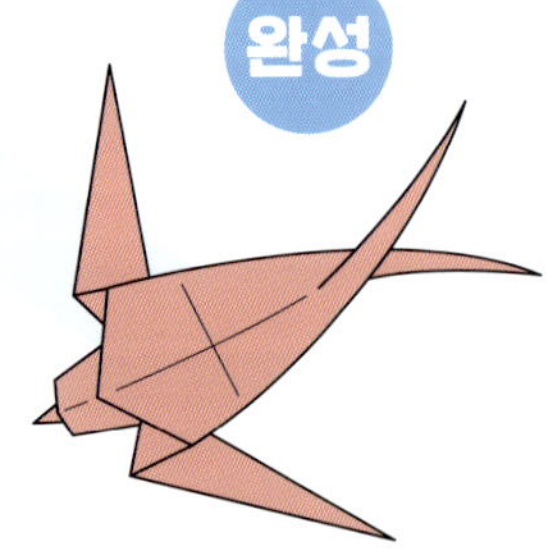

꾀꼬리

아래 3번에서 종이를 접는 위치에 따라
머리와 날개 모양이 달라져요.
예쁜 모양이 나오도록 신중하게
접어 보세요.

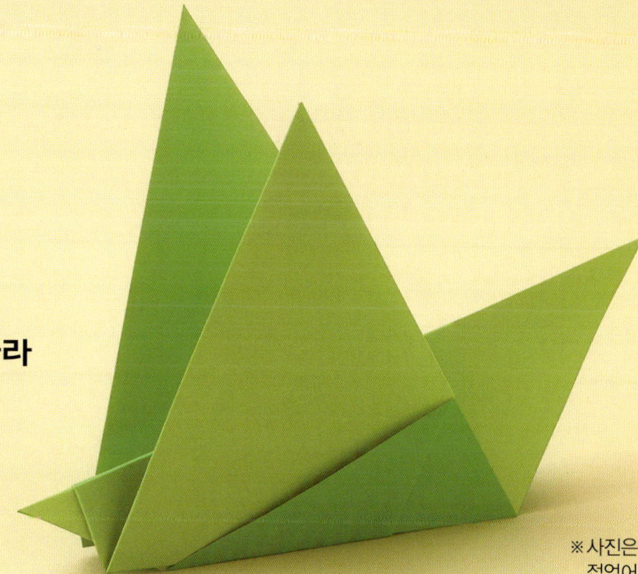

※사진은 양면 색종이로 접었어요.

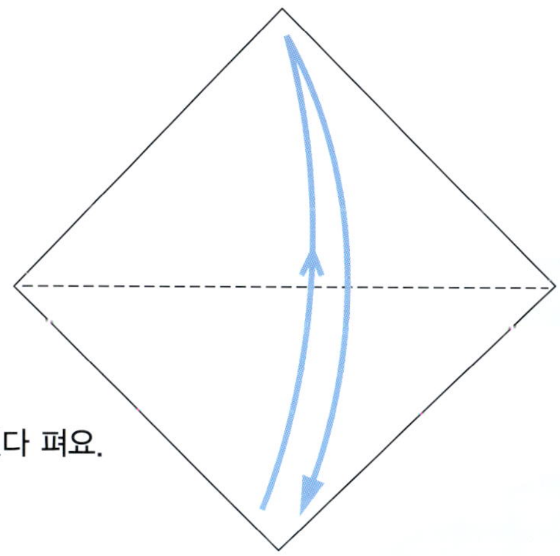

1 반으로 접었다 펴요.

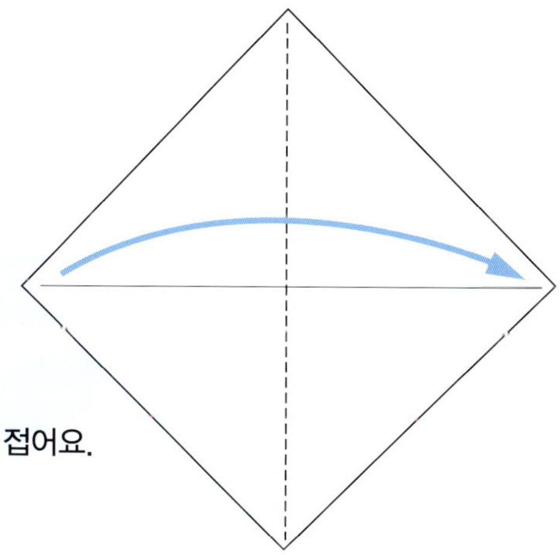

2 반으로 접어요.

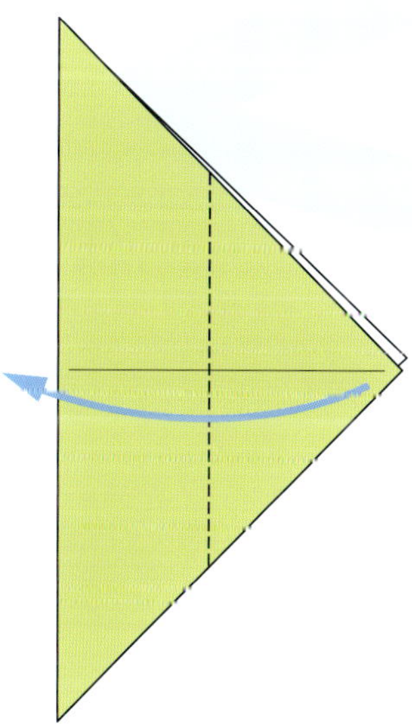

3 점선대로 앞장만 접어요.

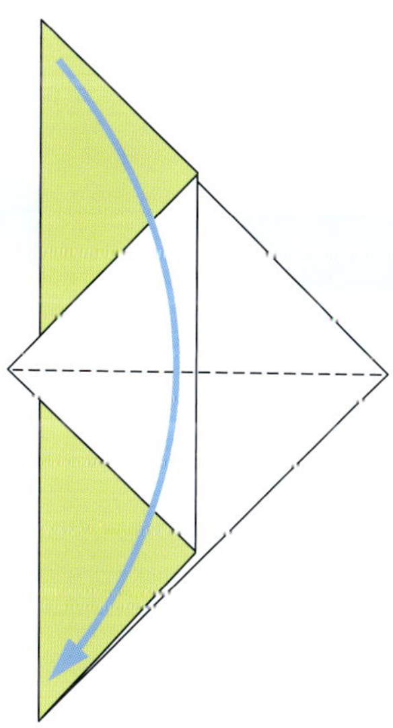

4 반으로 접어요.

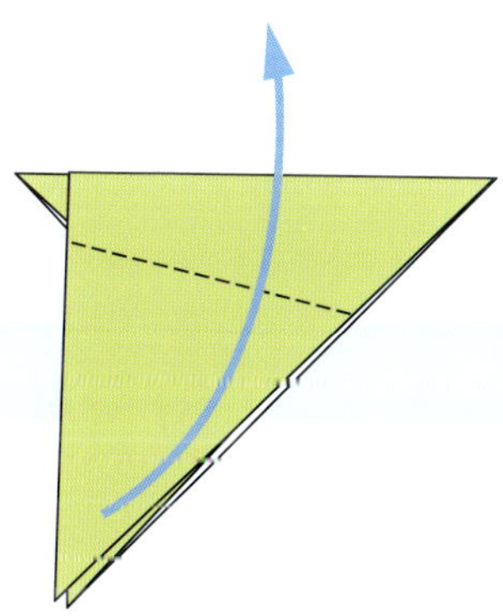

5 앞장만 위로 올려 접어요.

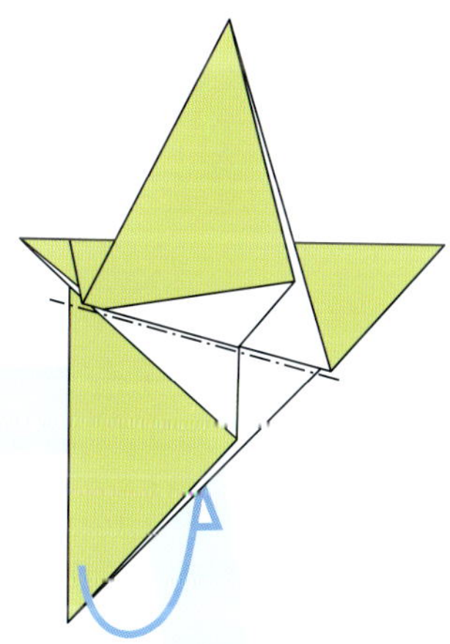

6 뒤쪽도 똑같이 접어요.

완성

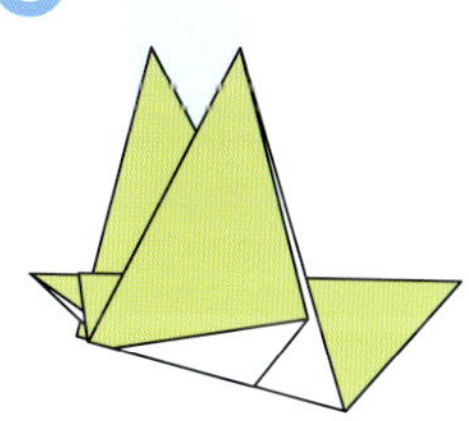

긴 꼬리 새

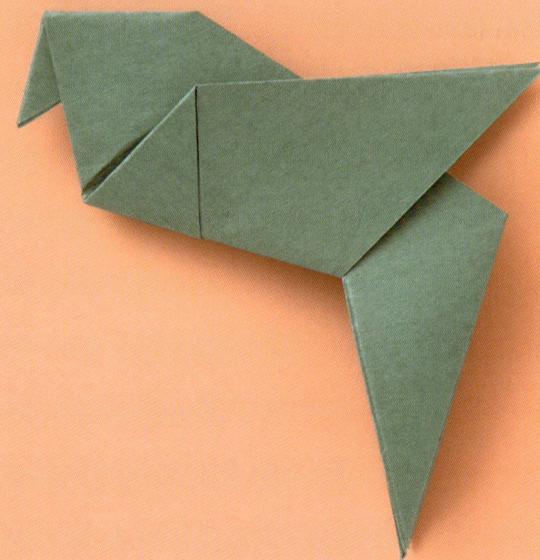

가위로 잘라 날개와 꼬리를 만들어요.
머리의 위치와 날개의 각도 등을 조절하며
가장 예쁜 조합을 찾아보세요.

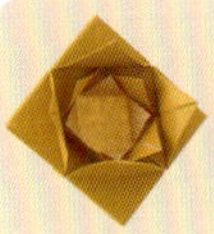

장미
(48쪽)의 2까지
접어요.

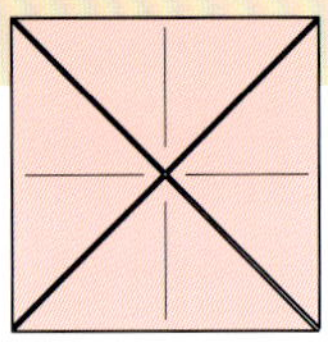

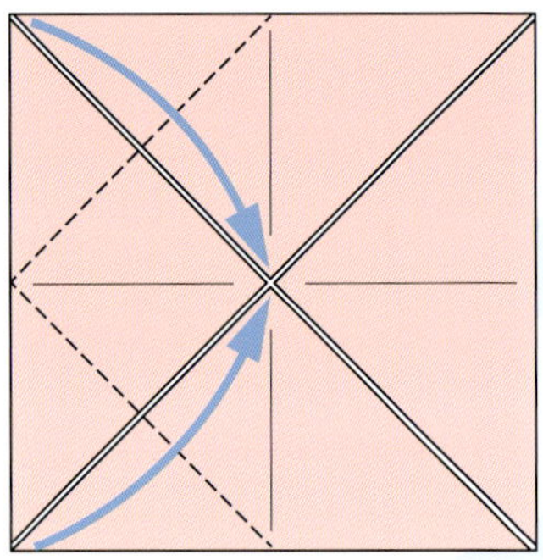

1 왼쪽 모서리를 접어요.

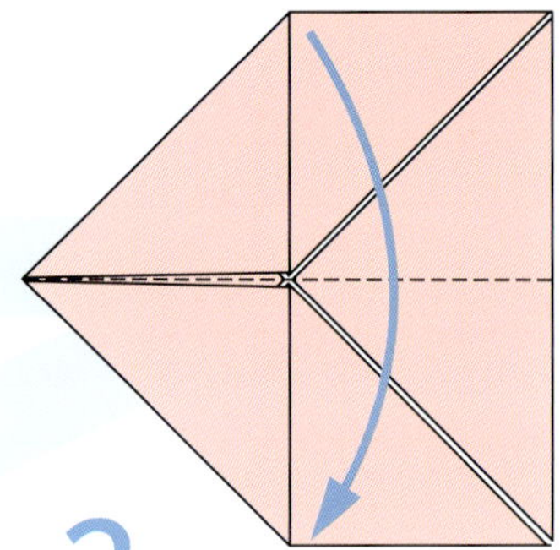

2 반으로 접어요.

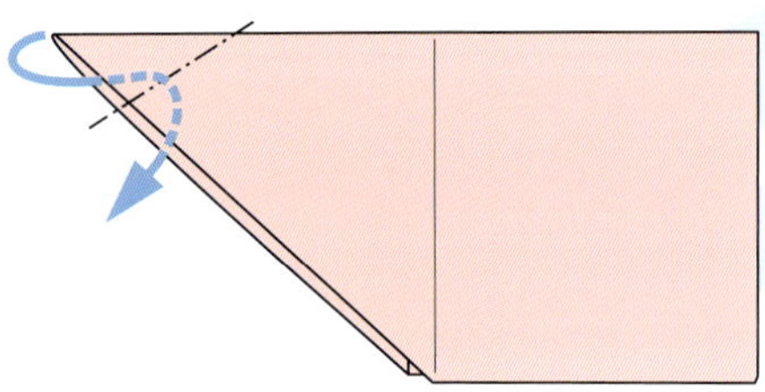

3 넣어 접기 하여
머리와 부리를 만들어요.

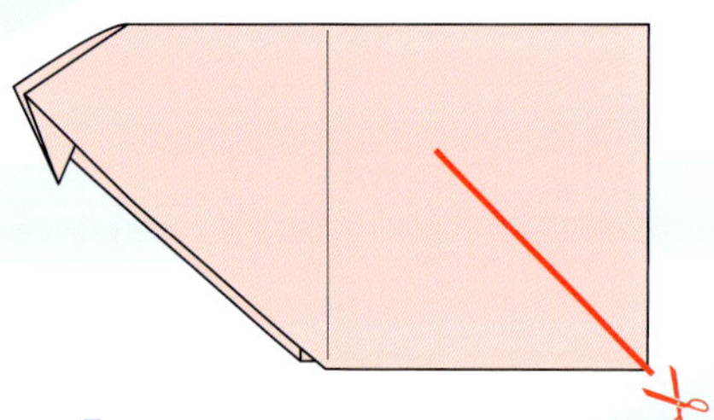

4 그림처럼 2장을
한꺼번에 가위로 잘라요.

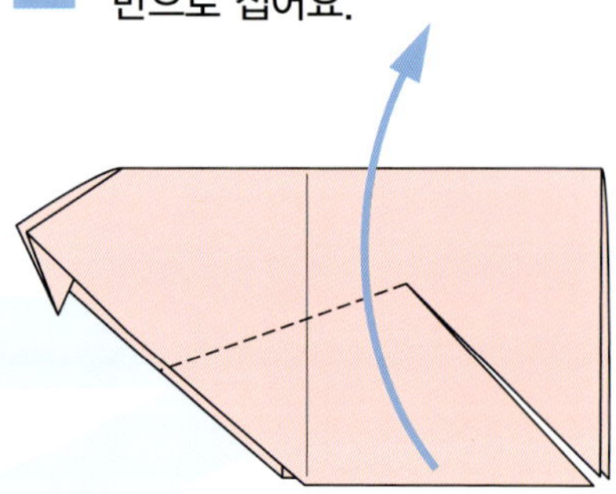

5 앞장만 위로 올려
접어요.

6 뒤쪽도 똑같이 접어요.

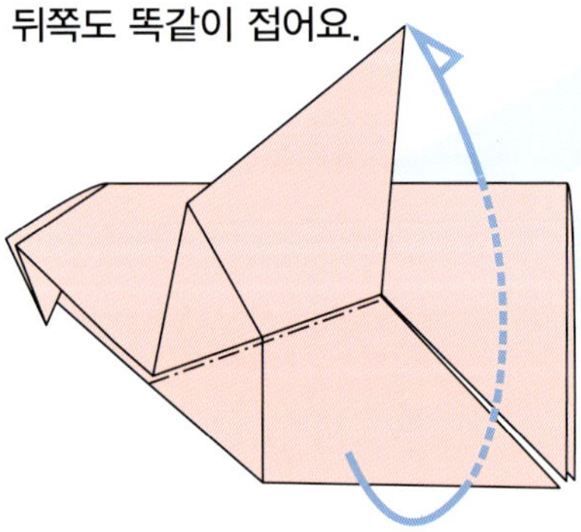

7 안으로 넣어 접어요.

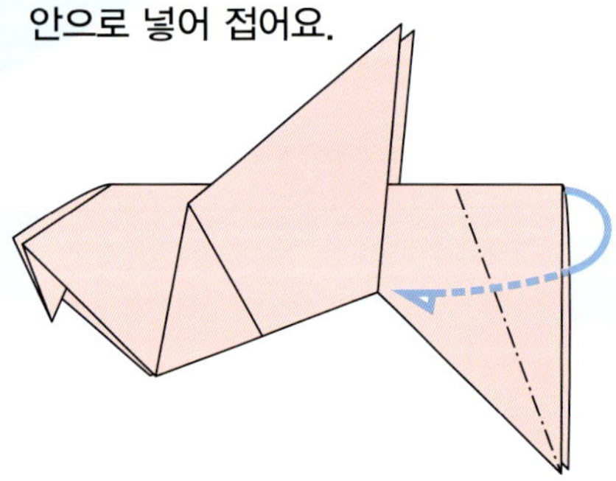

완성

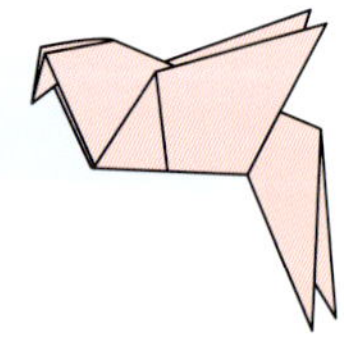

꿩

꼬리를 뾰족하게 만드는 것이
아름다운 모양을 완성하는 비결이에요.
밖으로 접는 부분이 어려울 수 있으니
접는 선을 확실하게 한 뒤 접으세요.

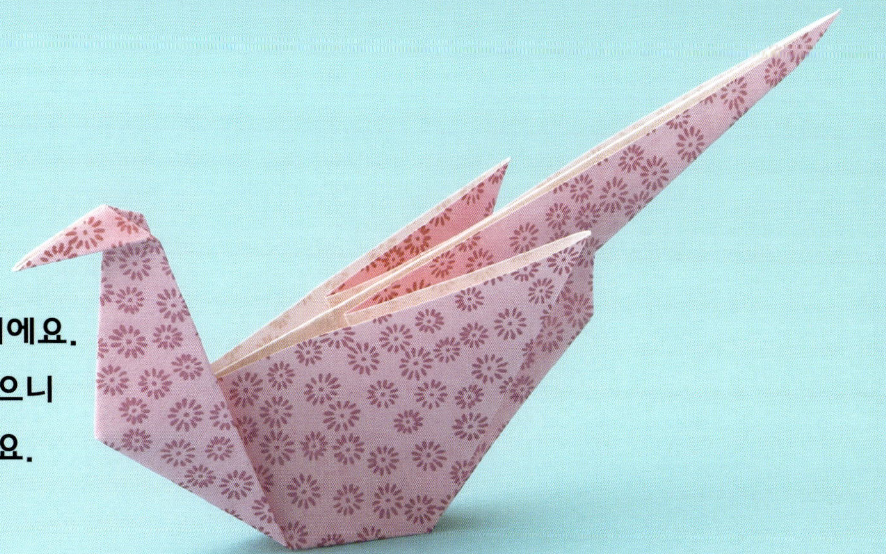

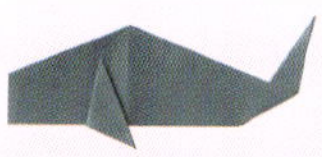

잉어
(71쪽)의 6까지
접어요.

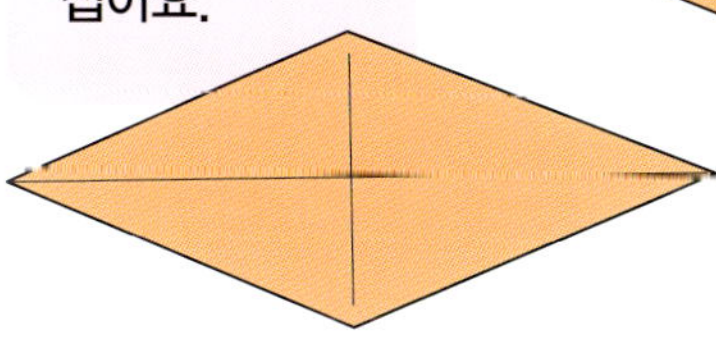

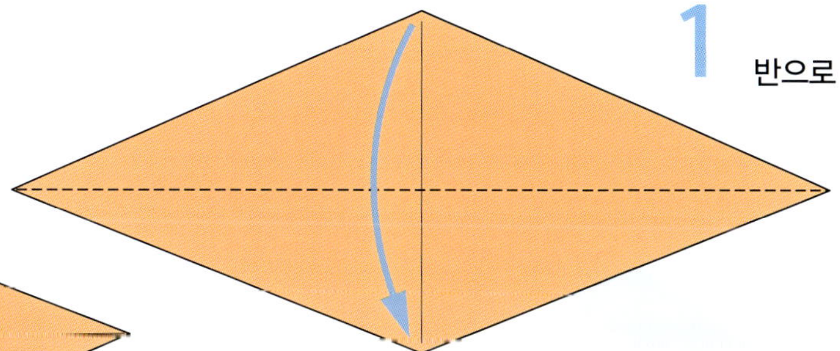

1 반으로 접어요.

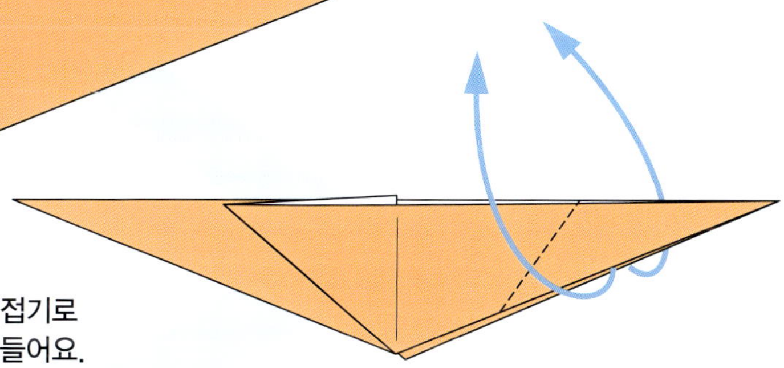

2 뒤집어 접기로
목을 만들어요.

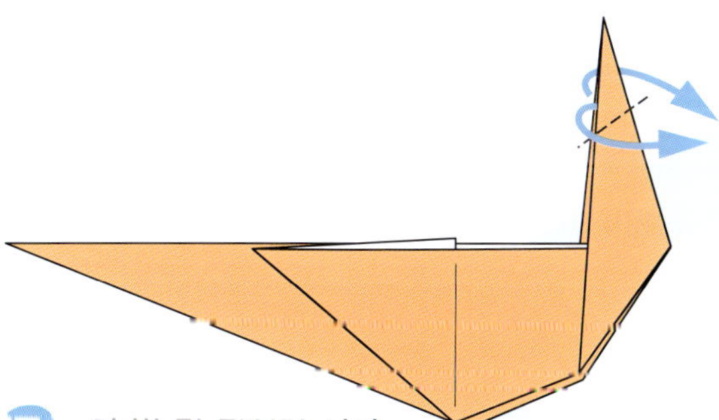

3 한 번 더 뒤집어 접어
머리를 만들어요.

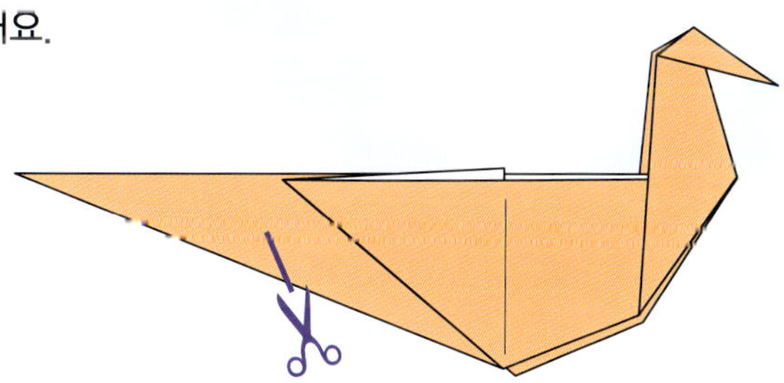

4 그림처럼 가위로 잘라요.

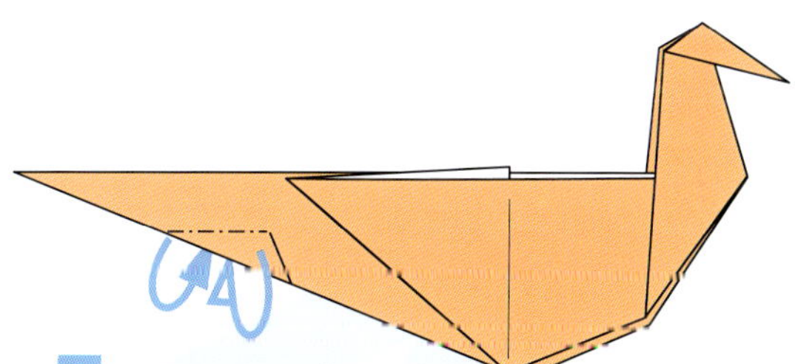

5 안으로 넣어 접어요.

완성

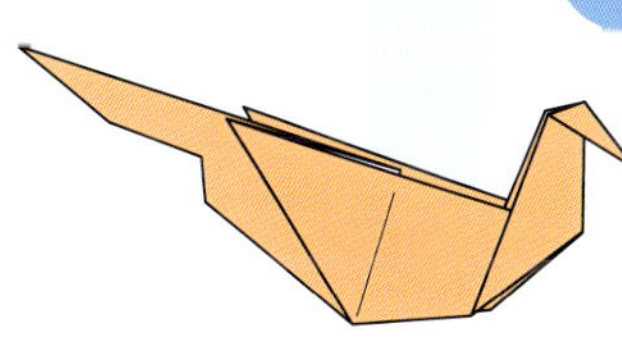

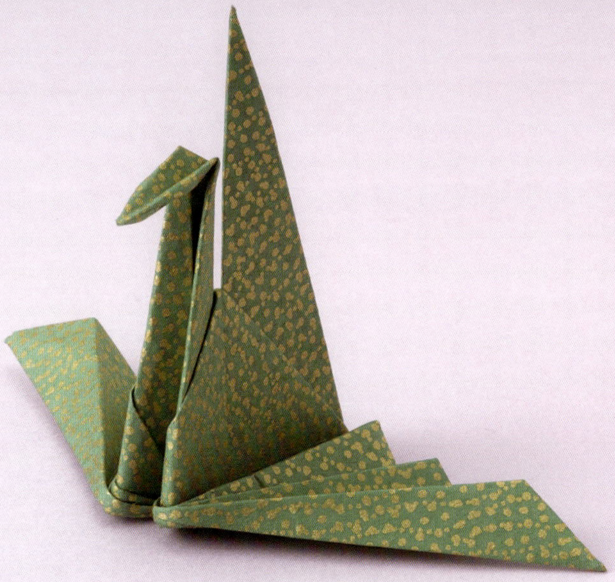

날개 접은 학

수평으로 날개를 펼친 모습이 아름다운 작품이에요. 날개의 폭이 일정하게 유지되도록 주의해서 접어요.

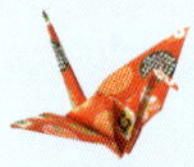

학

(18쪽)의 7까지 접어요.

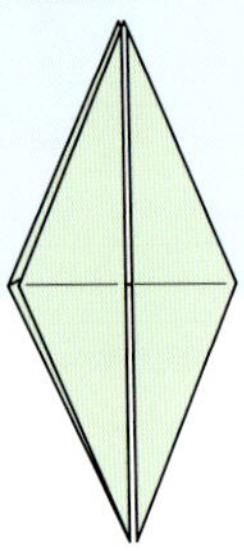

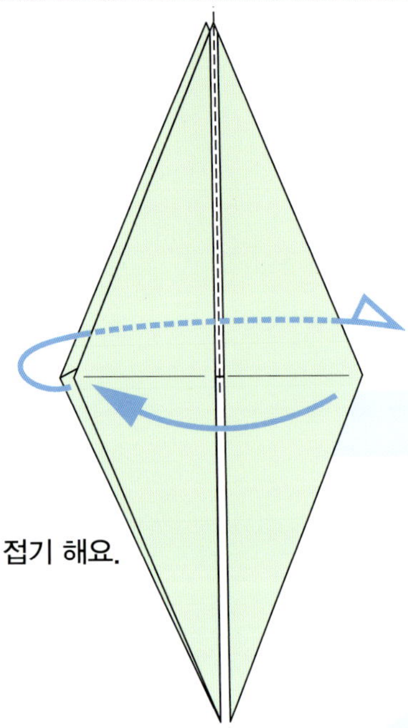

1 비껴 접기 해요.

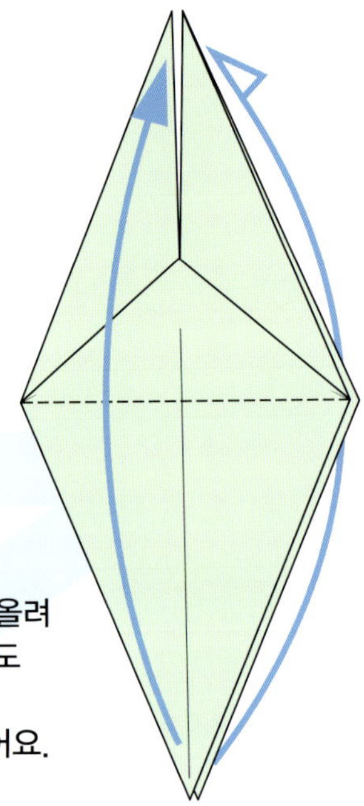

2 앞장을 위로 올려 접어요. 뒷장도 똑같이 접어 날개를 만들어요.

3~9까지는 뒤쪽도 같은 방식으로 접어요.

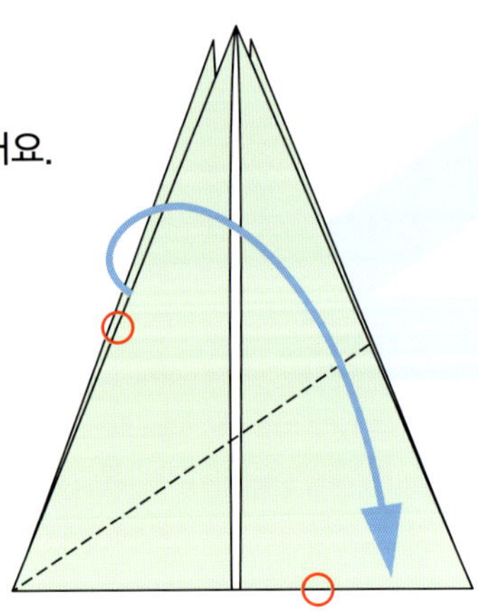

3 ○와 ○의 변이 만나도록 접어요.

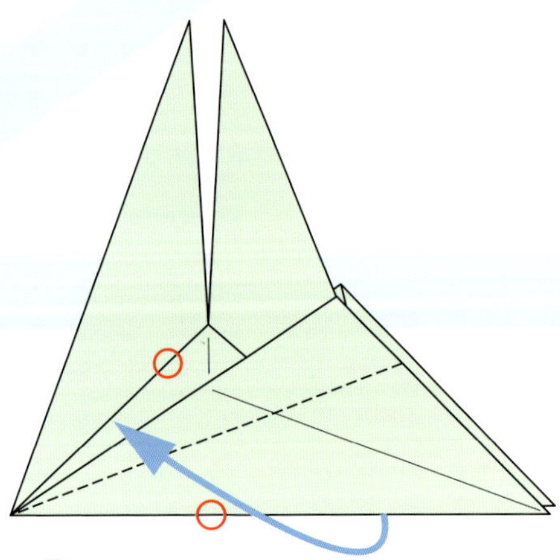

4 ○와 ○가 만나도록 위로 접어요.

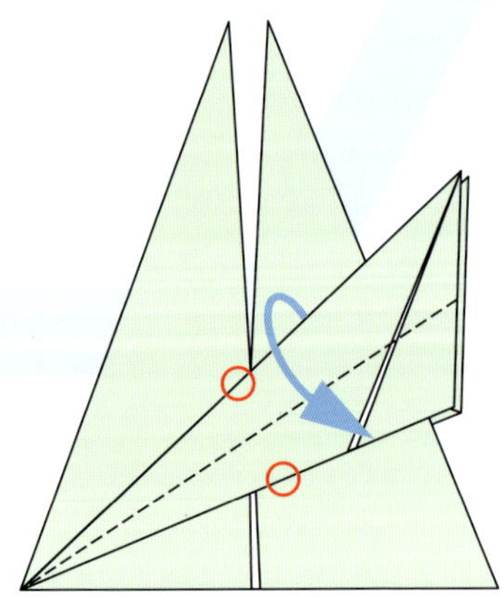

5 ○와 ○가 만나도록 아래로 접어요.

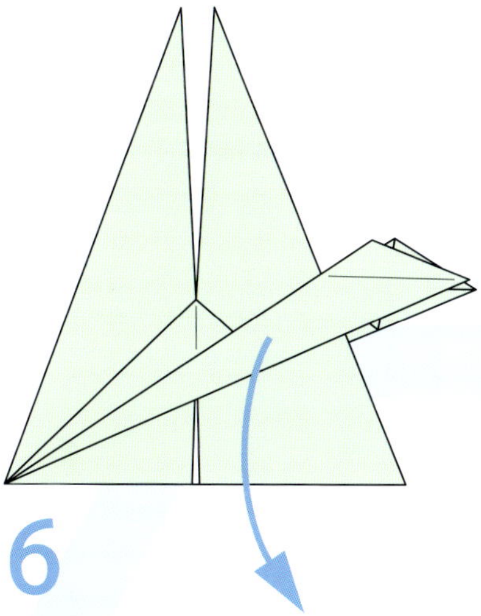

6

날개를 모두 내려요.

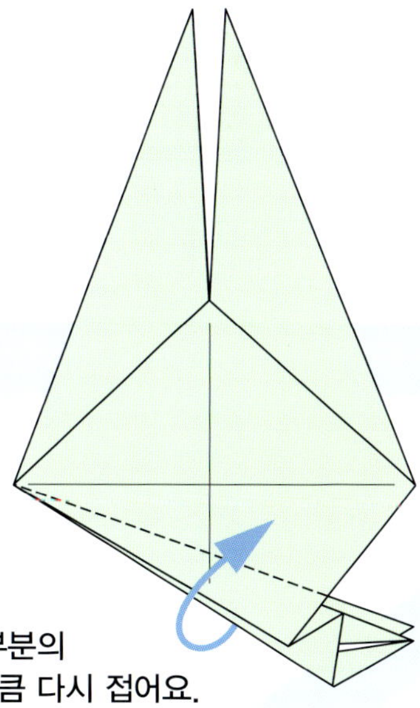

7

접힌 부분의
너비만큼 다시 접어요.

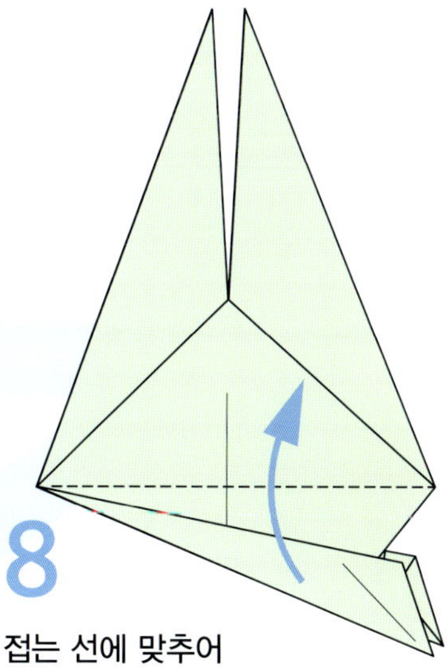

8

접는 선에 맞추어
접어요.

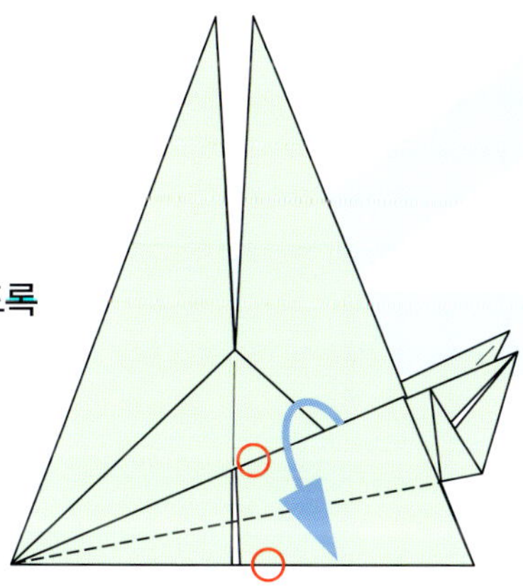

9

○와 ○가 만나도록
아래로 접어요.

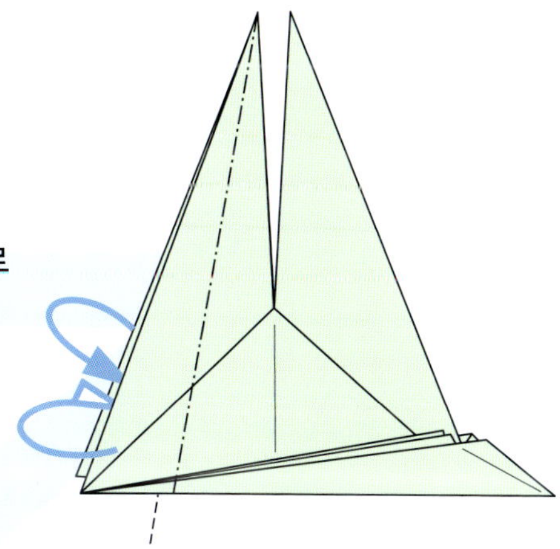

10

왼쪽을 안으로
넣어 접어요.

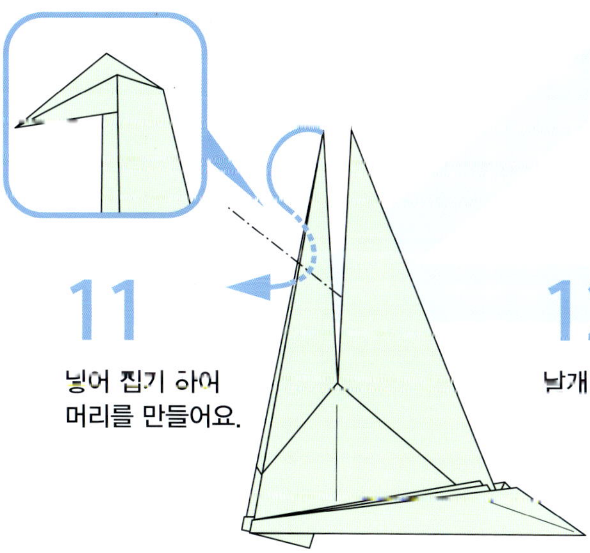

11

넣어 접기 하여
머리를 만들어요.

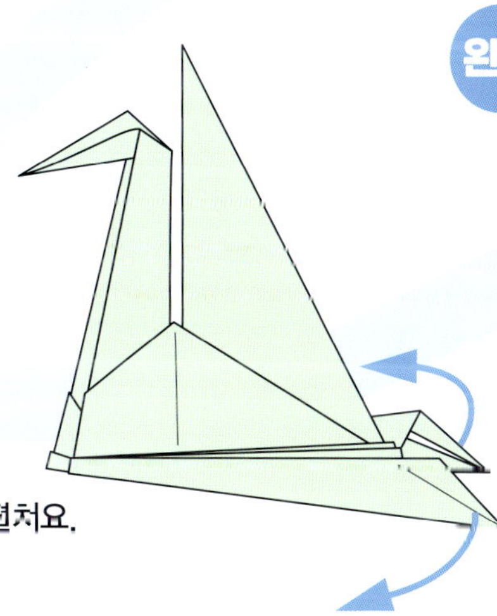

12

날개를 펼쳐요.

완성

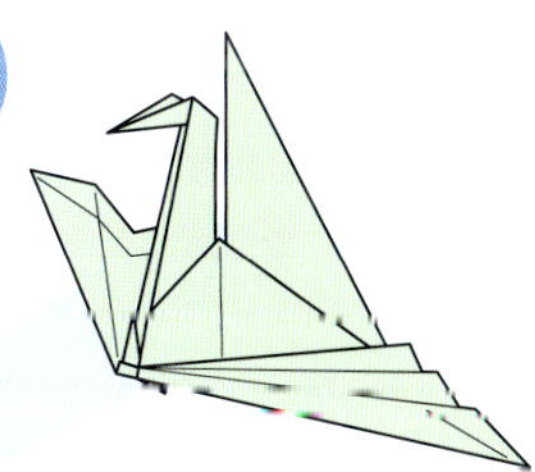

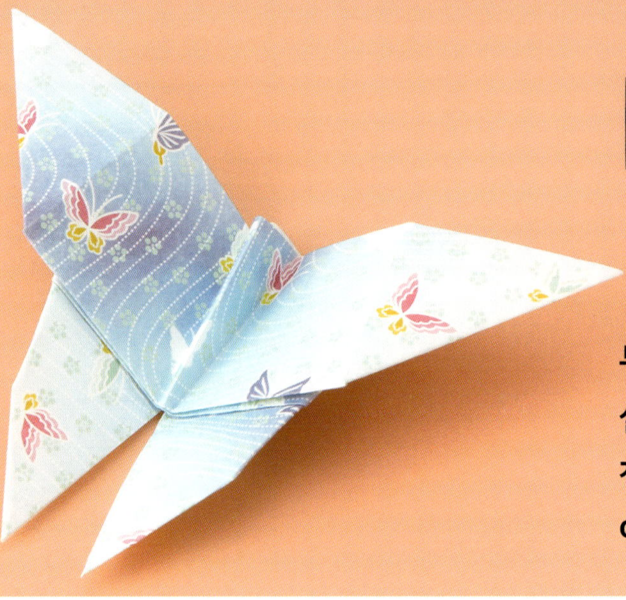

나비

무늬가 있는 종이로 접으면
살아 있는 나비처럼 보여요.
접는 방법을 하나하나 따라 하며
예쁜 나비를 접어 보세요.

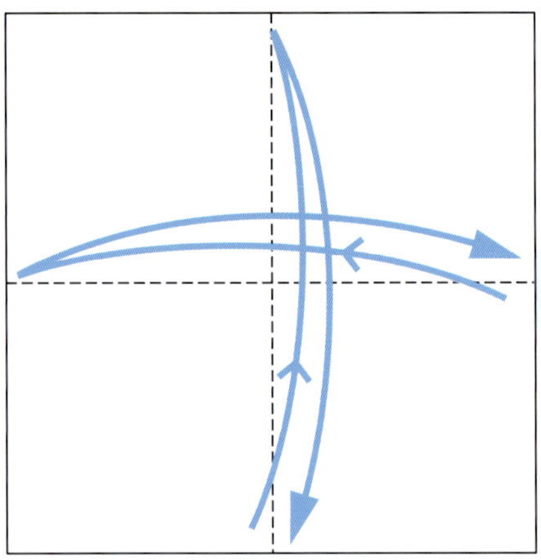

1
접는 선을 만들어요.

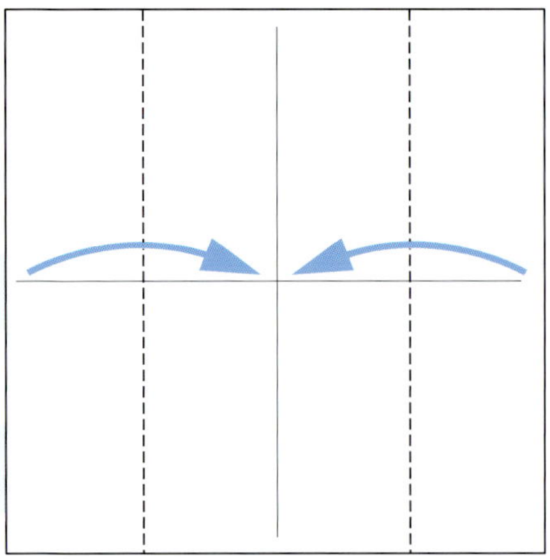

2
중심에 맞춰 접어요.

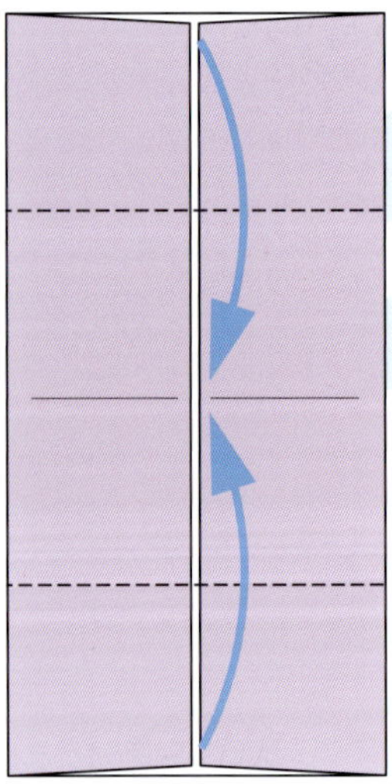

3
중심에 맞춰 접어요.

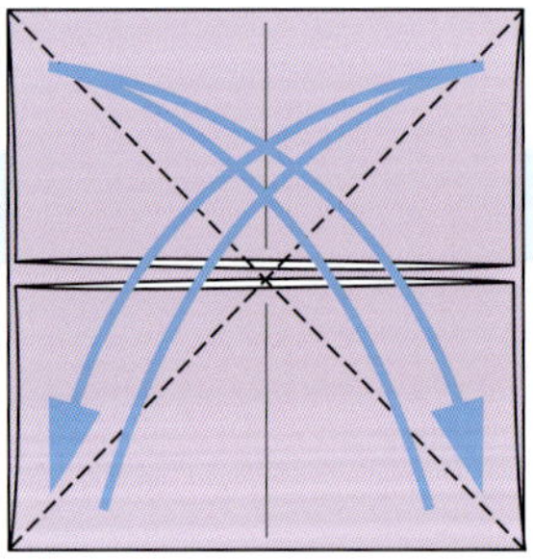

4
접는 선을 만들어요.

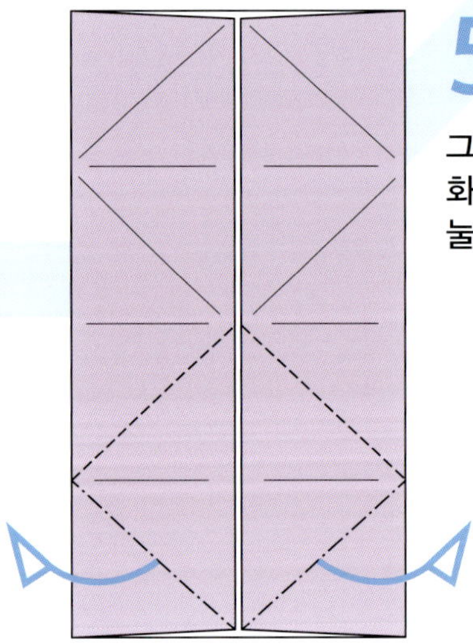

5
그림처럼 종이를 펼친 뒤, 화살표 방향으로 펼치면서 눌러 접어요.

5를 접은 모습.

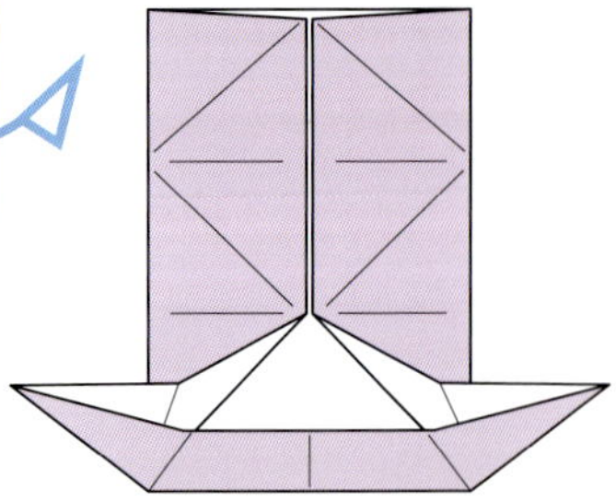

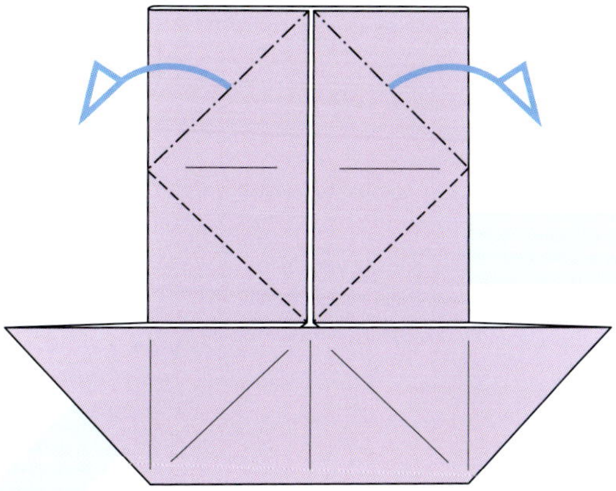

6 위쪽도 똑같이 접어요.

7 접는 선에 맞춰 펼치며 눌러 접어요.

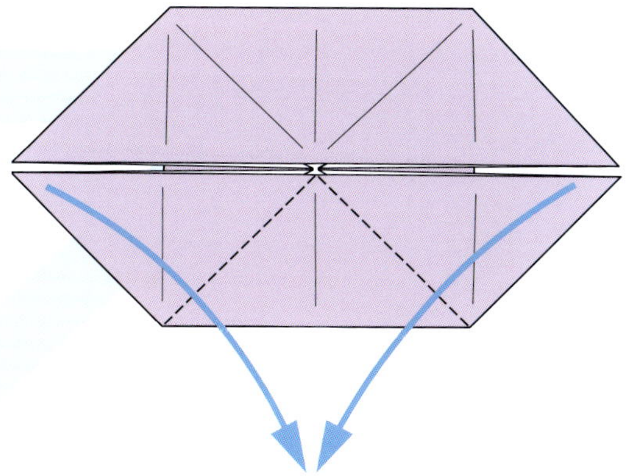

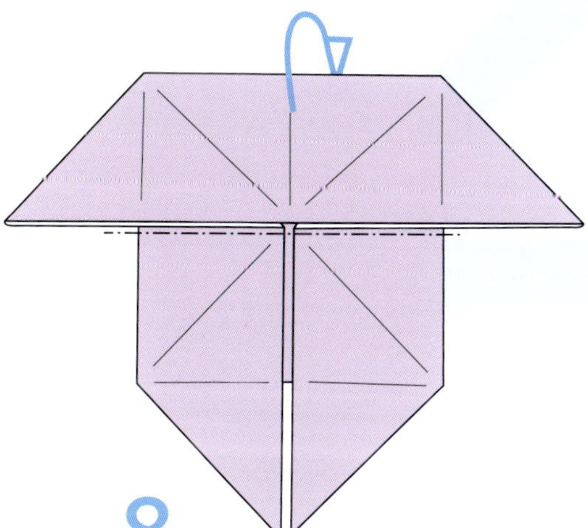

8

위쪽을 뒤로 접어요.

9 앞장을 점선대로 접어요.

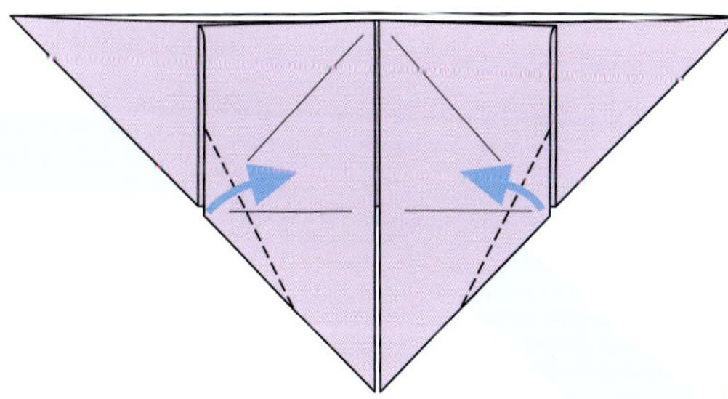

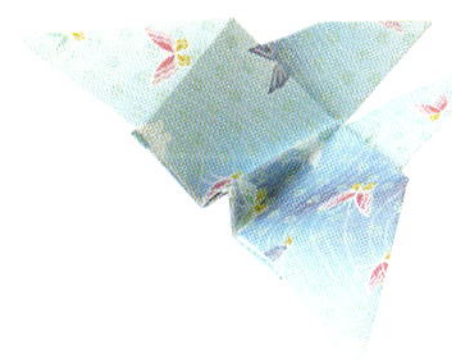

10

반으로 접어요.

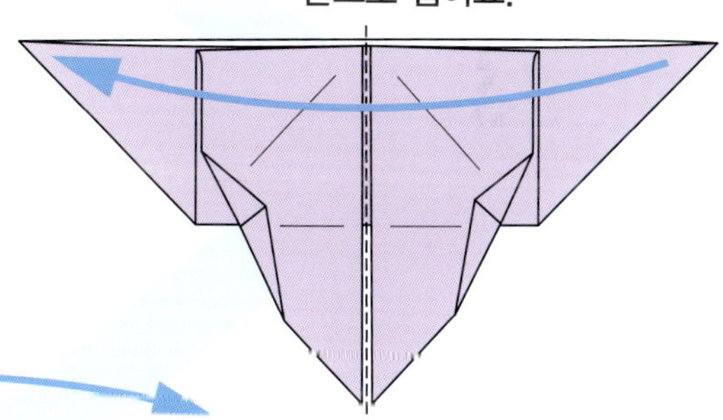

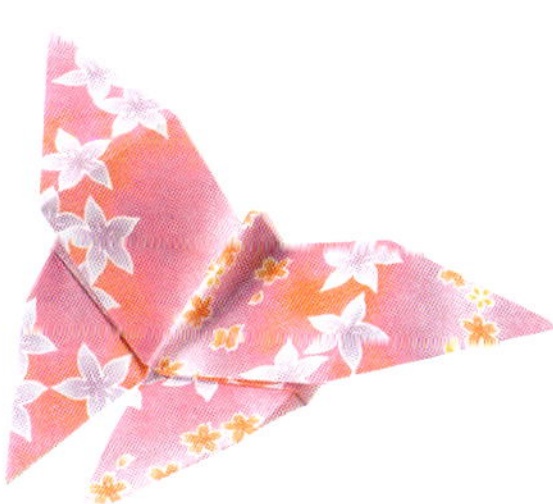

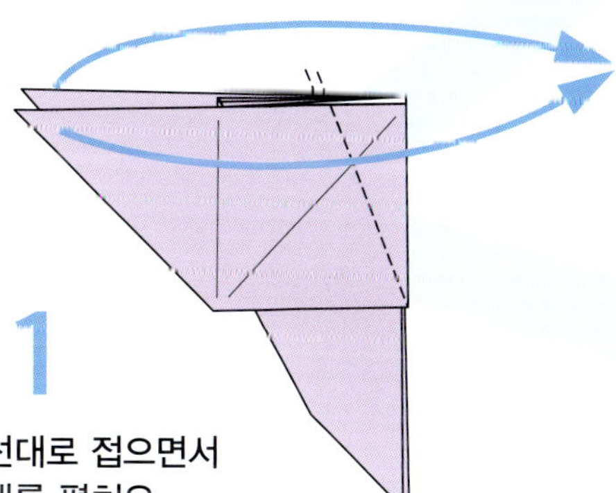

11

점선대로 접으면서 날개를 펼쳐요.

완성

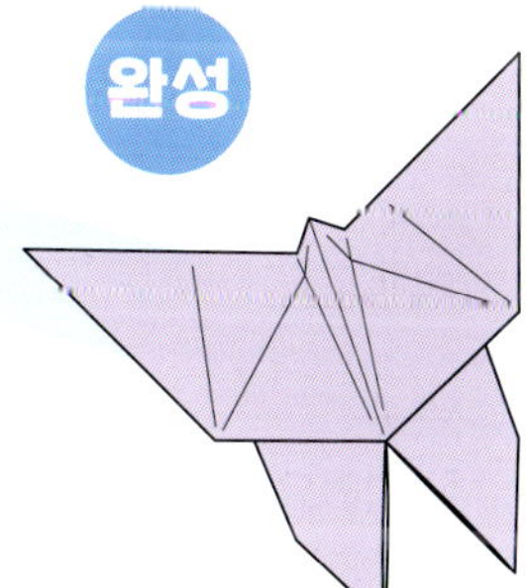

잠자리

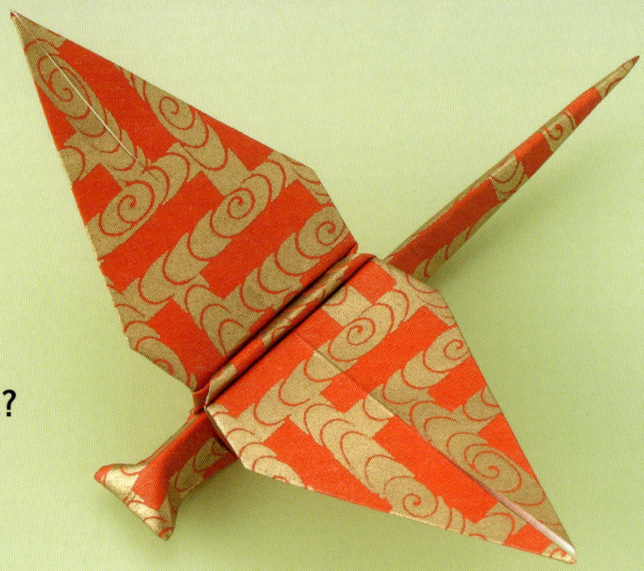

삼각 모양의 머리와
가위로 오려 만든 날개가
진짜 잠자리처럼 보이지 않나요?

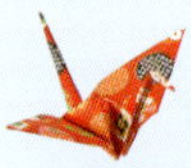

학
(18쪽)의 8까지
접어요.

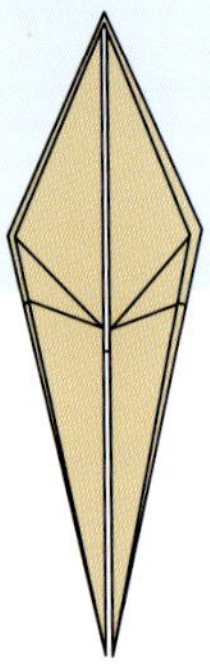

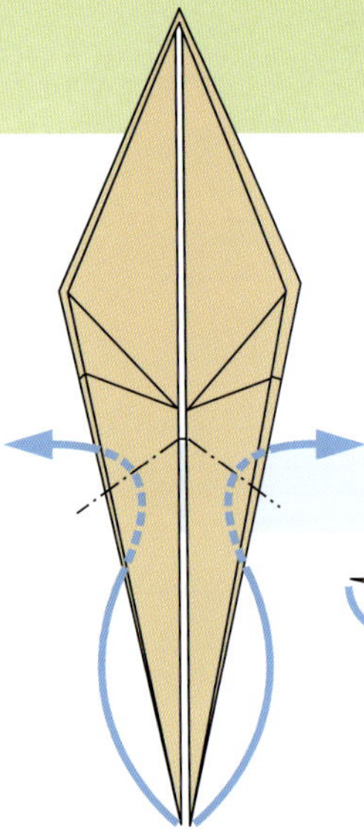

1 좌우를 수평으로
넣어 접기 해요.

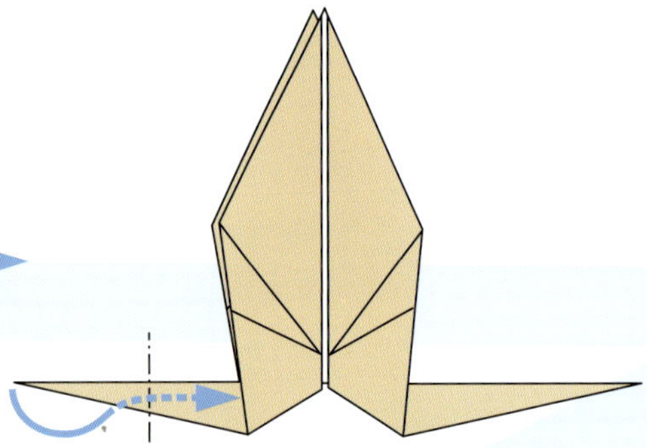

2 왼쪽을 안으로 넣어 접어요.

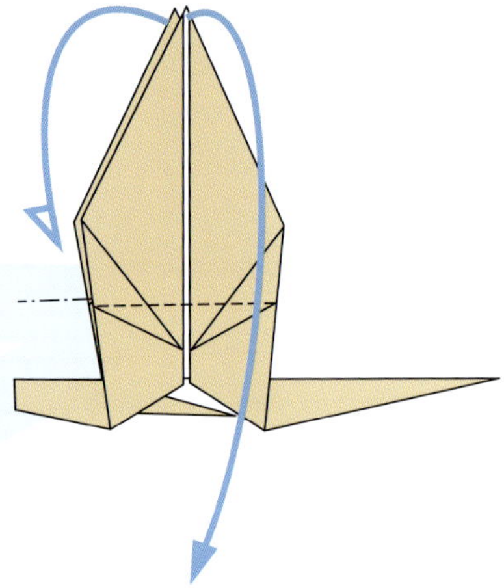

3 양쪽으로 날개를 접어요.

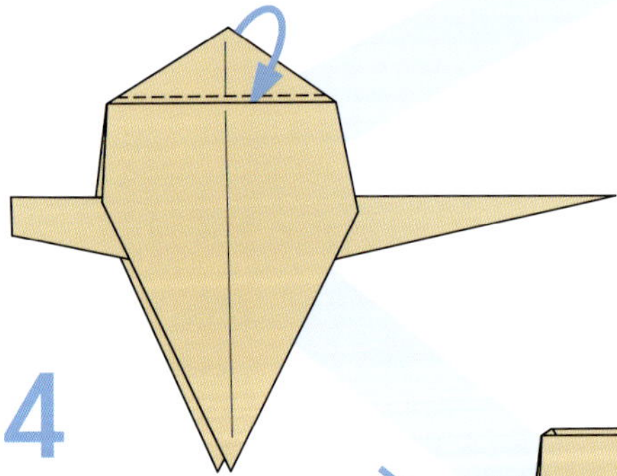

4 등의 윗부분을
안으로 넣어 접어요.

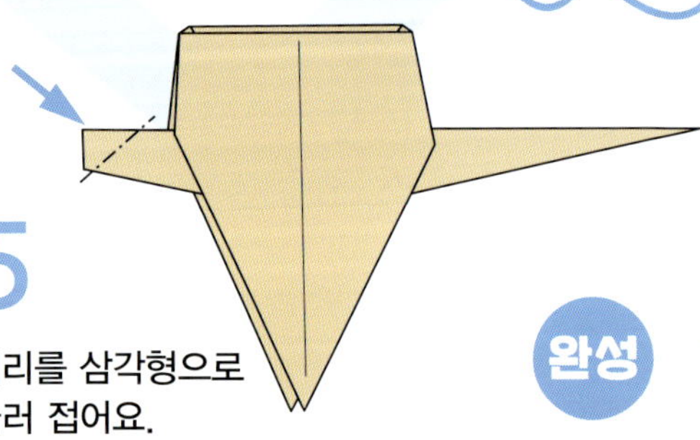

5 머리를 삼각형으로
눌러 접어요.

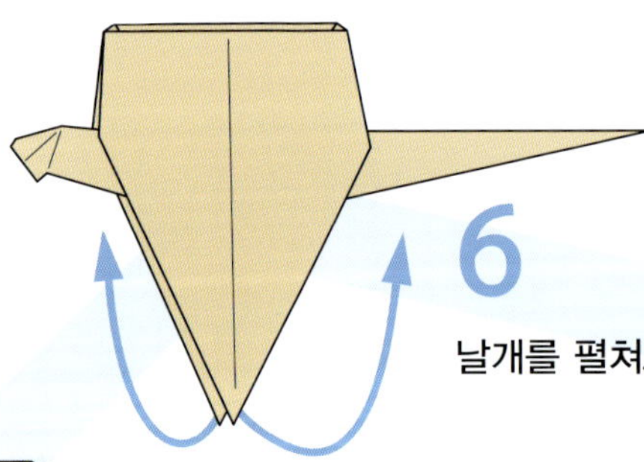

6 날개를 펼쳐요.

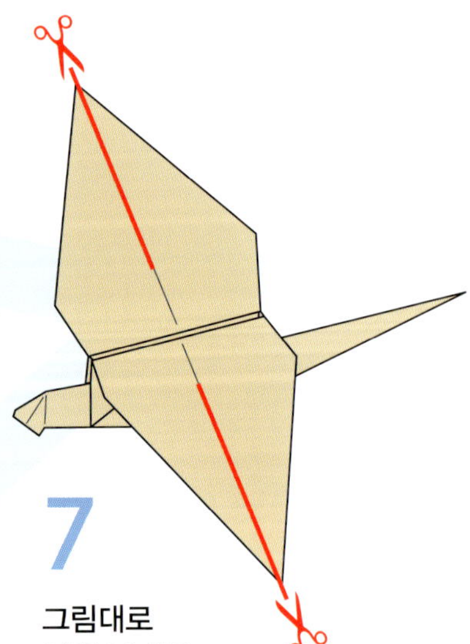

7 그림대로
양쪽 날개를
가위로 잘라요.

완성

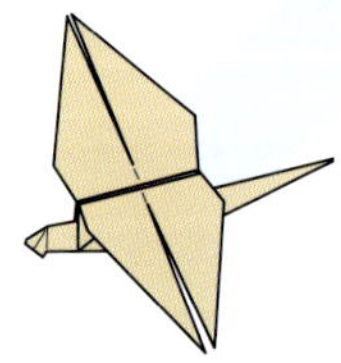

말

긴 다리와 쭉 뻗은 꼬리,
고개를 높이 들고 있는 모습이
늠름한 말을 잘 표현했어요.

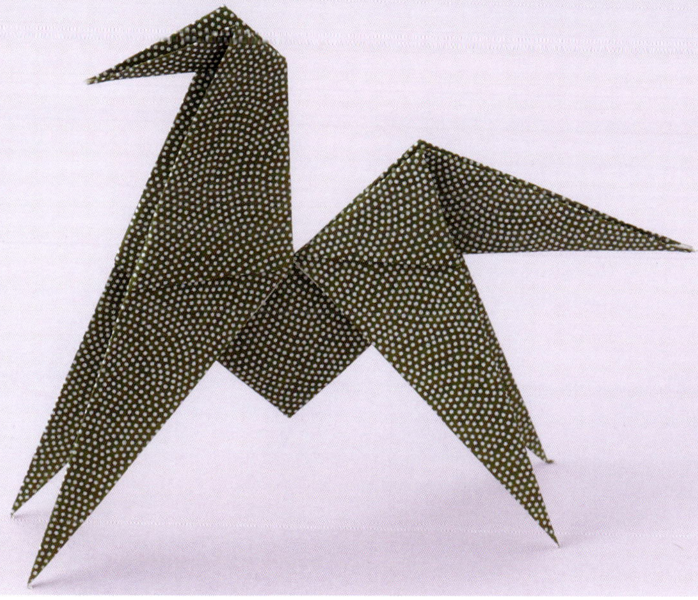

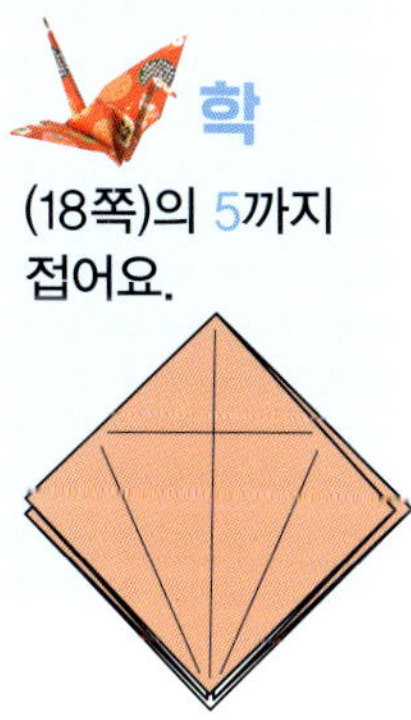

학

(18쪽)의 5까지
접어요.

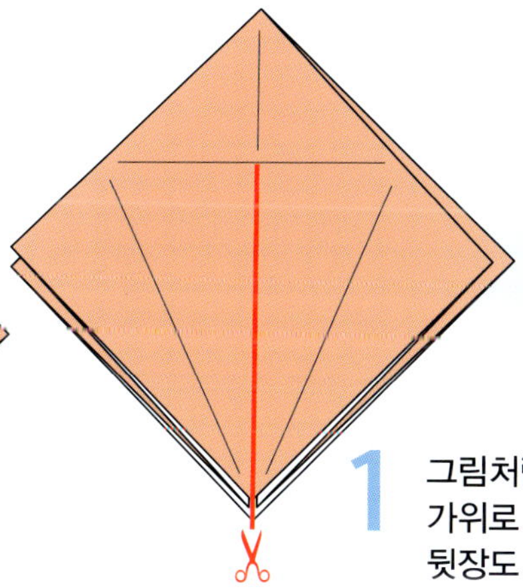

1 그림처럼 앞장 1장만
가위로 잘라요.
뒷장도 똑같이 잘라요.

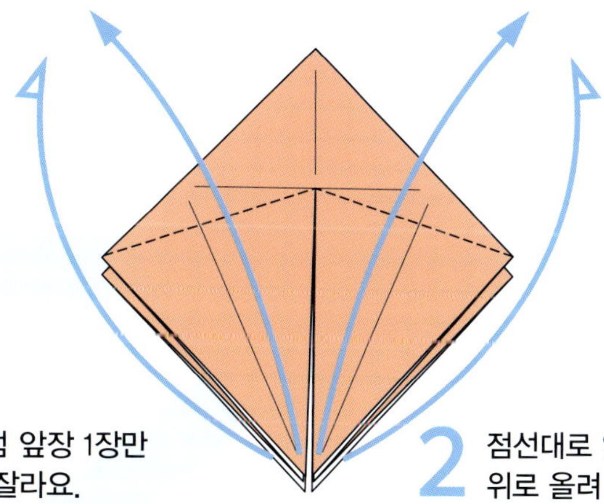

2 점선대로 앞장을
위로 올려 접어요.
뒷장도 똑같이 접어요.

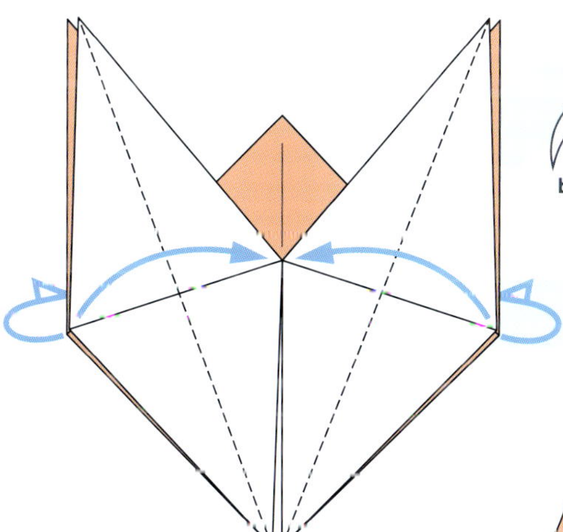

3 점선대로 앞장을
앞으로 접어요.
뒷장도 똑같이 접어요.

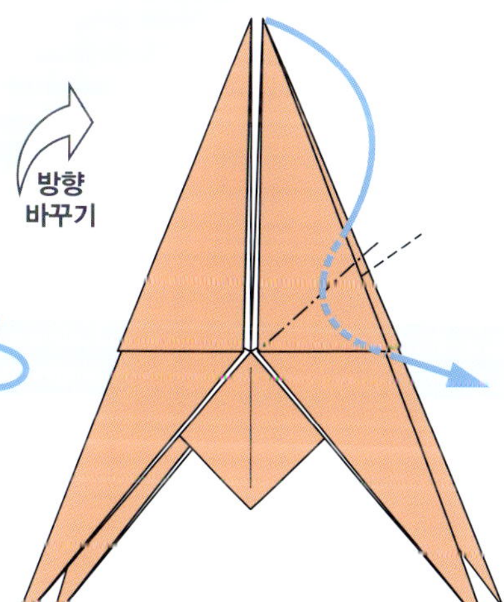

4 오른쪽을 넣어 접기 해서
꼬리를 만들어요.

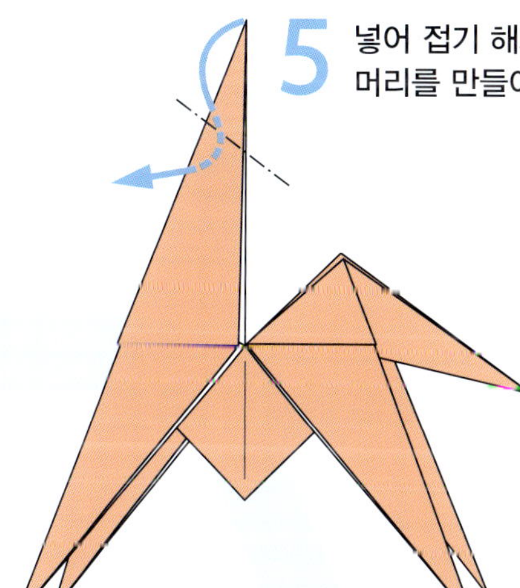

5 넣어 접기 해서
머리를 만들어요.

완성

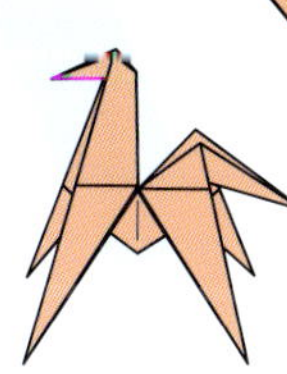

거북이

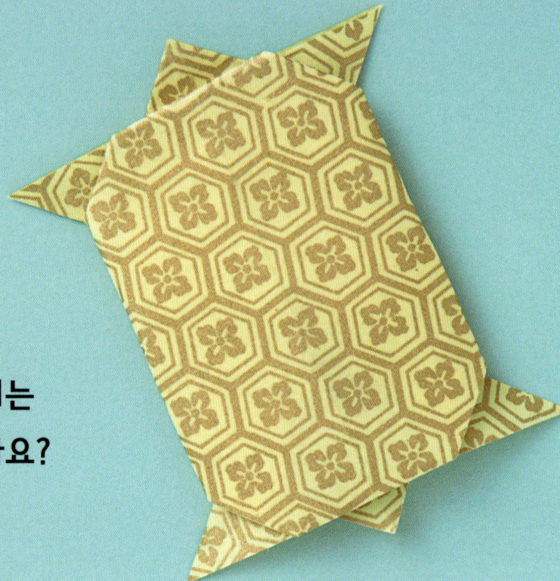

등딱지에서 작게 툭 튀어나온
머리와 꼬리가 귀여워요.
짧은 다리로 엉금엉금 기어다니는
거북이의 모습이 상상되지 않나요?

투구

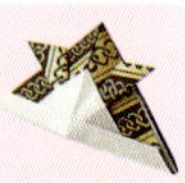

(70쪽)의 3까지
접어요.

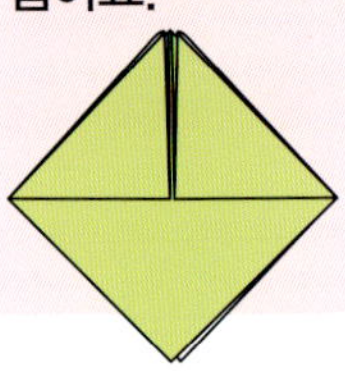

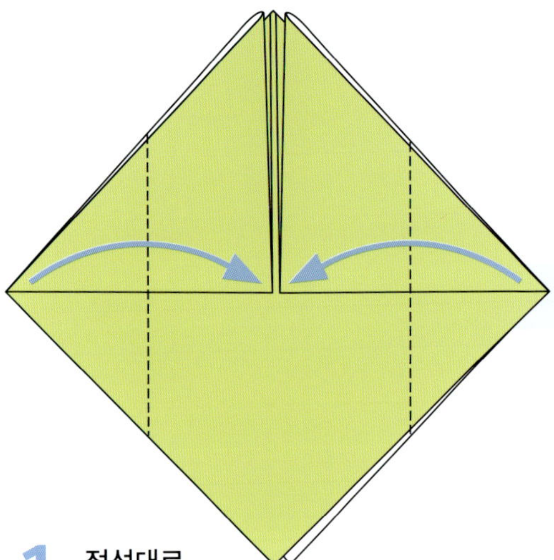

1 점선대로
앞으로 접어요.

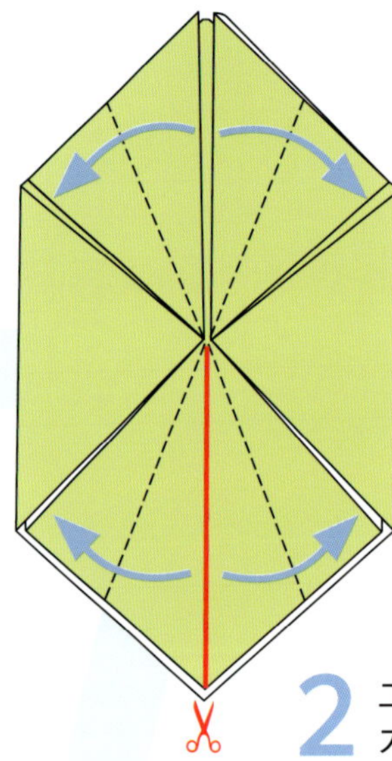

2 그림처럼 앞장 1장만
가위로 자르고, 네 모서리를
밖으로 펼쳐 접어요.

2를 접은 모습.

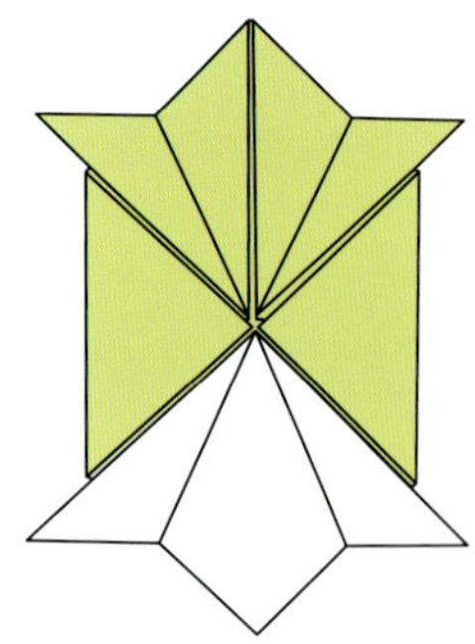

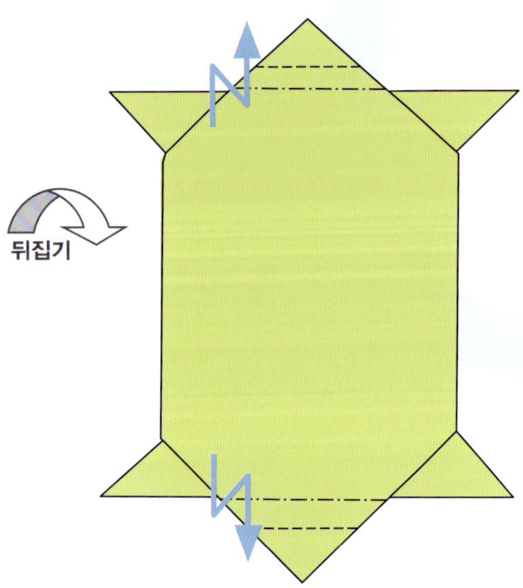

3 위아래를 계단 접기 해서
머리와 꼬리를 만들어요.

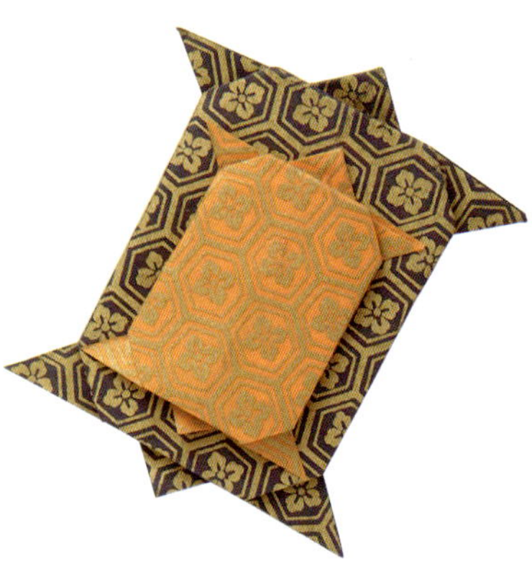

완성

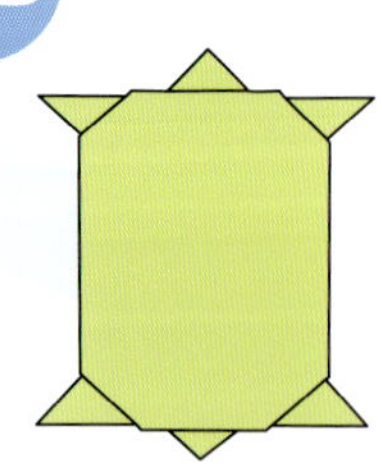

2장

모양을 상상하며 접어요

평면의 종이가 입체물로 변신하는 종이접기는
뇌 가운데서도 특히 두정엽을 활발하게 해요.
어디를 어떻게 접어야 원하는 모양이 될지 상상하고,
더 나은 작품을 만들기 위해 고민하는 과정은
창의력을 키우는 데 도움이 돼요.

2장에서는 완성된 모양을 상상하며 즐거움을 느끼고,
한 장의 종이가 놀라운 작품으로 변신하는
다양한 종이접기를 소개해요.

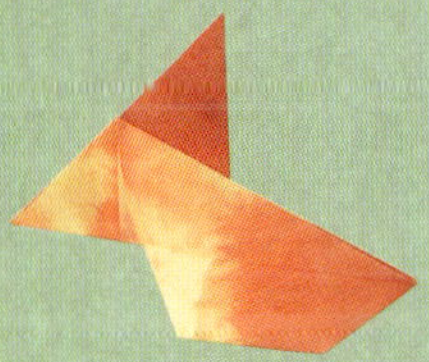
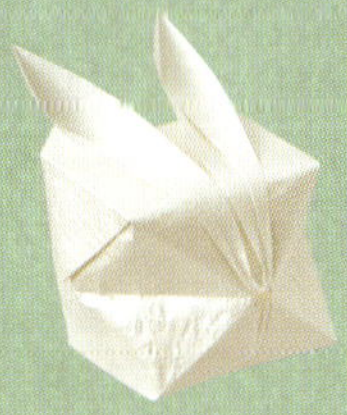
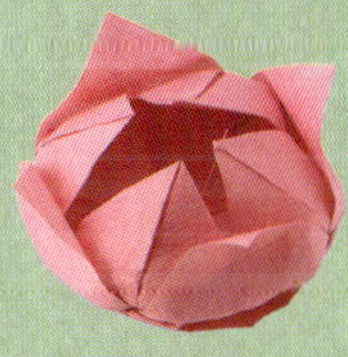
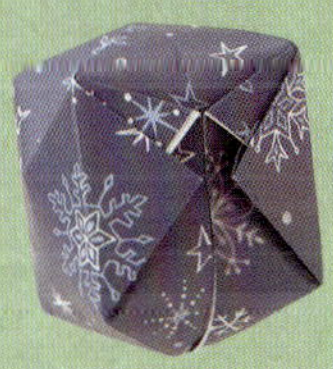
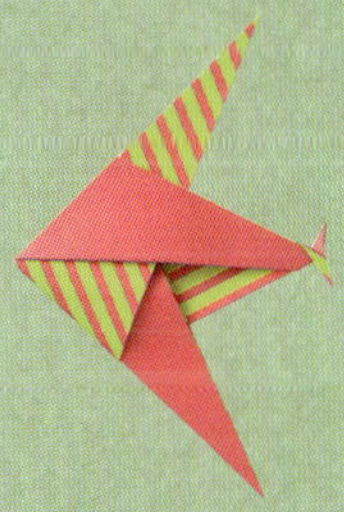

수국

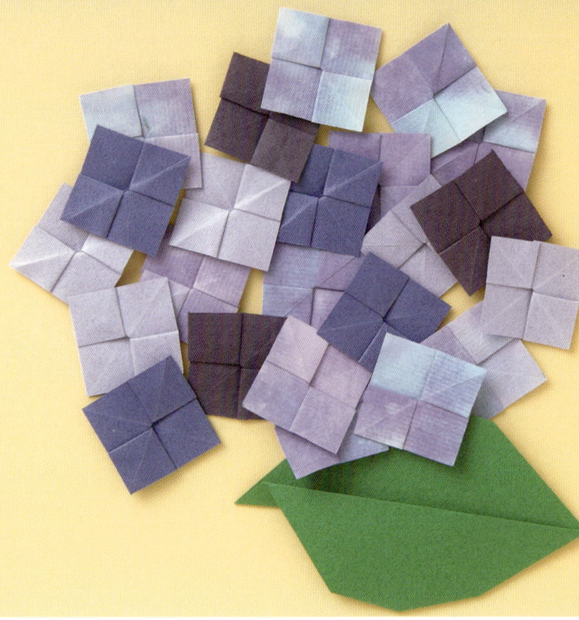

작은 종이를 네모나게 접어
아름다운 수국을 표현해요.
마지막에 꽃잎을 펼치는 순간,
마치 수국 꽃이 활짝 피어나는
느낌이 들어요.

※나뭇잎 접는 방법은
37쪽에 있어요.

색이 있는 면을
겉으로 해서

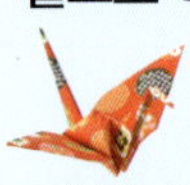

학
(18쪽)의 4까지
접어요.

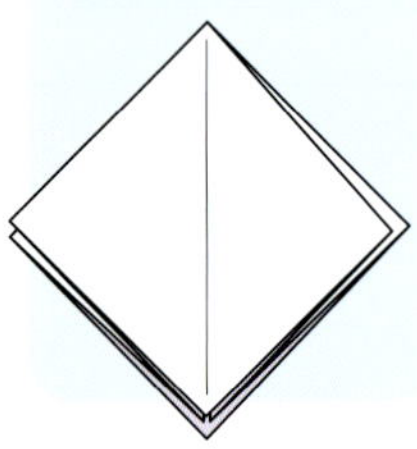

방향 바꾸기

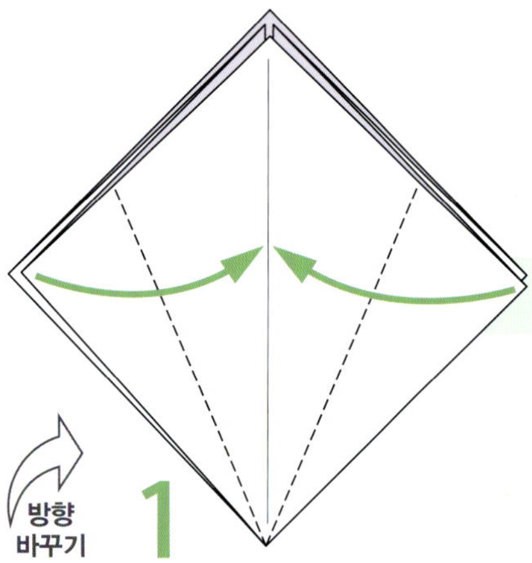

1
점선대로 앞장을 접어요.

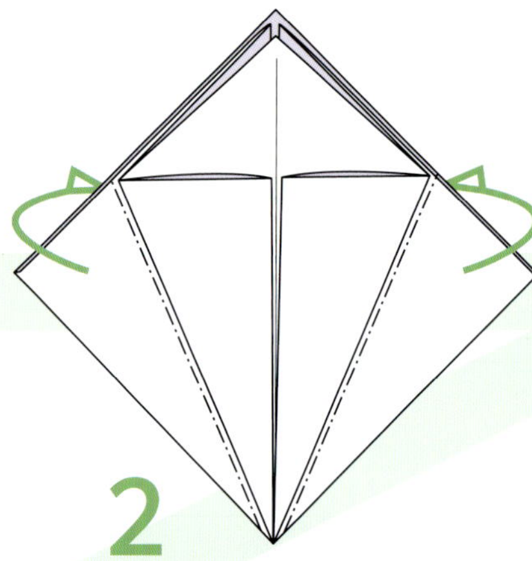

2
뒷장도 1과 똑같이 접어요.

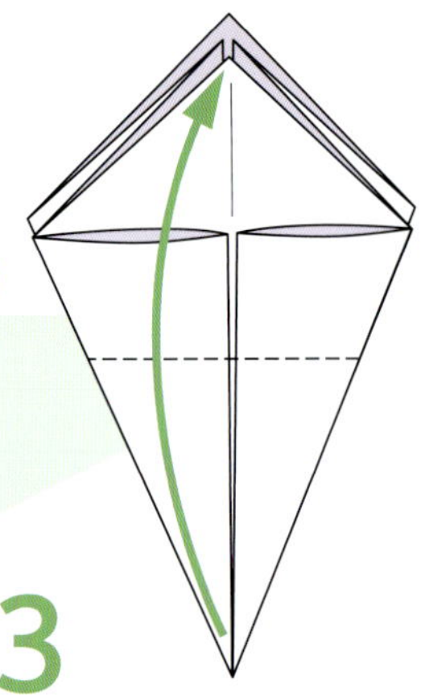

3
위로 올려 접어요.

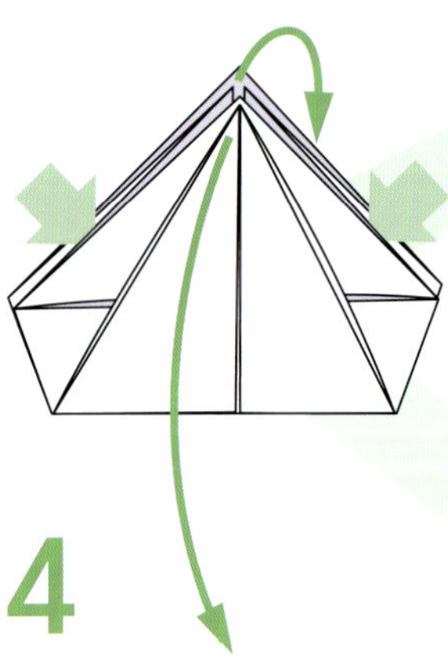

4
에 손가락을 넣어
꽃잎을 눌러 접어요.

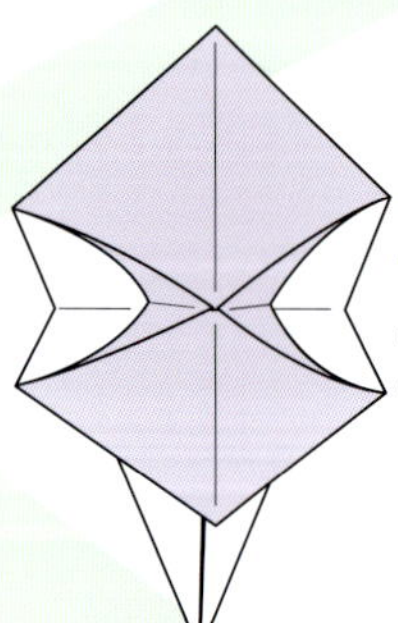

4를 펼친 모습.
그대로 위에서
눌러요.

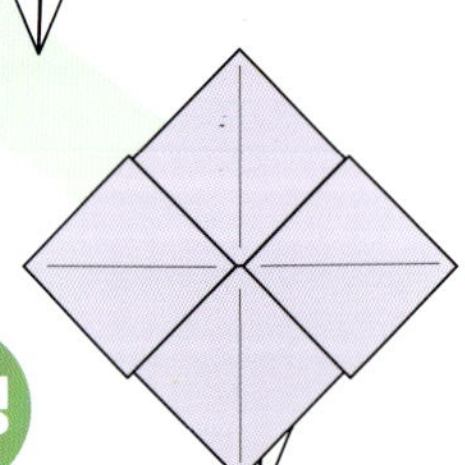

완성

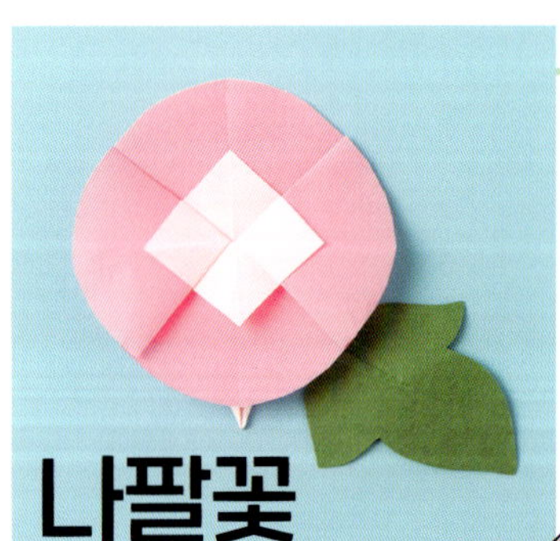

나팔꽃

같은 방식으로
나팔꽃도 접어요.

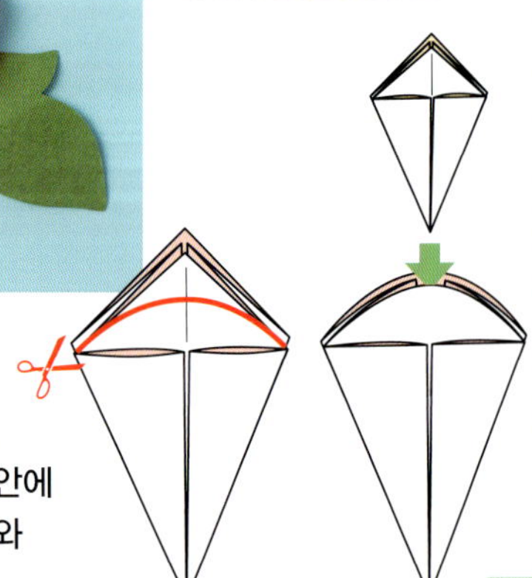

3을 접기 전에,
위를 둥글게 잘라요.
따로 작게 접은 2를 안에
꽂고, 그다음에는 위와
똑같이 접어요.

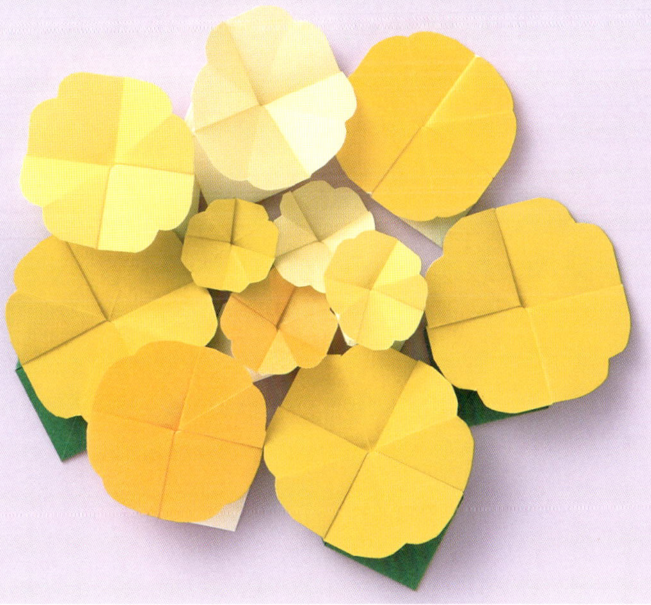

유채꽃

'달맞이꽃'으로도 알려진 작품이에요. 크고 작은 종이를 접어 둥글게 오리면, 봄날 햇살에 반짝이는 유채꽃이 된답니다.

노란색 면을 겉으로 해서 (사진은 양면 색종이로 접었어요.)

학 (18쪽)의 4까지 접어요.

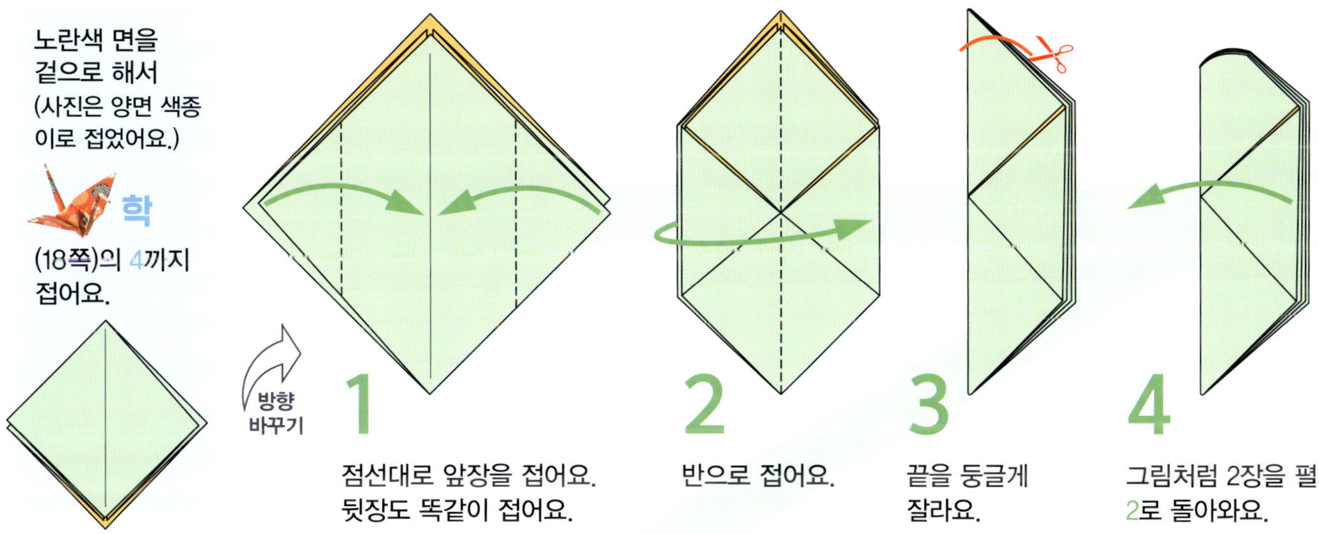

1 점선대로 앞장을 접어요. 뒷장도 똑같이 접어요.

2 반으로 접어요.

3 끝을 둥글게 잘라요.

4 그림처럼 2장을 펼치고 2로 돌아와요.

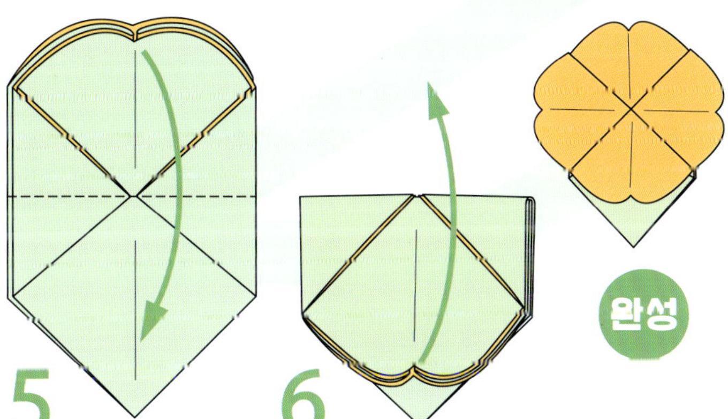

5 아래로 접어요.

6 앞장 1장만 위로 올리면서 꽃잎을 펼치며 눌러 접어요.

완성

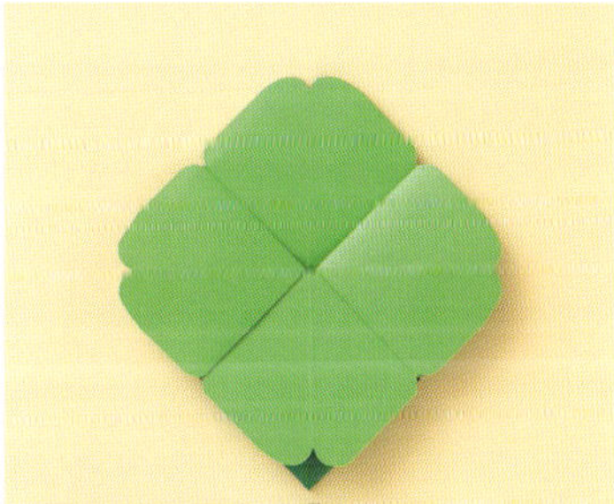

클로버

연두색 색종이로 네잎클로버를 접어요.

초록색 양면 색종이를 사용했어요. 3에서 그림과 같이 한 곳을 더 작게 잘라 내면 귀여운 네잎클로버를 만들 수 있어요.

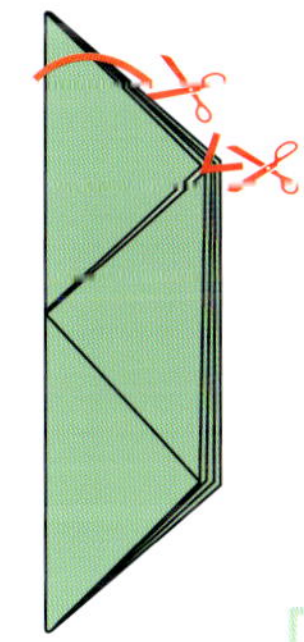

연꽃

겹친 꽃잎을 한 장 한 장 펼치며
고풍스러운 꽃의 모양을 만들어요.
한지나 부드러운 종이로 접으면
꽃잎의 곡선을 잘 살릴 수 있어요.

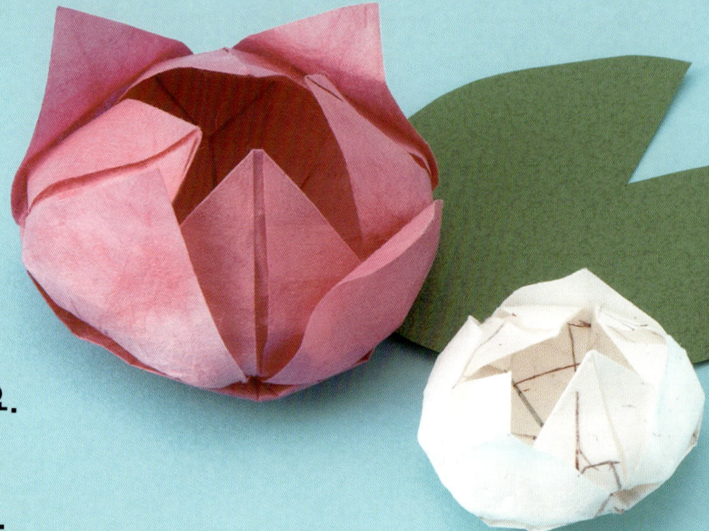

※사진은 같은 색의 양면 색종이로 접었어요.

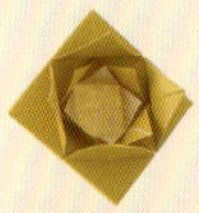

장미 (48쪽)의 2까지 접어요.

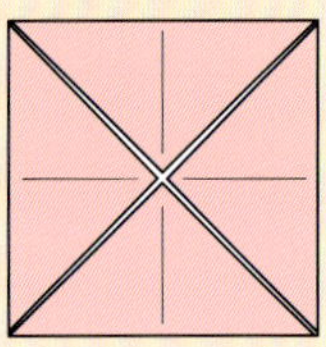

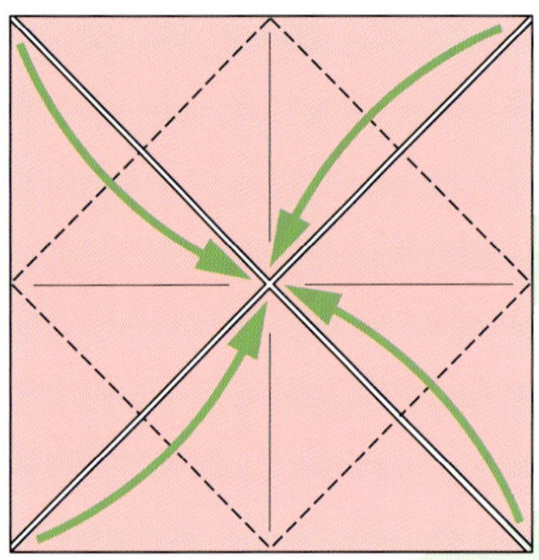

1 중심에 맞춰 접어요.

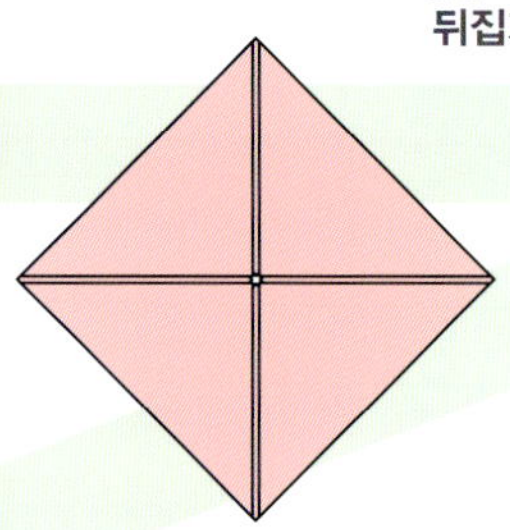

1을 접은 모습.

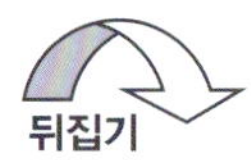

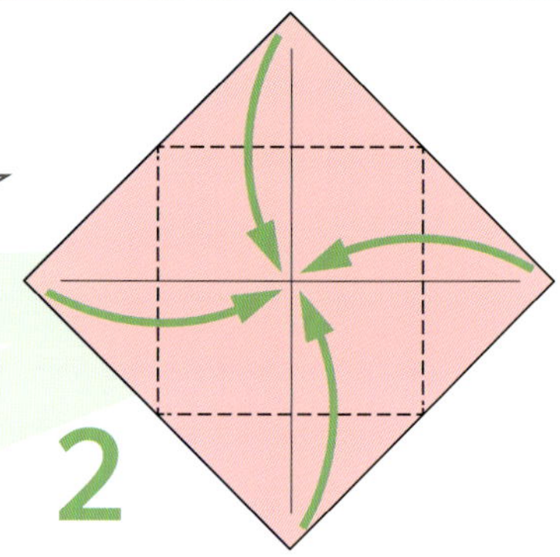

2 중심에 맞춰 접어요.

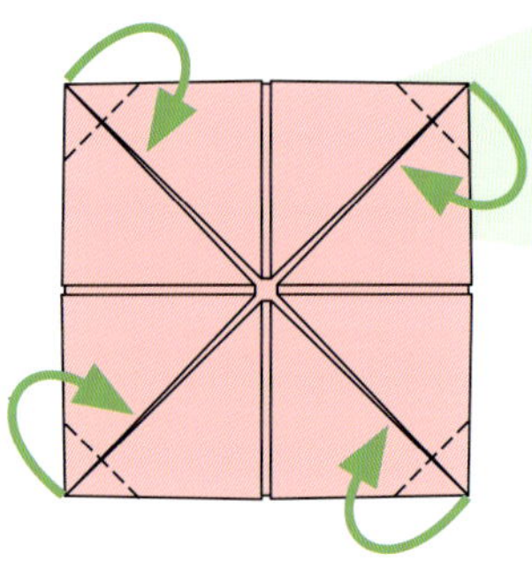

3 네 모서리를 앞으로 접어요.

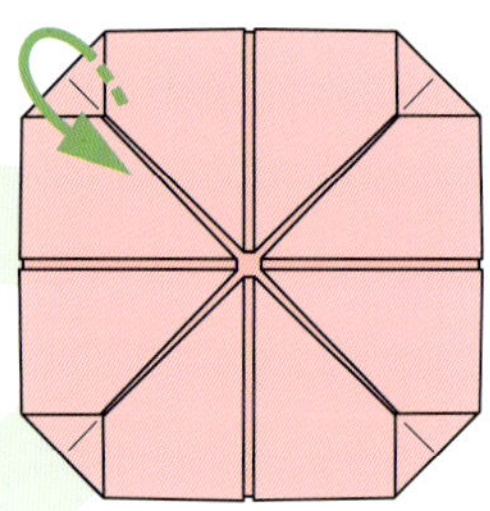

4 3에서 접은 모서리가 펴지지 않도록 잡고, 뒷장의 모서리를 앞으로 펼쳐서 넘겨요.

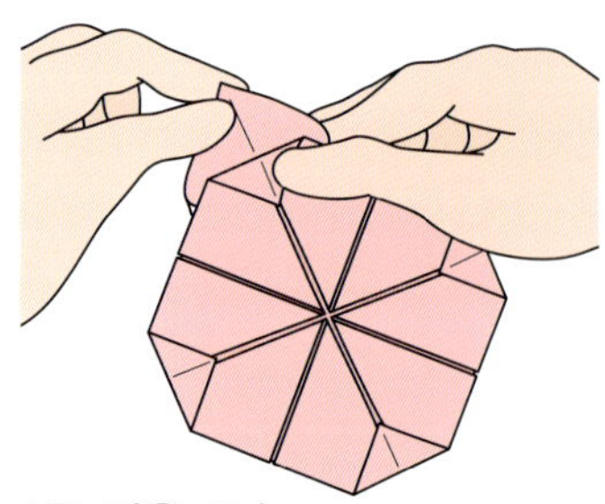

4를 접은 모습.

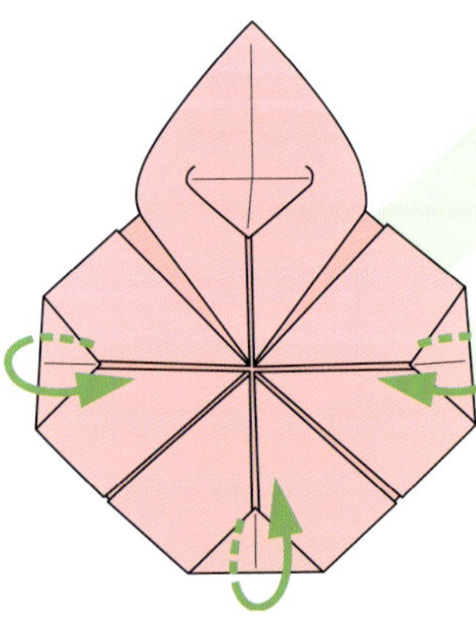

5 나머지 세 개의 모서리도 4와 똑같이 앞으로 펼쳐서 넘겨요.

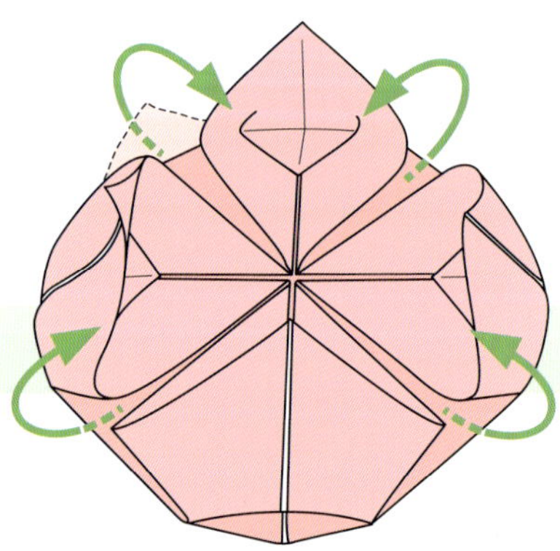

6 꽃잎을 누르면서 뒷장의 모서리를 모두 앞으로 펼쳐서 넘겨요.

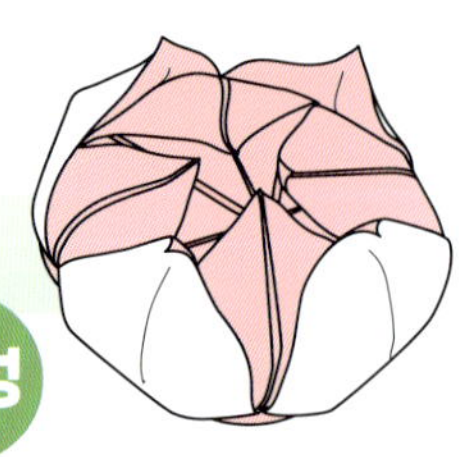

완성

뒷면이 흰색인 색종이로 접은 작품이에요.

복숭아꽃

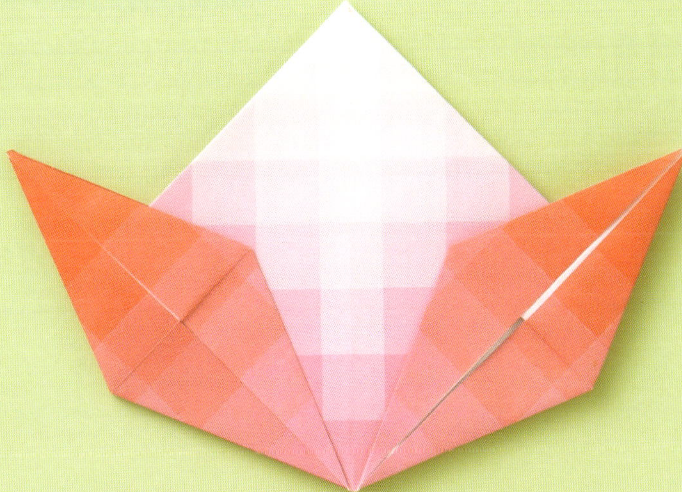

색이 점점 옅어지는 종이를 사용하면
더욱 생동감 있는 꽃을 접을 수 있어요.
잎은 학 접기와 접는 방법이 같아요.

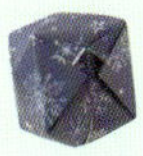

풍선

(39쪽)의 4까지
접어요.

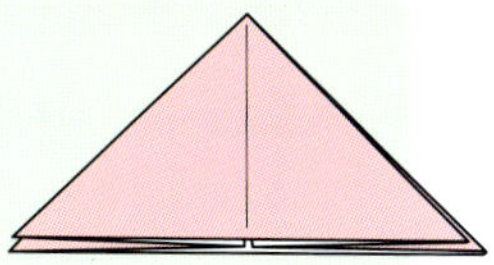

1 점선대로 앞장을 접어요. 뒷장도 똑같이 접어요.

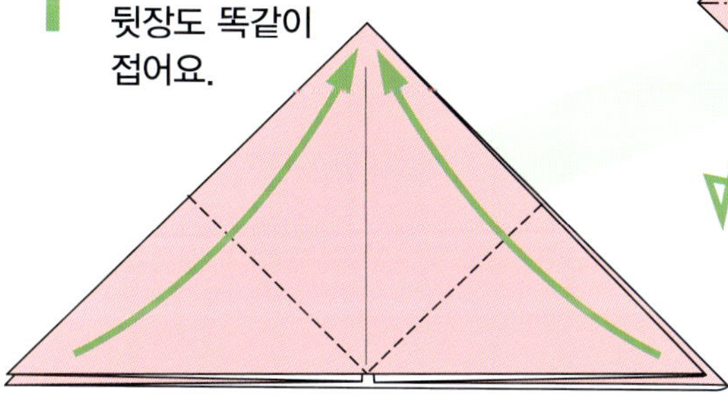

2 ➡에 손가락을 넣어 아래로 펼치면서 눌러 접어요. 뒤쪽도 똑같이 접어요.

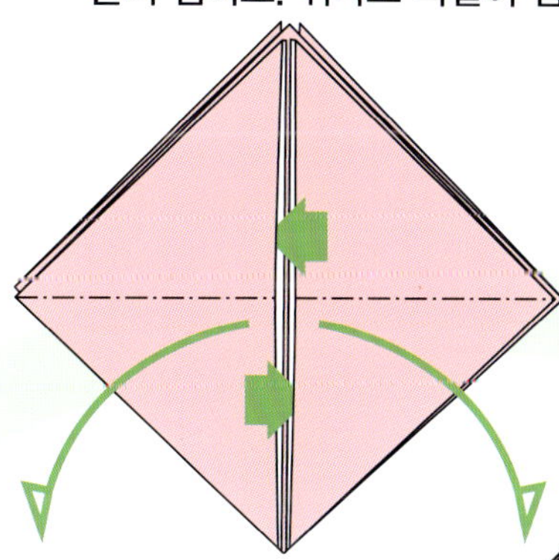

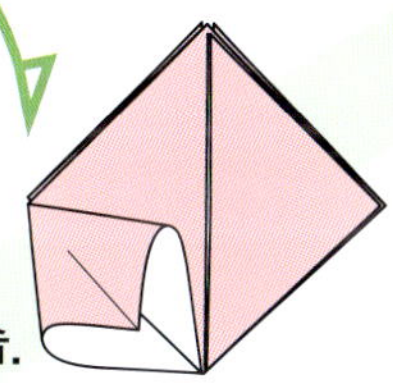

2를 접은 모습.

3 접는 선을 만들어요.

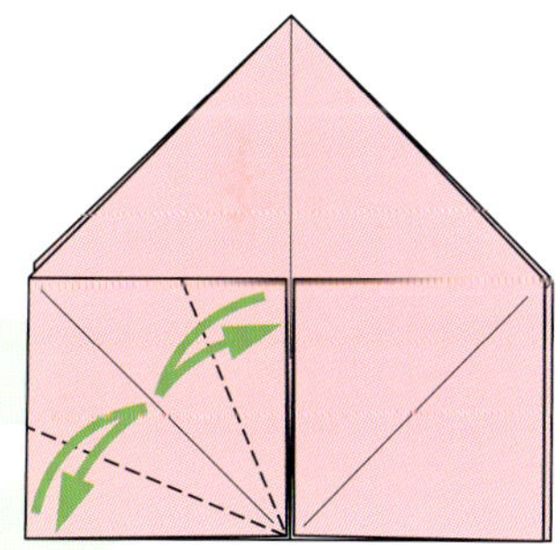

4 위로 펼치면서 눌러 접어요.

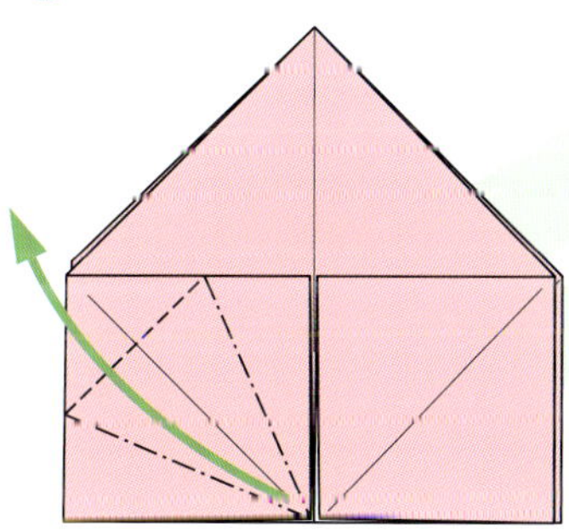

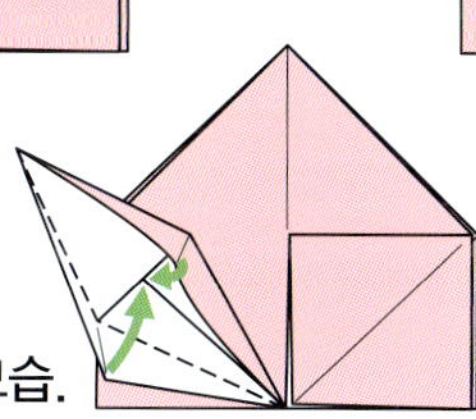

4를 접은 모습.

5 오른쪽도 똑같이 접어요.

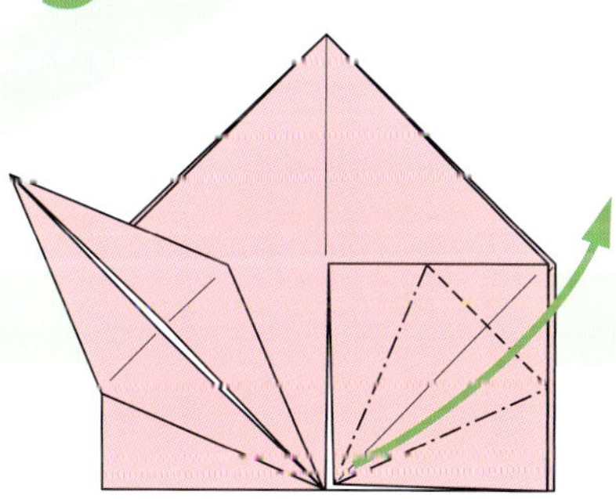

6 뒤쪽도 똑같이 접어요.

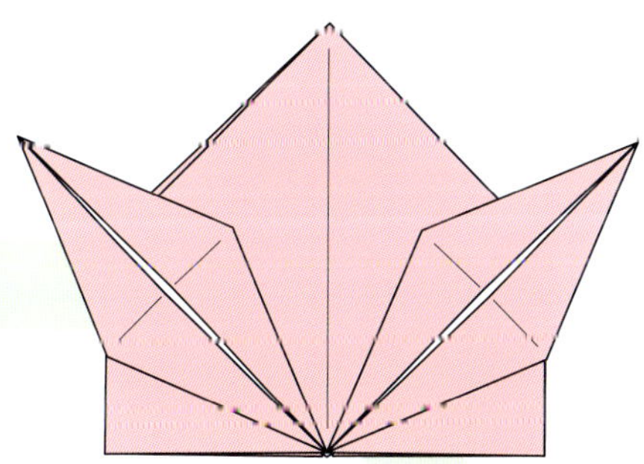

완성

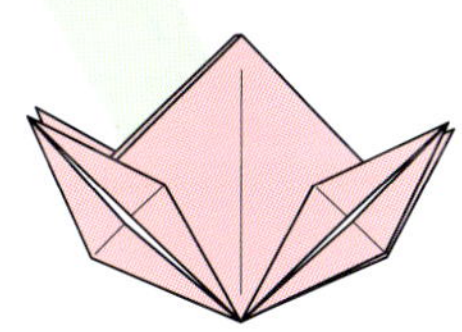

밤

가을에 잘 어울리는 작품이에요.
밤송이와 열매를 따로 접어
밤송이 속에 열매를 쏘옥 넣어요.
너무 귀엽지 않나요?

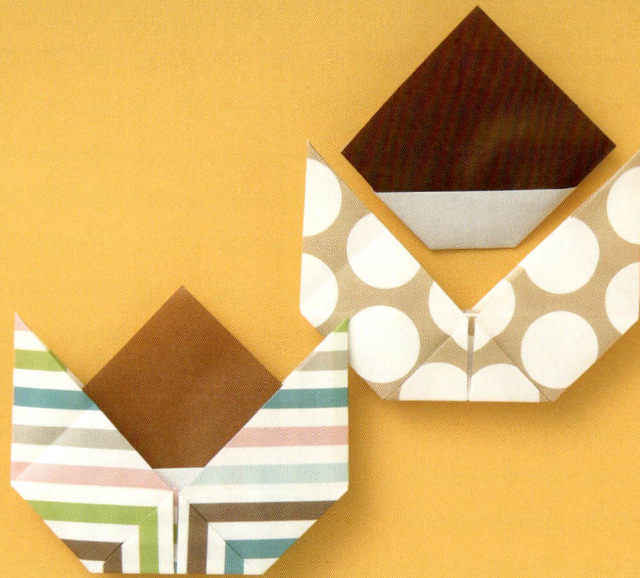

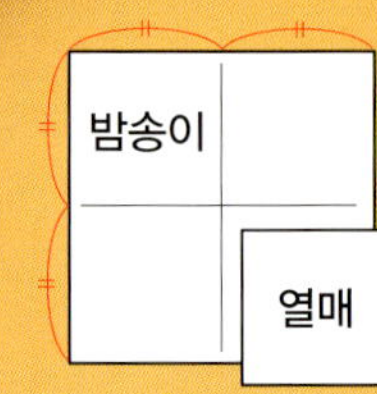

밤송이

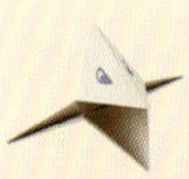

배고픈 까마귀
(86쪽)의 3까지
접어요.

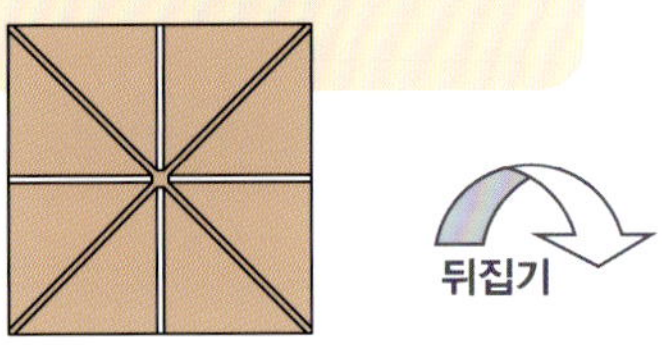

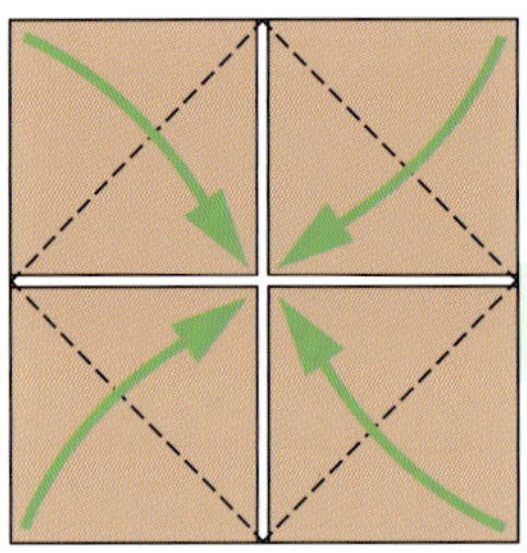

1 중심에 맞춰 접어요.

1을 접은 모습.

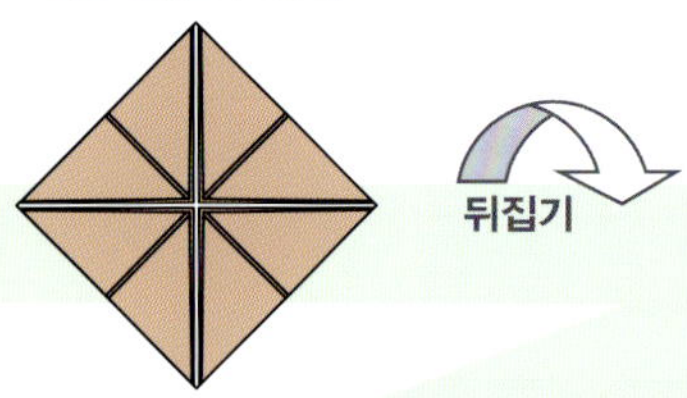

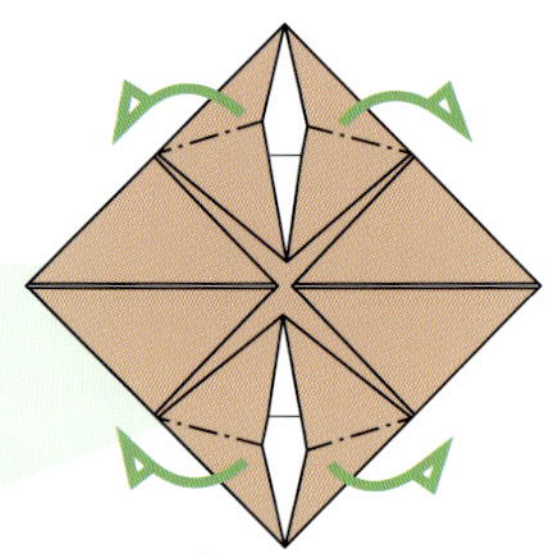

2 위아래의 주머니에 손가락을 넣어 펼치면서 접어요.

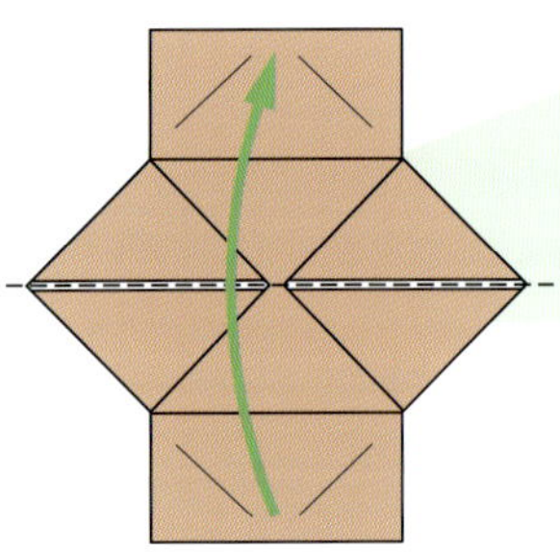

3 반으로 접어요.

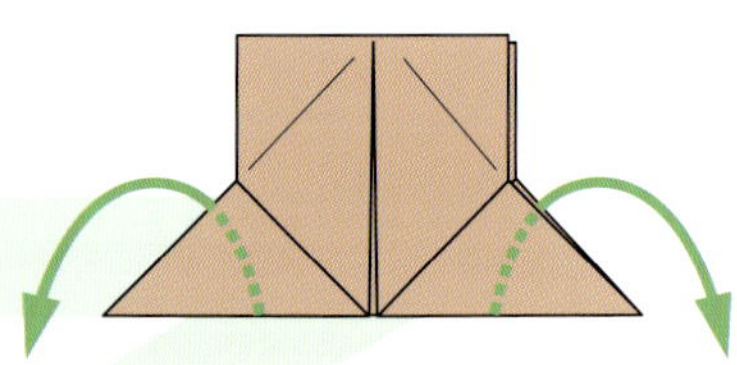

4 종이 사이에 접혀 있는 모서리를 바깥으로 빼내요.

4를 접은 모습.
빼낸 모서리를 뒤집어서
아래로 접어요.

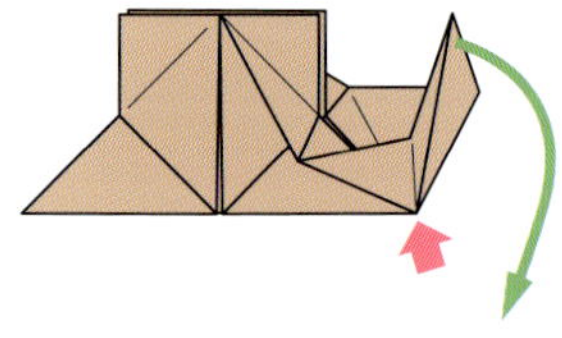

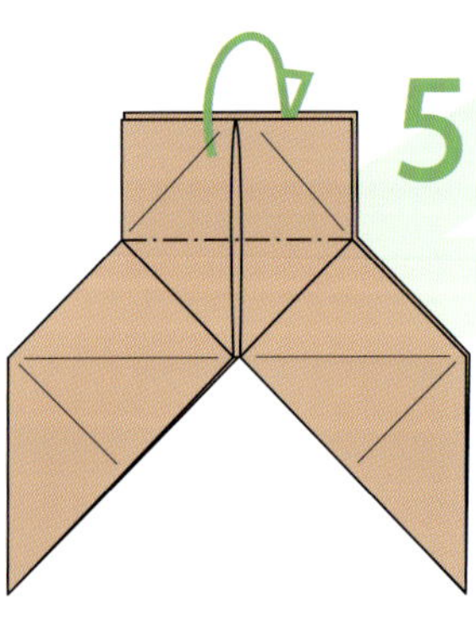

5 안쪽으로 접어 넣어요.
뒤쪽도 똑같이 접어요.

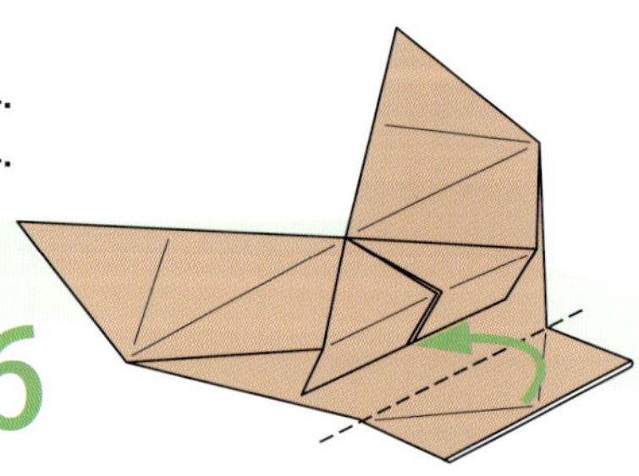

6

5에서 안으로 접어 넣은
부분을 풀로 고정해요.

완성

밤송이

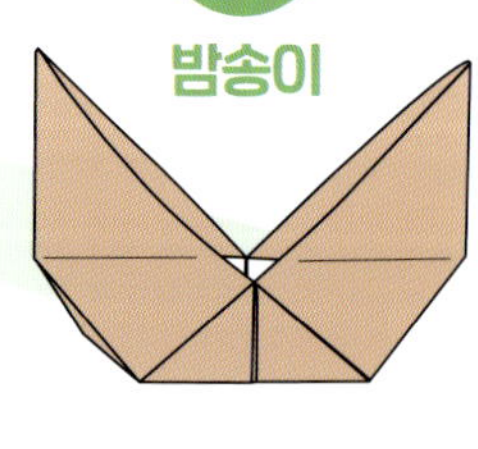

나뭇잎 1

납작한 모양의 나뭇잎이에요.
다양한 크기의 나뭇잎을 만들어
꽃과 함께 연출해 보세요.

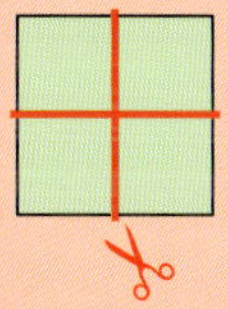

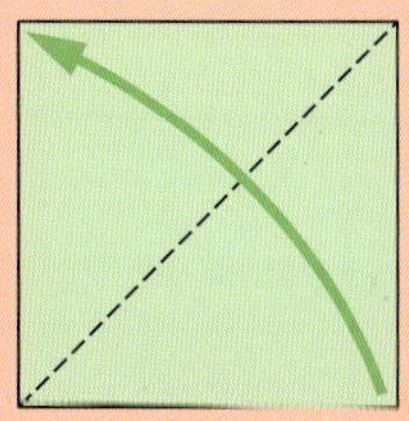

1 반으로 접어요.

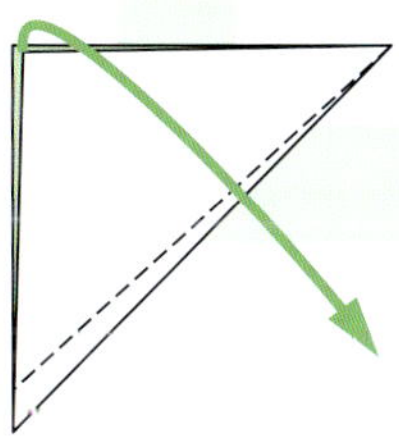

2 점선대로 비스듬히 접어요.

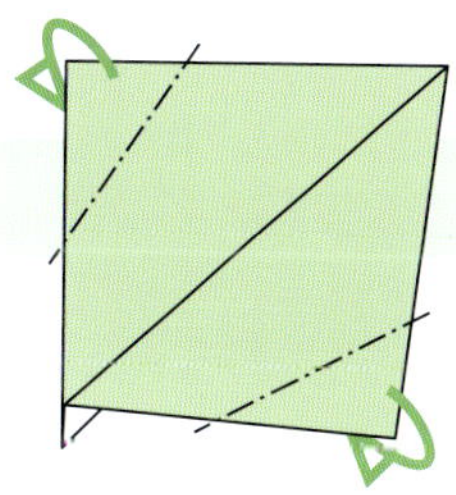

3 뒤로 접어요.

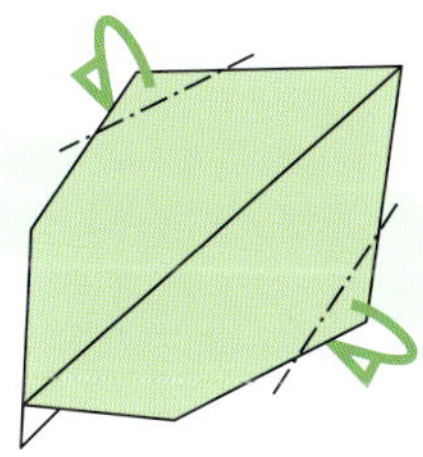

4 뒤로 접어요.

완성

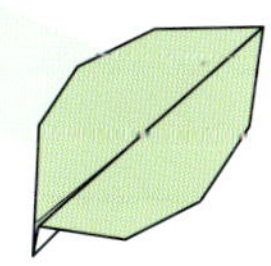

열매

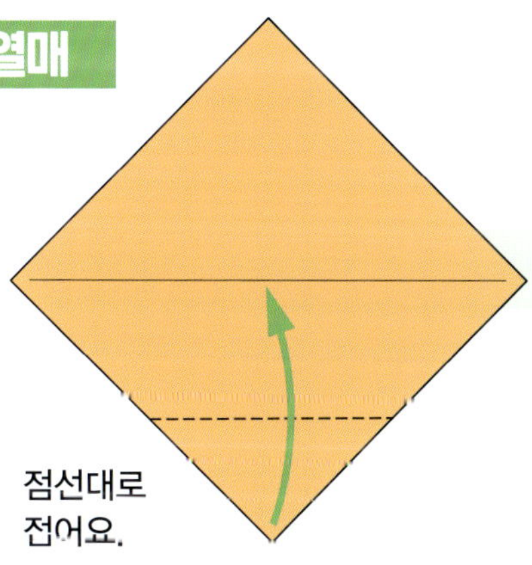

1 점선대로 접어요.

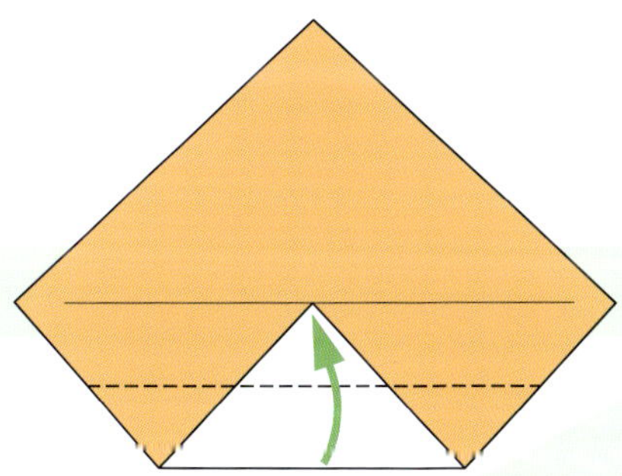

2 점선대로 접어요.

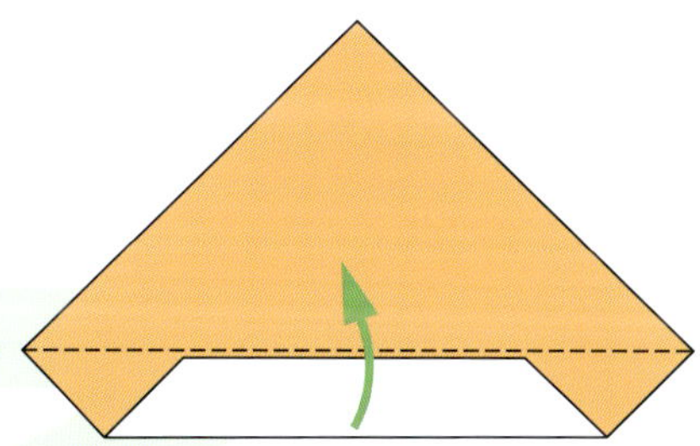

3 점선대로 접어요.

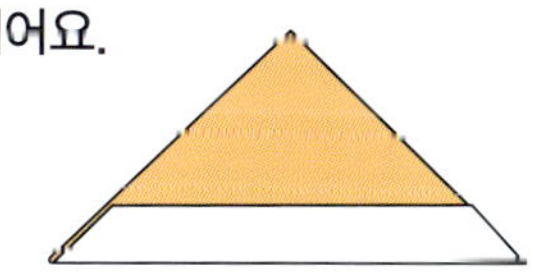

3을 접은 모습.

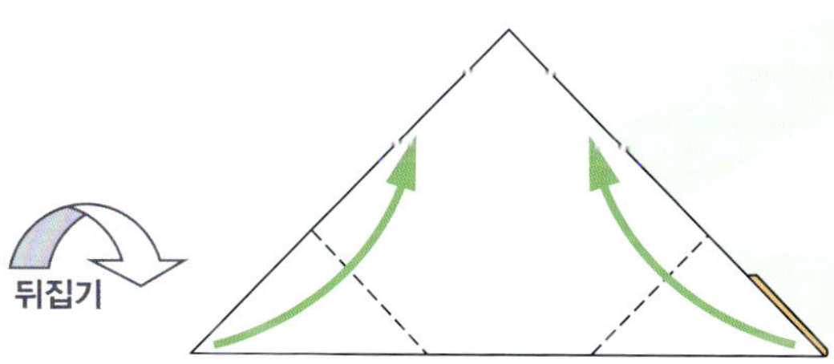

4 앞으로 접어요.

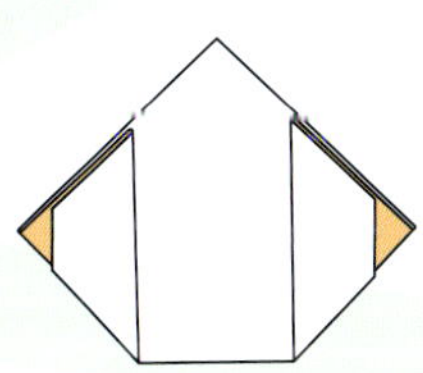

4를 접은 모습.

완성

열매

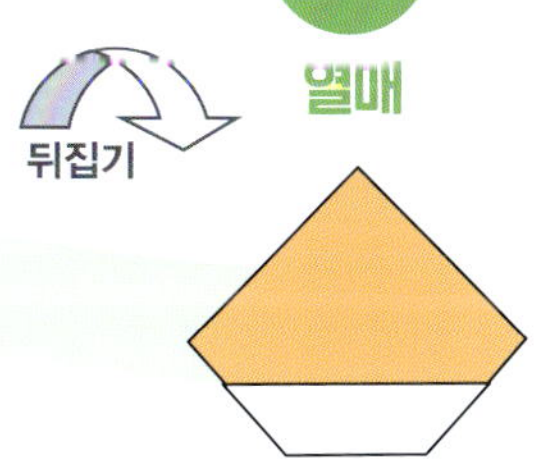

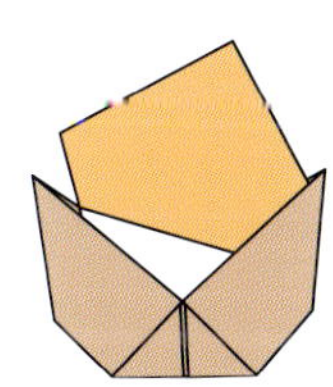

열매를 밤송이 안에 끼워 넣어 보세요.

딸기

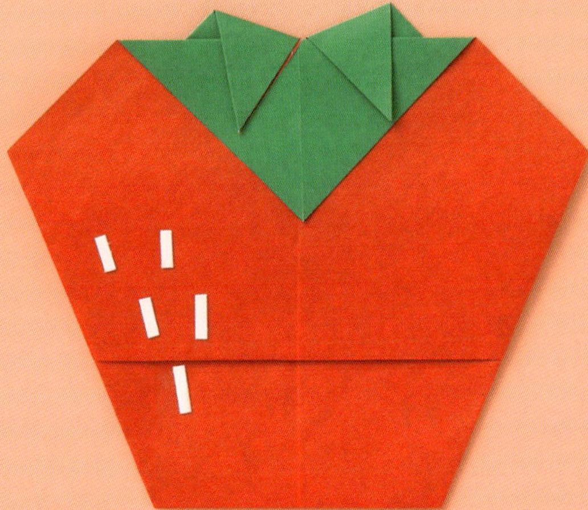

삼각형의 꼭지와 빨간색 열매가
진짜 딸기처럼 보이지 않나요?
여러 개 접어 접시에 담아 내면
아이들이 좋아할 거예요.

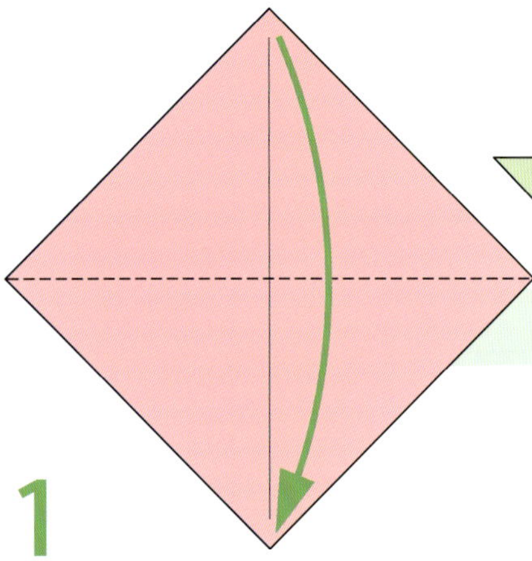

1
반으로 접어요.

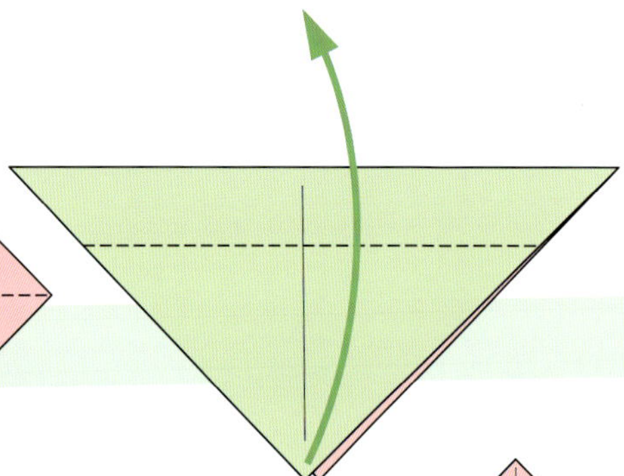

2
앞장만 위로 올려 접어요.

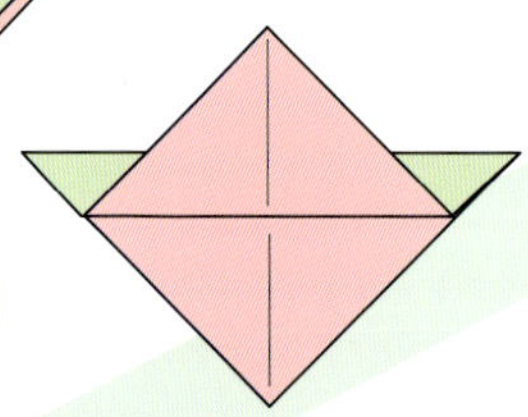

2를 접은 모습.

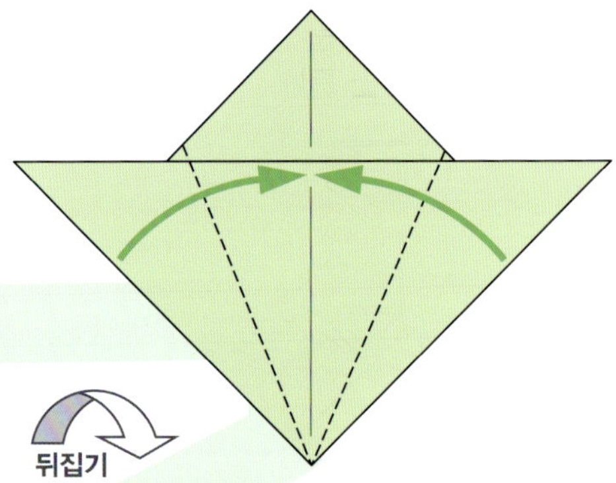

3
중심에 맞춰 접어요.

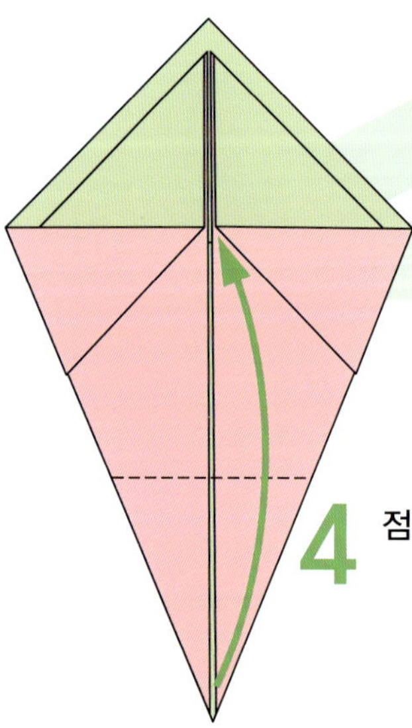

4
점선대로 접어요.

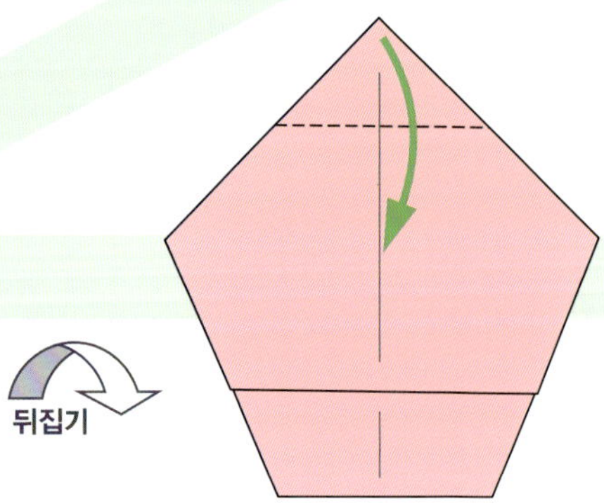

5
점선대로 접어요.

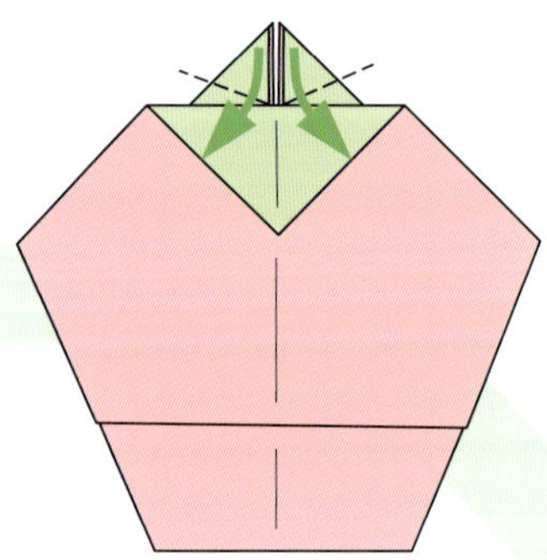

6
뾰족한 부분을
비스듬히 접어요.

완성

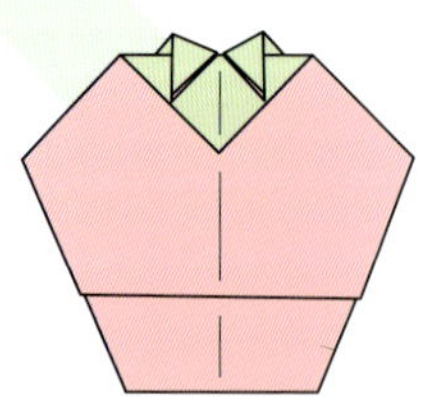

풍선

풍선은 입체적인 종이접기여서 다양한 색깔의 포장지로 접으면 더욱 예쁜 작품이 될 거예요.

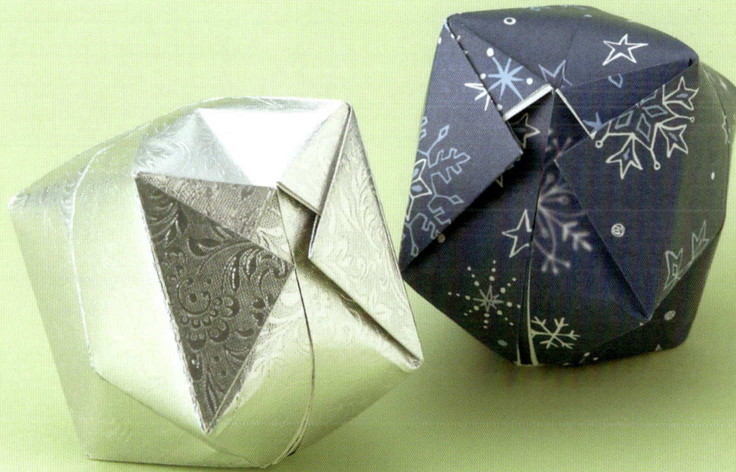

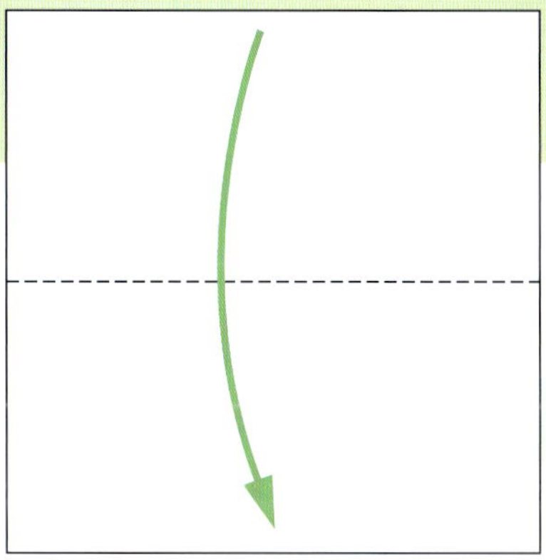

1 반으로 접어요.

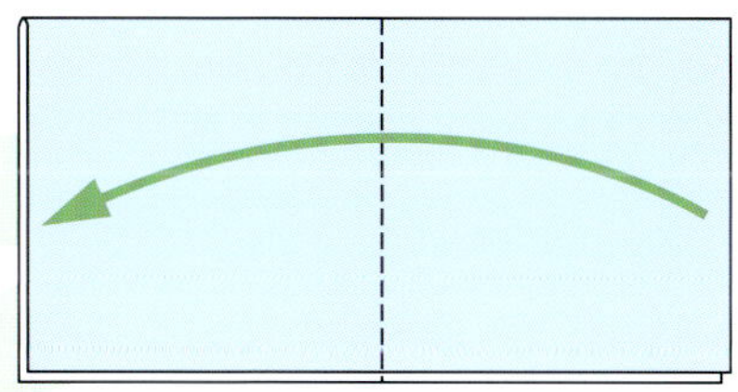

2 반으로 접어요.

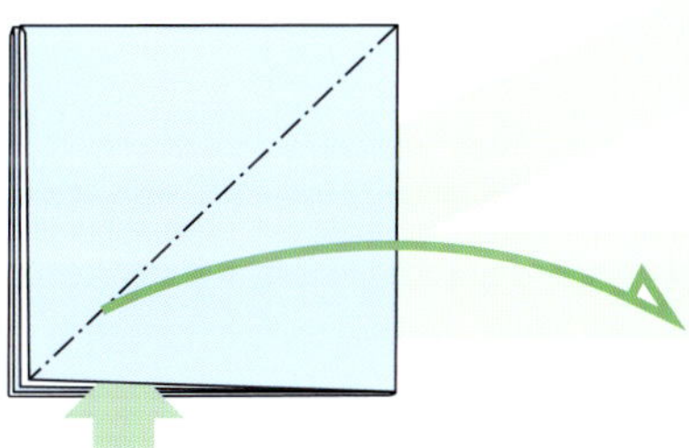

3 에 손가락을 넣어 펼치면서 눌러 접어요.

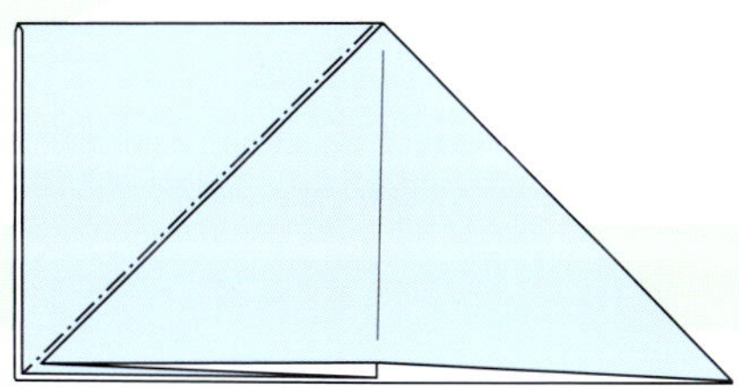

4 뒤쪽도 똑같이 접어요.

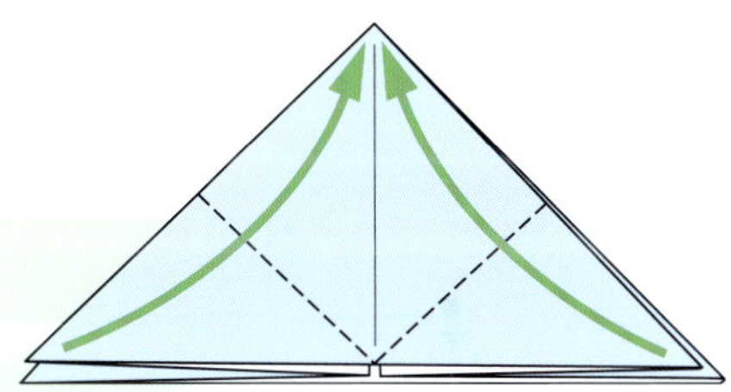

5 점선대로 앞장을 접고, 뒷장도 똑같이 접어요.

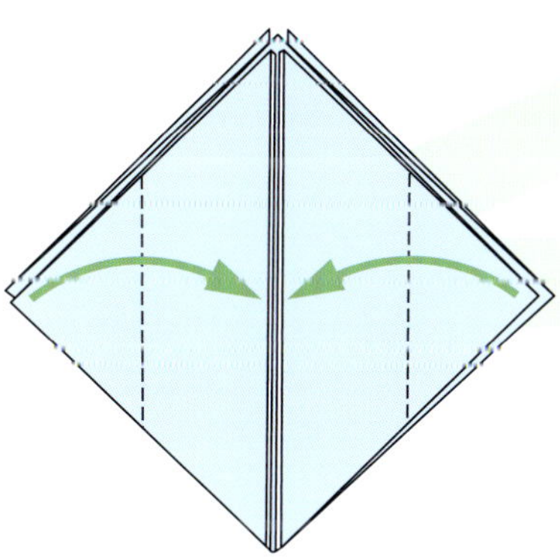

6 점선대로 앞장을 접고, 뒷장도 똑같이 접어요.

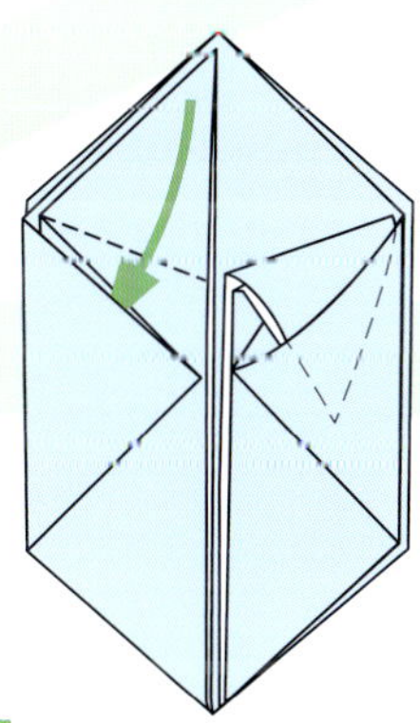

7 그림처럼 앞장을 주머니 안에 넣어 접어요.

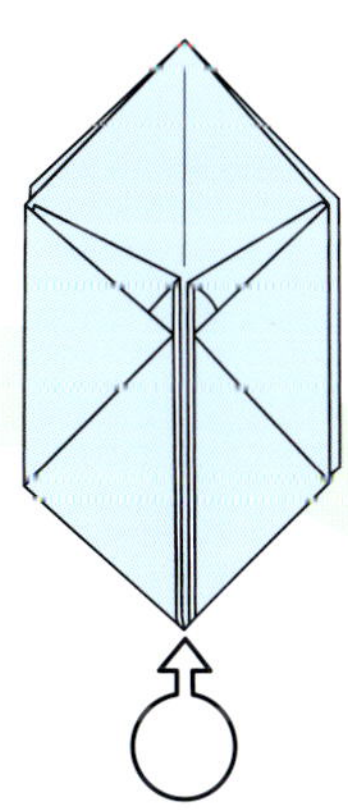

8 뒤쪽도 똑같이 접고, 아래쪽 구멍으로 숨을 불어 넣어 부풀려요.

완성

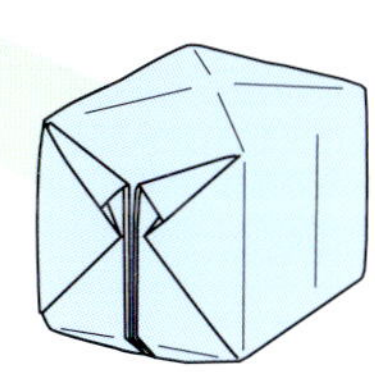

풍선 금붕어

풍선 종이접기를 응용한 작품으로,
통통한 금붕어가 탄생했어요.
유리 접시에 담아 여름 인테리어
소품으로 활용해 보는 건 어떨까요?

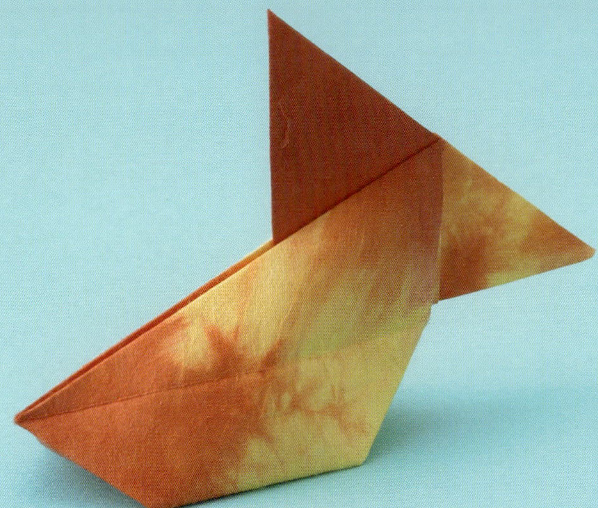

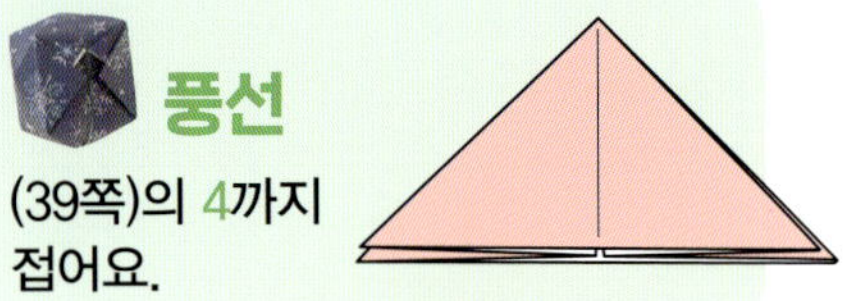

풍선 (39쪽)의 4까지 접어요.

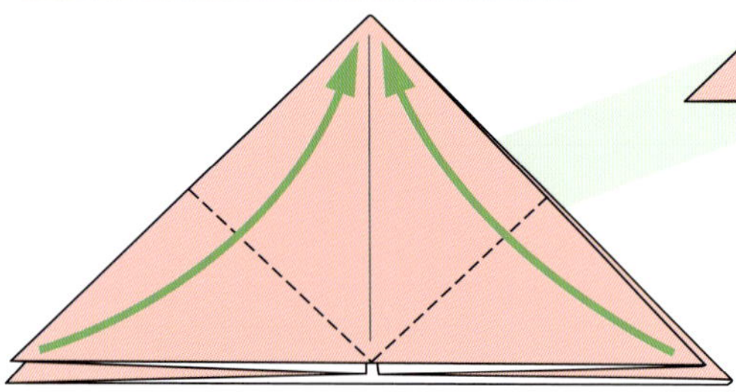

1 점선대로 앞장만 접어요.

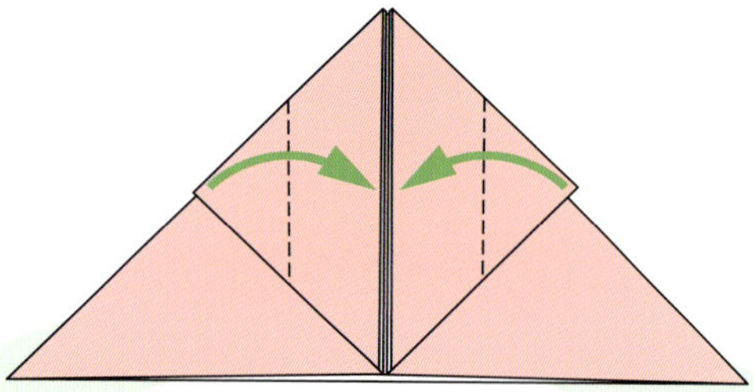

2 점선대로 접어요.

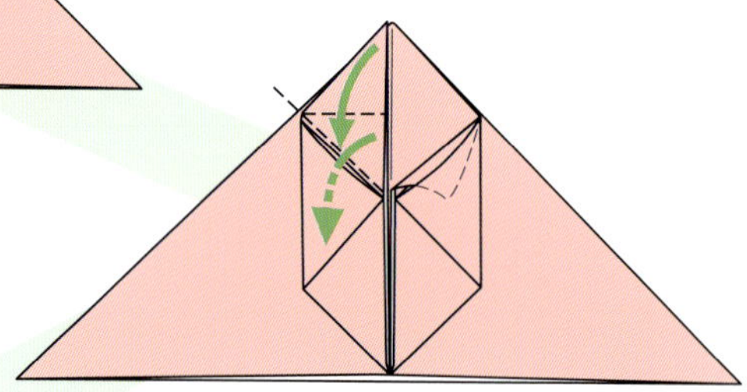

3 두 번 접고 모서리를 주머니 안에 넣어 접어요. 오른쪽도 똑같이 접어요.

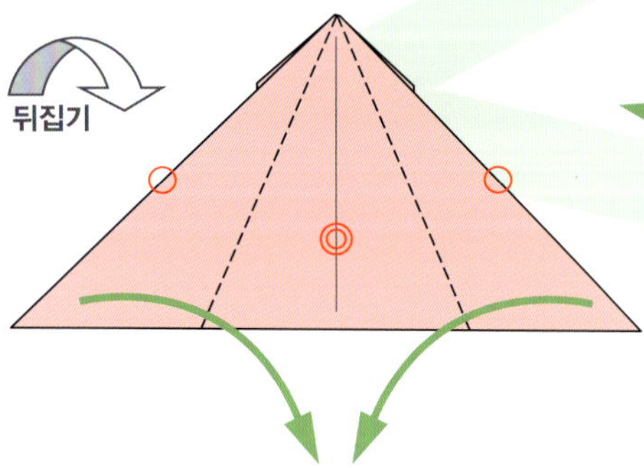

4 중심에 맞춰 ○와 ◎가 만나도록 접어요.

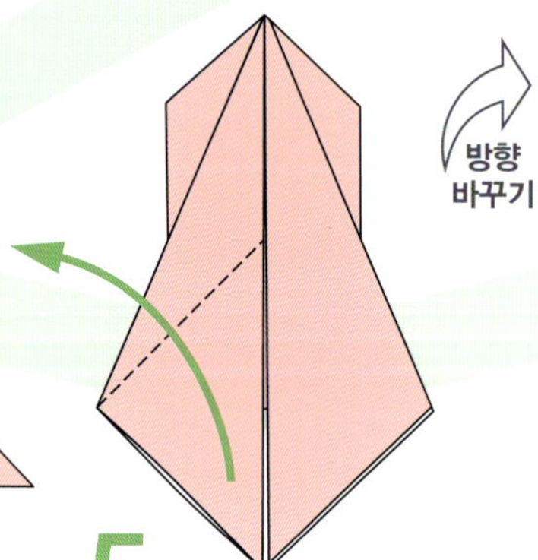

5 점선대로 왼쪽을 접어요.

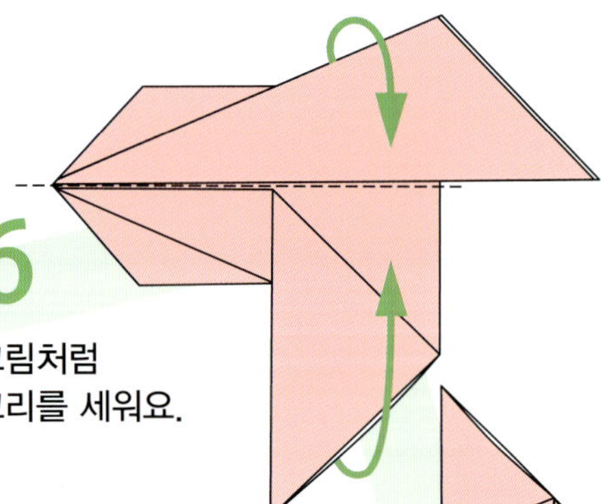

6 그림처럼 꼬리를 세워요.

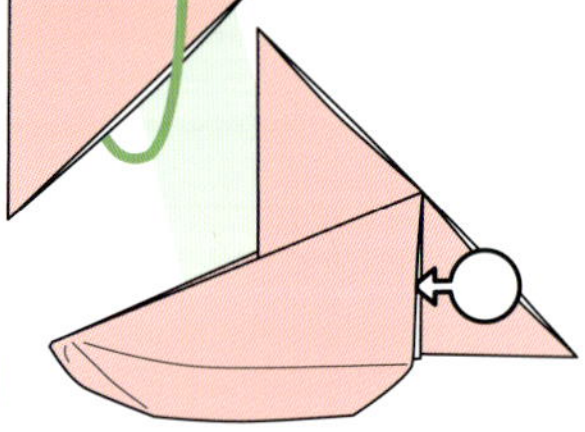

완성

뒤쪽 구멍에 빨대를 꽂고 입으로 불어 부풀려 주세요.

눈토끼

풍선처럼 몸을 부풀려 만든 귀엽고 사랑스러운 토끼예요. 봉긋한 귀를 만드는 것이 이 작품의 핵심이에요.

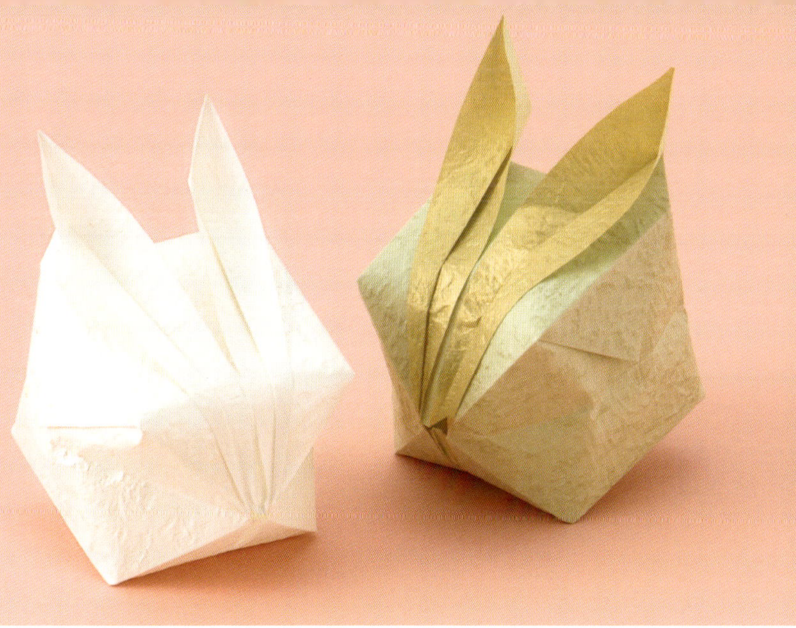

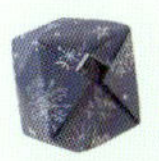

풍선

(39쪽)의 5까지 접어요.

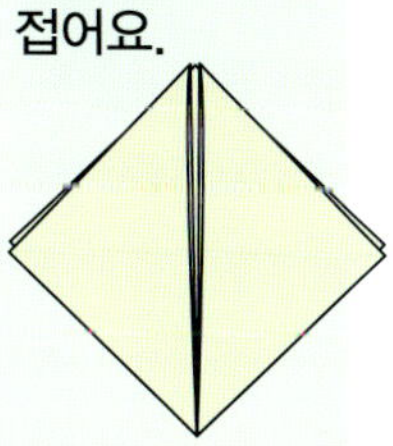

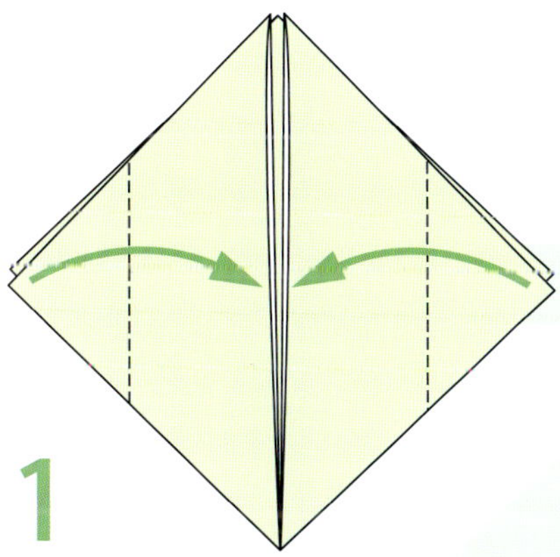

1

점선대로 앞장만 접어요.

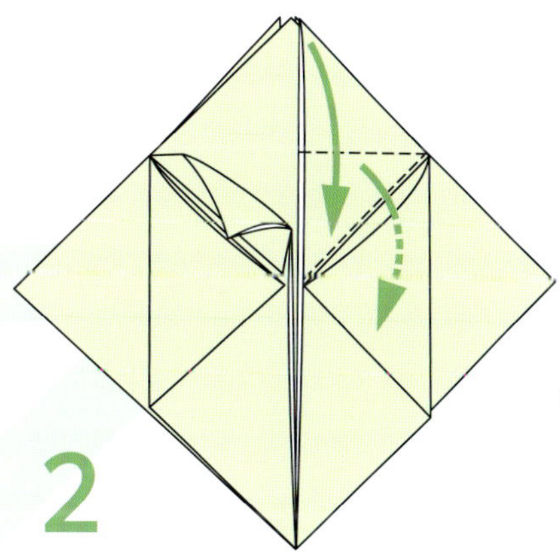

2

두 번 접고 모서리를 주머니 안에 넣어 접어요. 오른쪽도 똑같이 접어요.

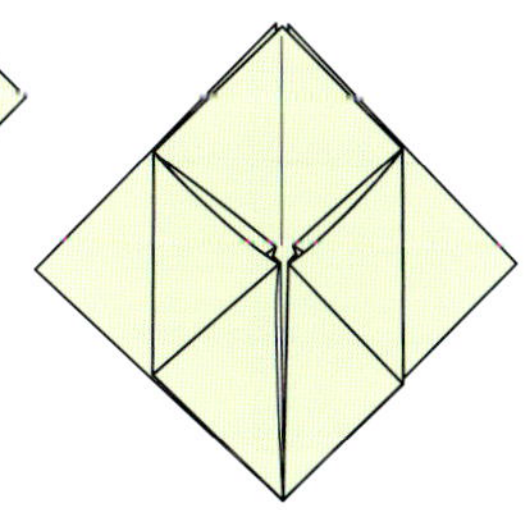

2를 접은 모습.

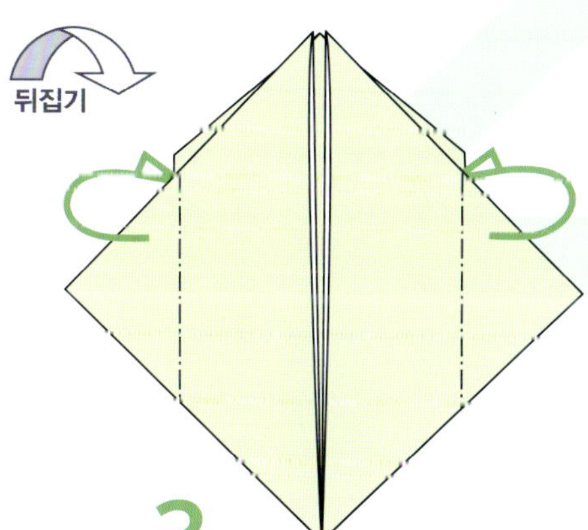

3

뒤로 접어요.

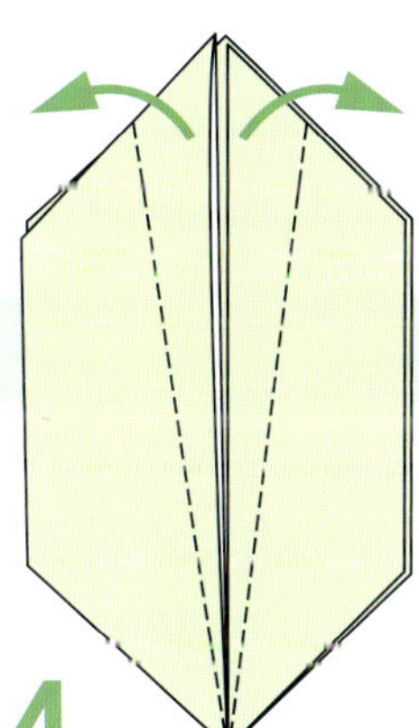

4

그림처럼 바깥으로 접어 좁은 삼각형을 만들어요.

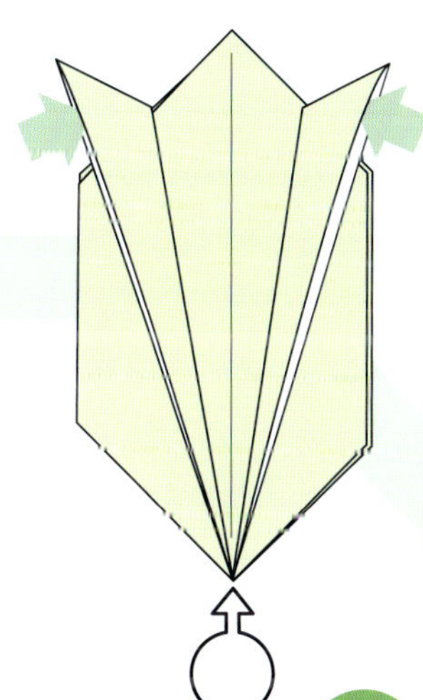

5

에 손가락을 넣어 귀를 펼치면서 가볍게 누르고, 아래 구멍에 숨을 불어 넣어 부풀려요.

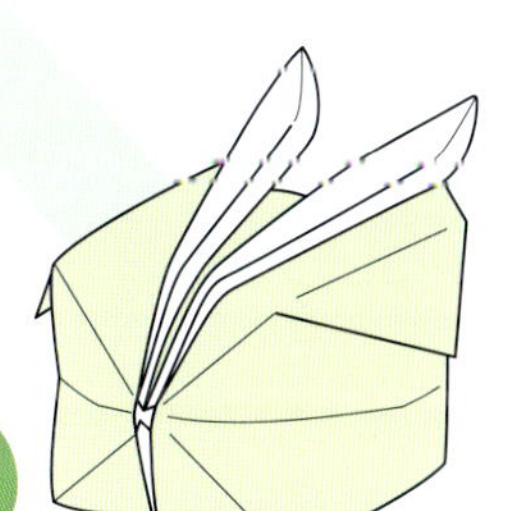

완성

에인절피시

무늬와 색이 다른 양면 색종이로 접은 뒤,
서로 조합하면 멋진 작품이 완성돼요.
독창적인 아이디어가 돋보이는 종이접기예요.

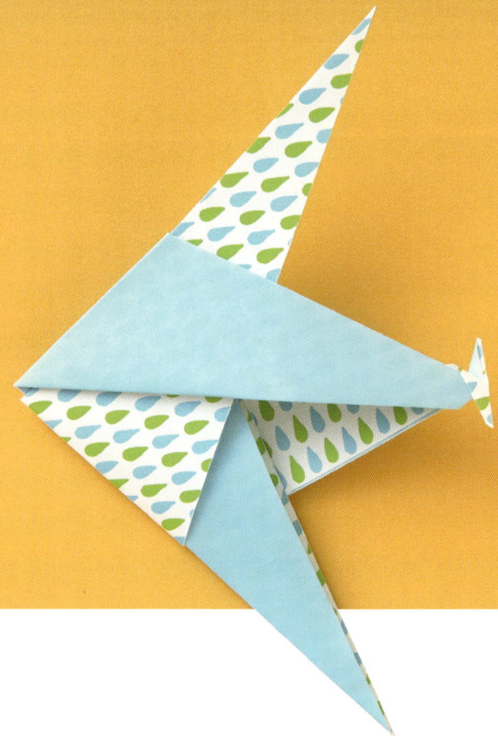

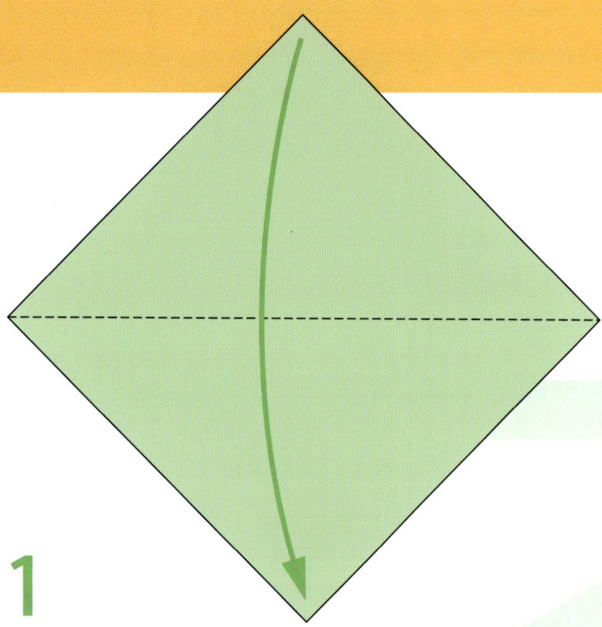

1
반으로 접어요.

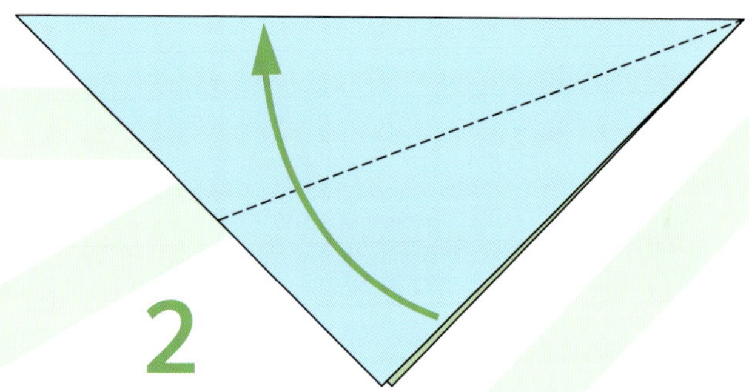

2
점선대로 접어요.

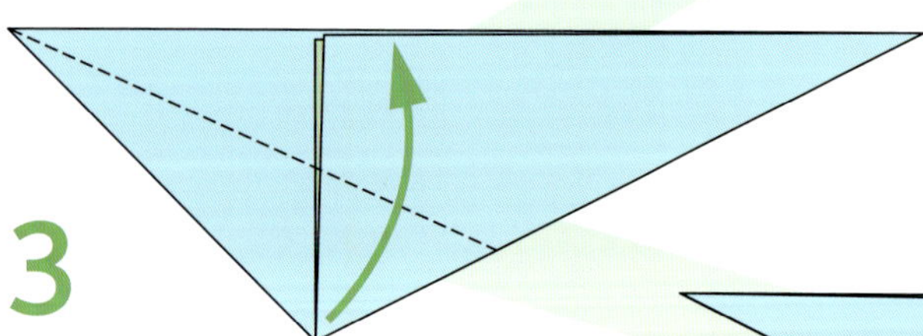

3
점선대로 접어요.

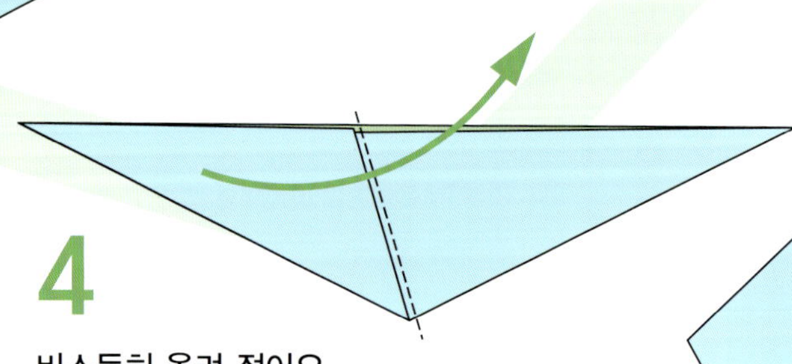

4
비스듬히 올려 접어요.

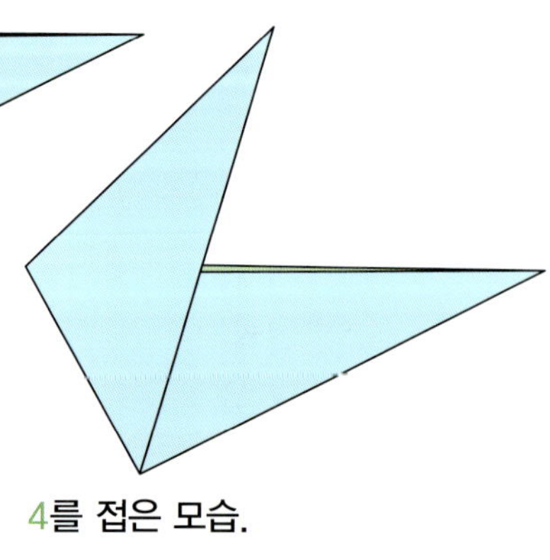

4를 접은 모습.

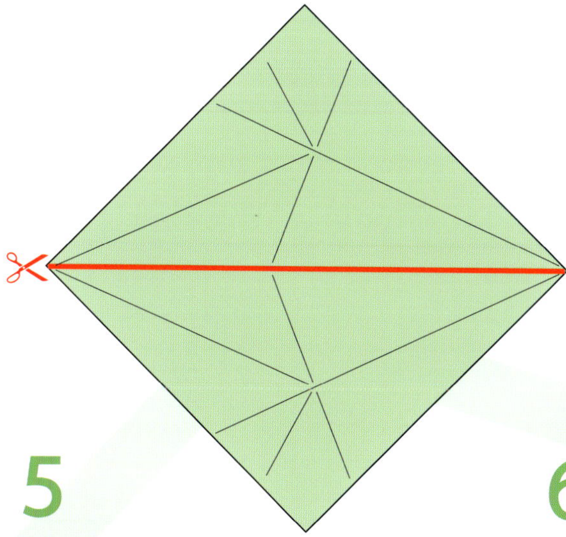

5

종이를 펼치고 반으로 잘라요.
각각 접는 선에 맞춰 접어요.

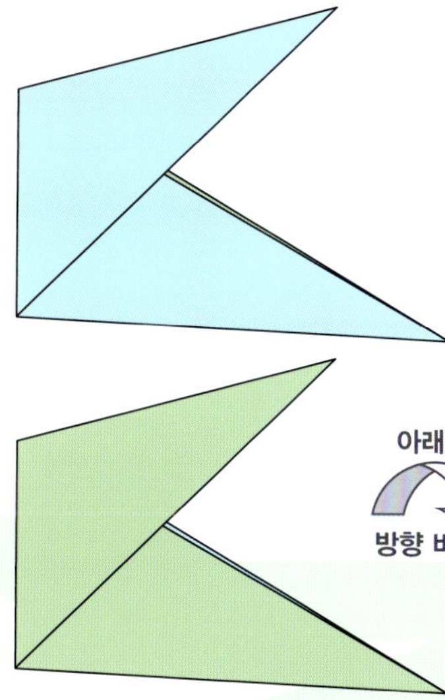

6

같은 모양의 다른 색 종이접기가
완성되었어요.

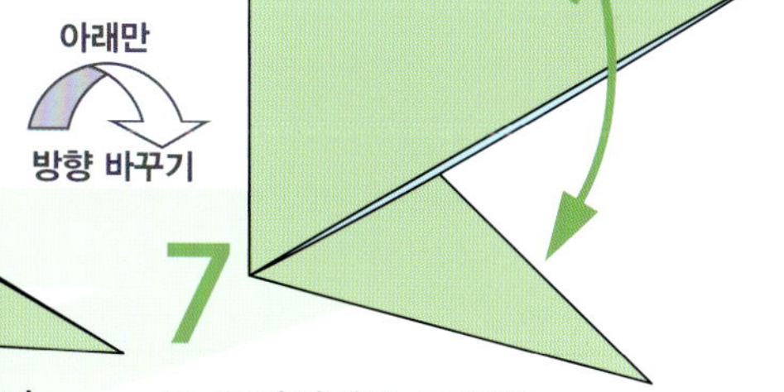

7

두 종이접기를 교차해
조합해요.

7을 조합한 모습.

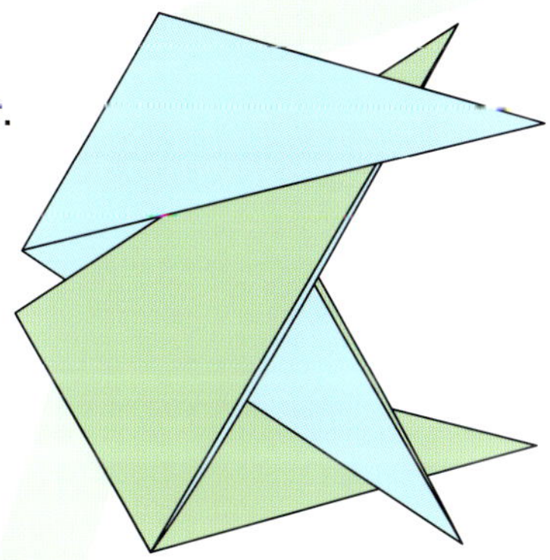

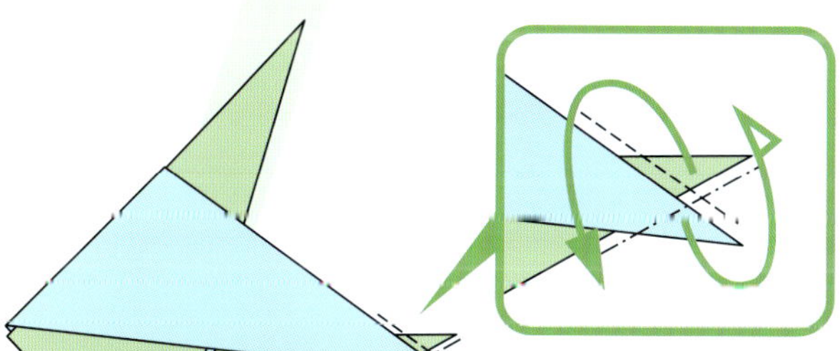

8

꼬리지느러미를 겹쳐
지그재그로 접어 고정해요.

완성

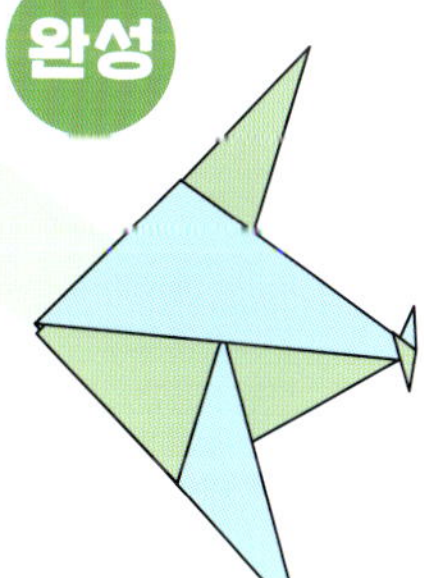

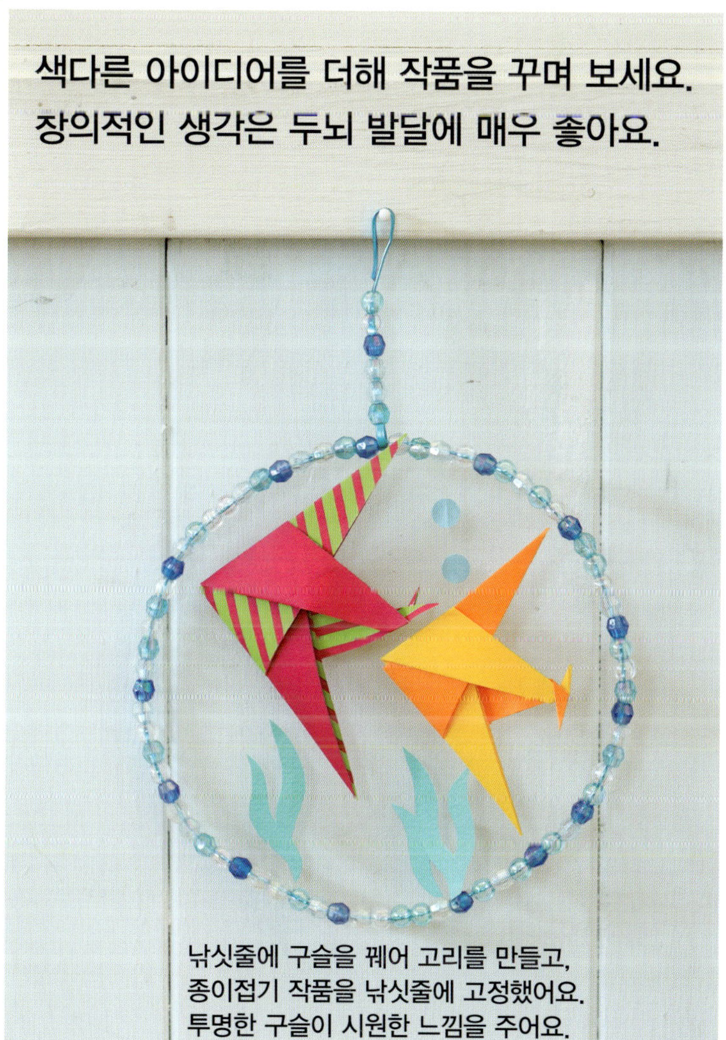

색다른 아이디어를 더해 작품을 꾸며 보세요.
창의적인 생각은 두뇌 발달에 매우 좋아요.

낚싯줄에 구슬을 꿰어 고리를 만들고,
종이접기 작품을 낚싯줄에 고정했어요.
투명한 구슬이 시원한 느낌을 주어요.

잉꼬

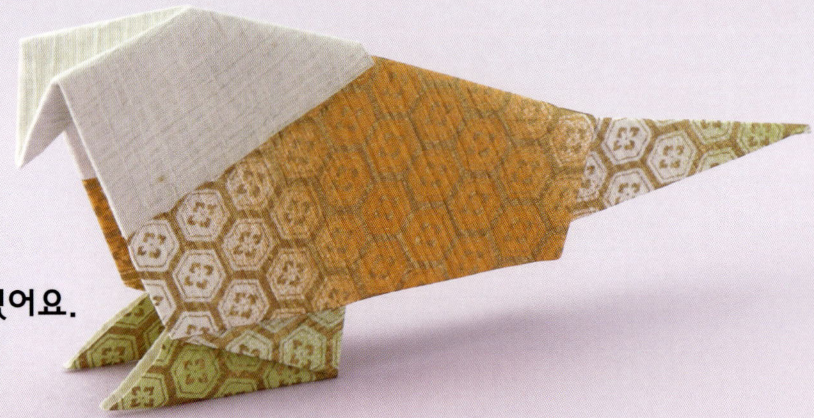

색이 다른 양면 색종이로 접으면
머리와 몸통을 다르게 표현할 수 있어요.
전통 무늬가 있는 종이를 사용하면
훨씬 멋스러운 작품이 완성됩니다.

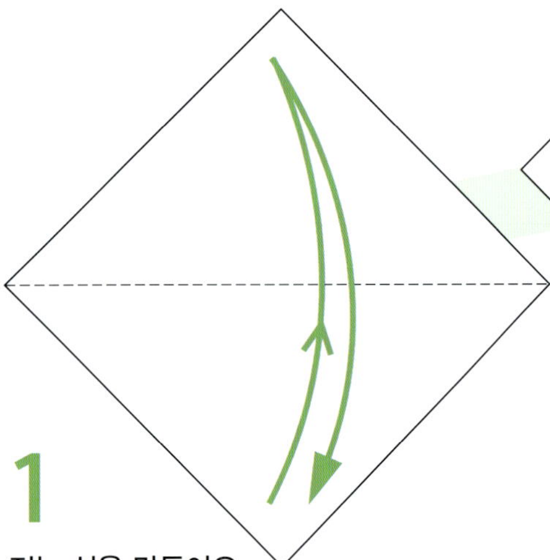

1
접는 선을 만들어요.

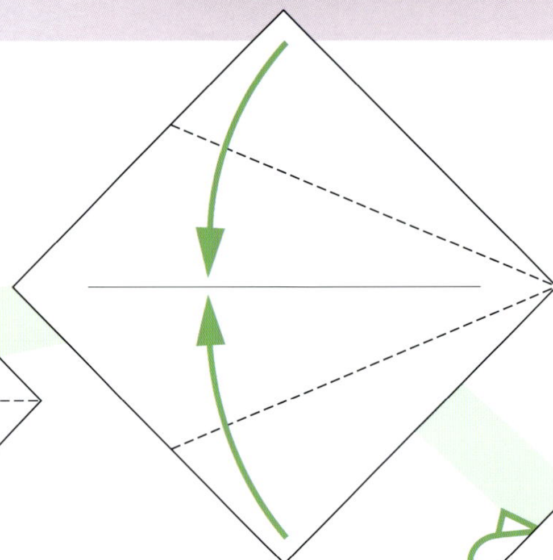

2
중심에 맞춰 접어요.

3
뒤로 접어요.

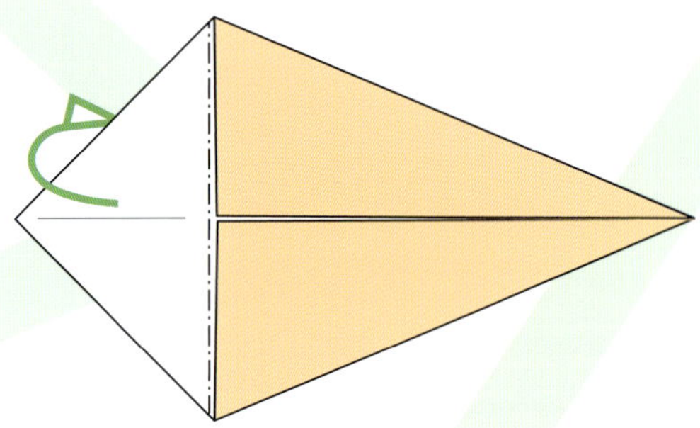

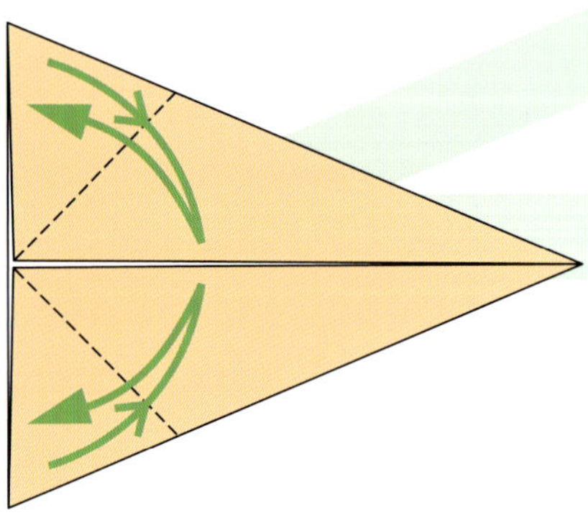

4
접는 선을 만들어요.

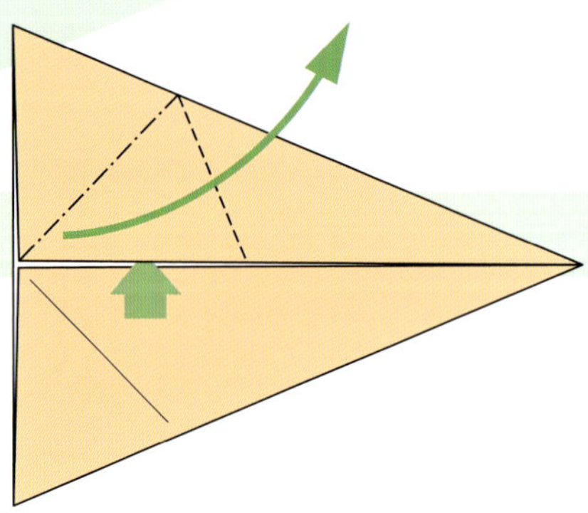

5
⇧ 부분에 손가락을 넣어
위로 펼치며 눌러 접어요.

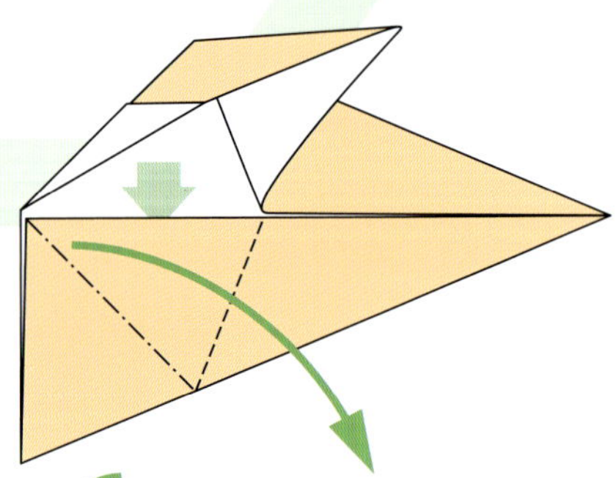

6
5를 접은 모습.
아래도 똑같이 접어요.

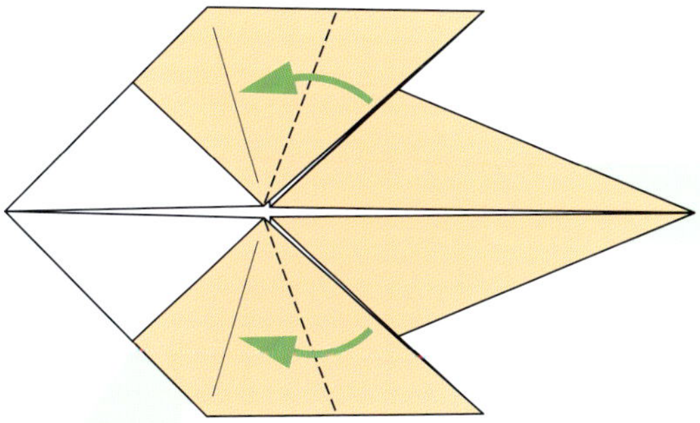

7

접는 선에 맞춰 접어요.

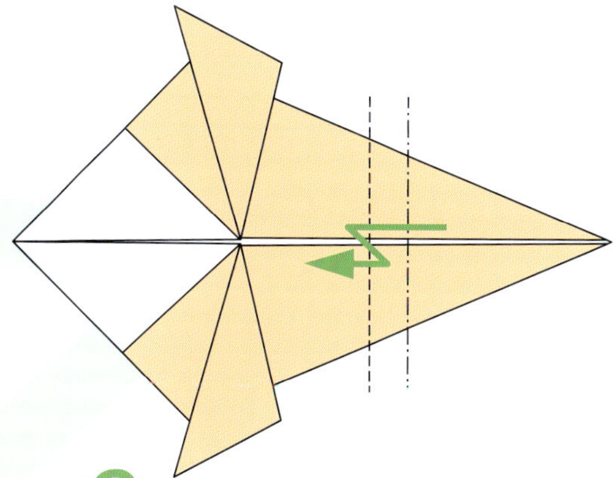

8

그림처럼 계단 접기 해요.

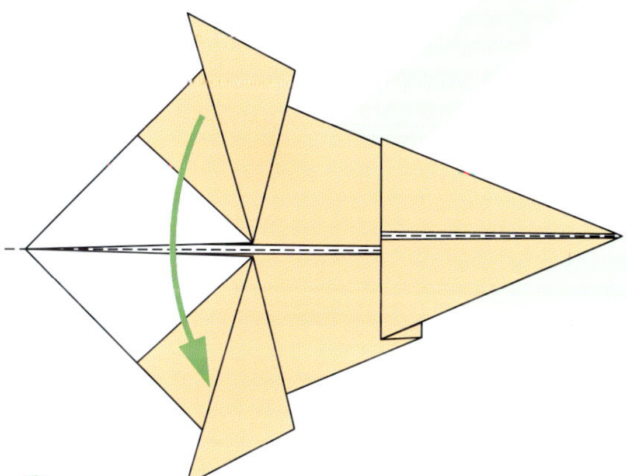

9

반으로 접어요.

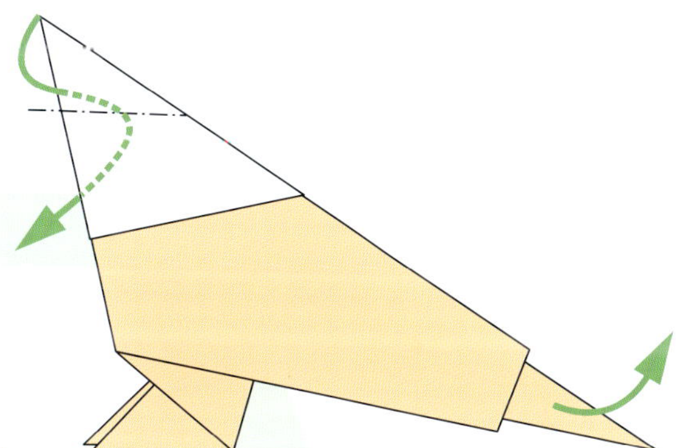

10

넣어 접기 하여 머리를 만들고,
꼬리는 조금 위로 잡아당겨요.

완성

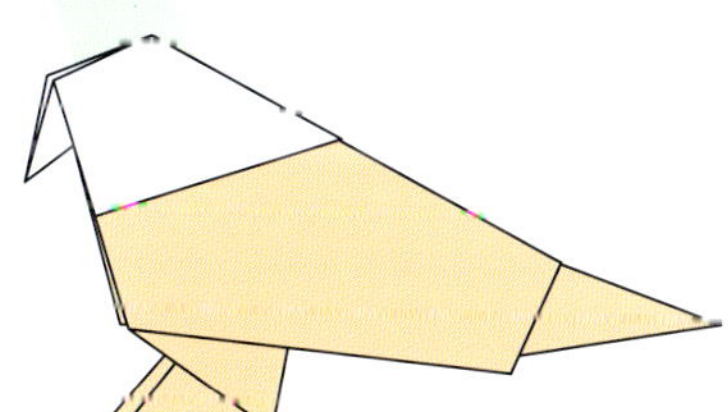

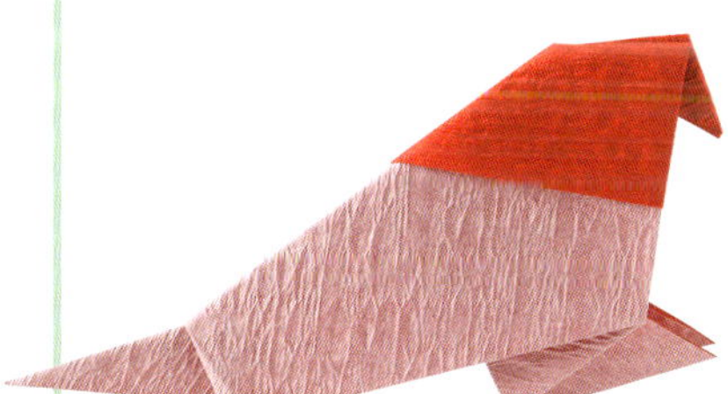

어느 면을 앞으로 접느냐에 따라
몸통과 머리의 색이 달라져요.

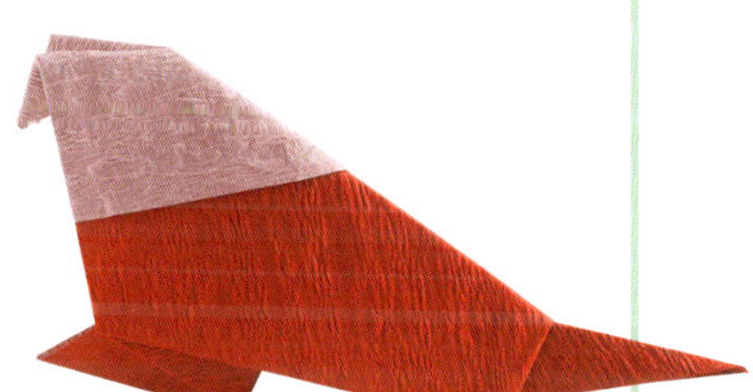

종이의 앞뒷면을 바꿔 접으면
색이 반대로 나타납니다.

종이접기로 장식품 만드는 방법 ①

봄 느낌 갈란드

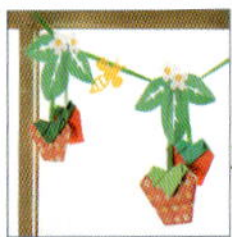
2쪽

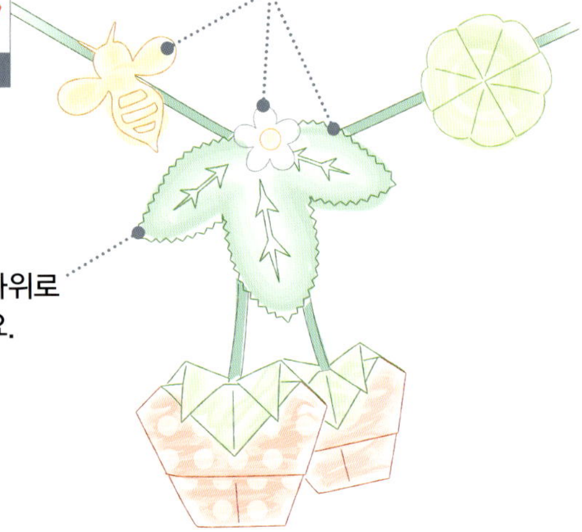

풍선을 엮어 만든 장식

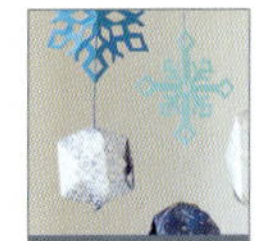
2쪽

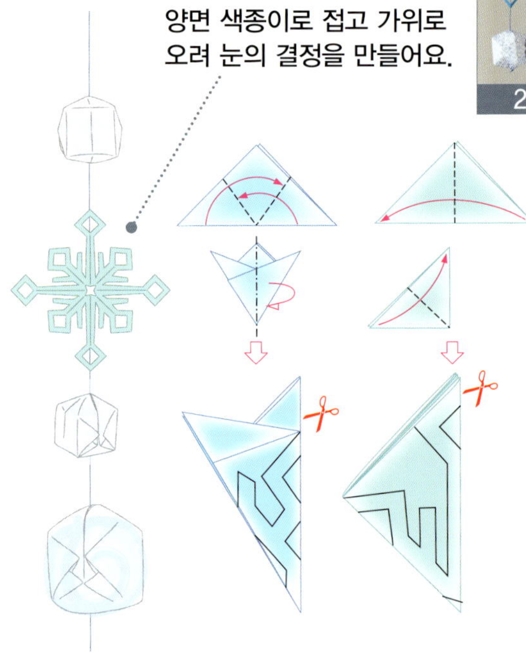

양면 색종이로 접고 가위로 오려 눈의 결정을 만들어요.

수국 장식

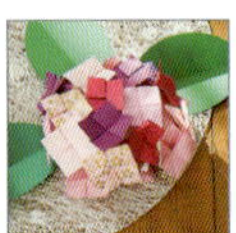
3쪽

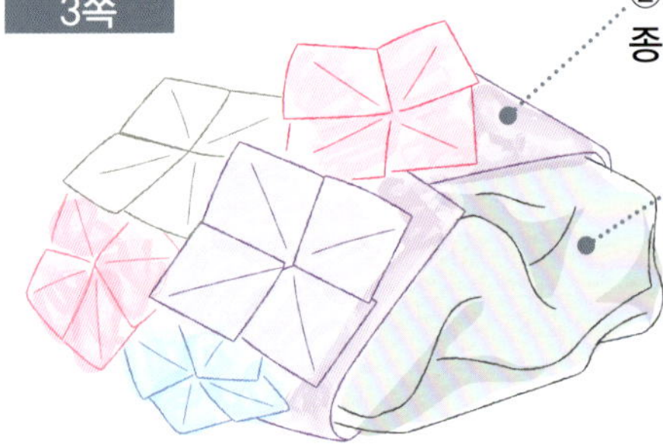

② 꽃과 비슷한 색깔의 종이로 감싸요.
① 구긴 종이(수국 안쪽을 풍성하게 하기 위해 속을 채워요.)

족자

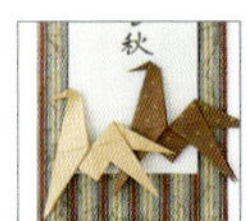
5쪽

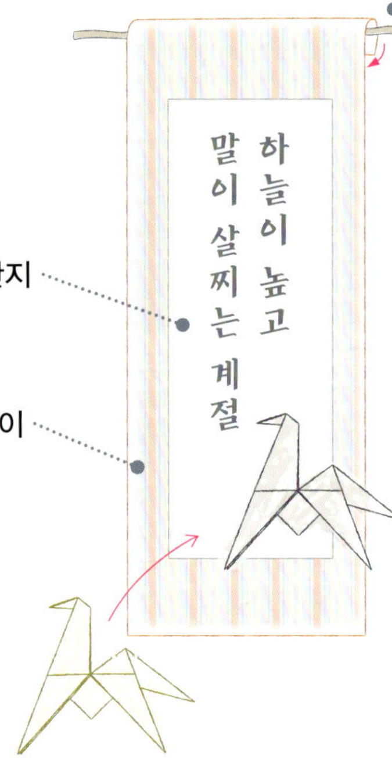

펜꽂이

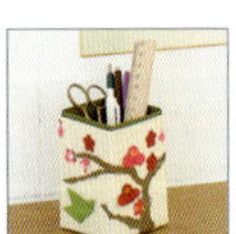
4쪽

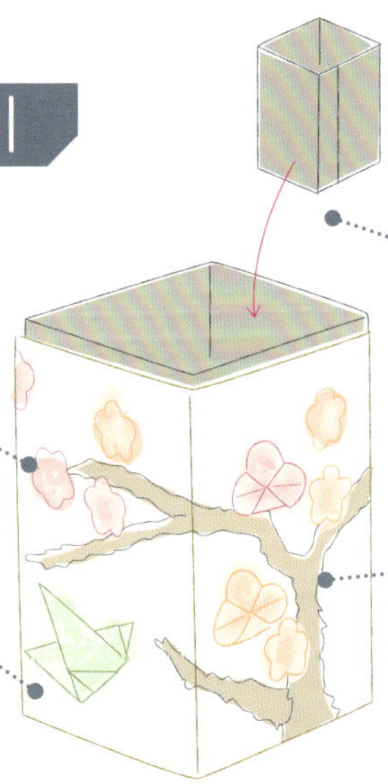

3장

창의적으로 생각하며 접어요

창의적인 사고는 전두엽을 자극해
뇌 활성화에 많은 도움을 줘요.
목표를 달성하기까지 얼마나 많은 시행착오를 겪고
새로운 방법을 찾아냈는지가 중요해요.

3장에서 소개하는 '동백꽃'과 '붓꽃'은
다른 작품에 비해 난이도가 있어요.
인내심과 집중력을 발휘해 종이접기를 한다면
멋진 작품을 완성할 수 있을 거예요.

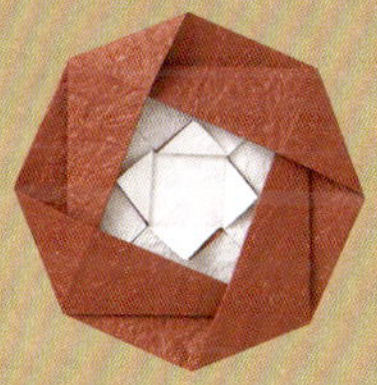
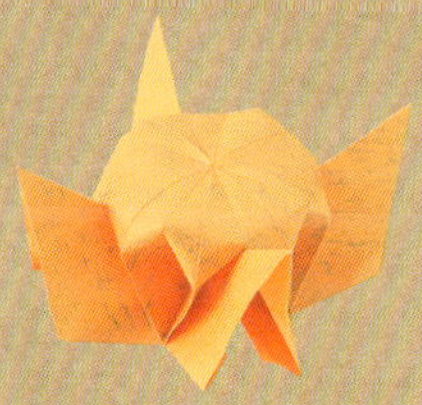
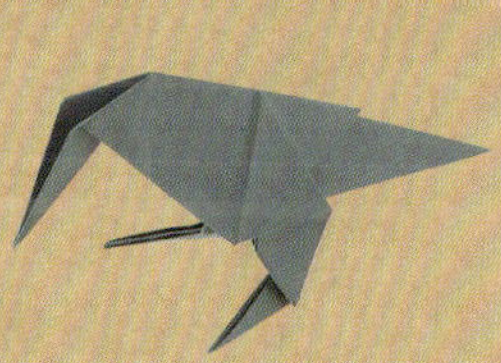
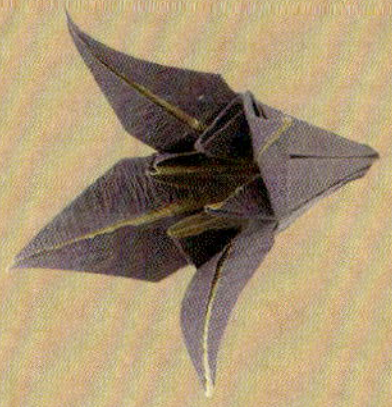
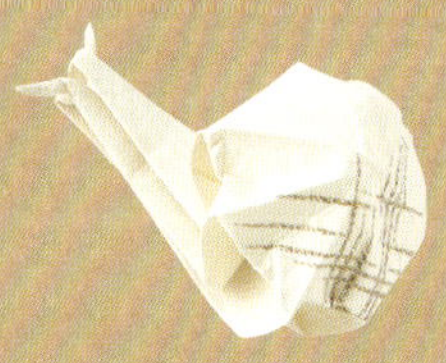

장미

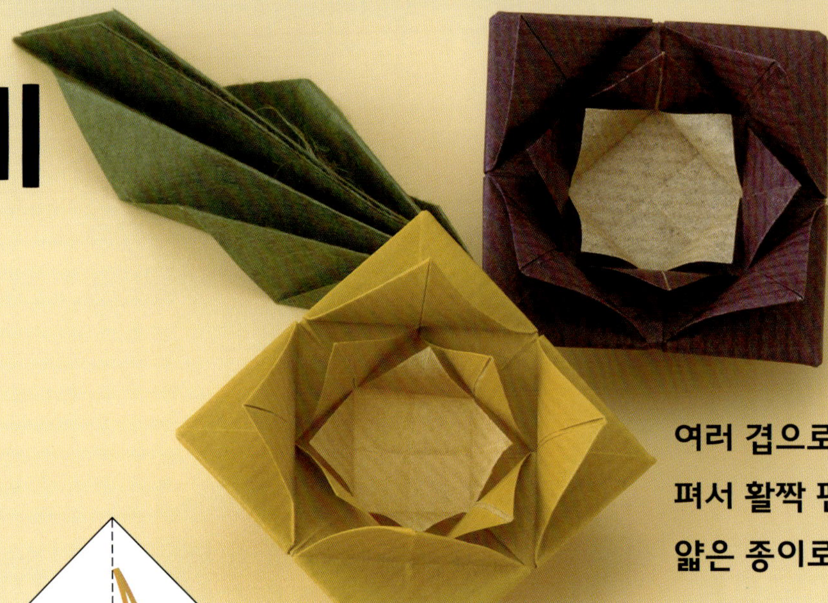

여러 겹으로 접은 종이를 한 장씩
펴서 활짝 핀 꽃을 표현해요.
얇은 종이로 접으면 더욱 예뻐요.

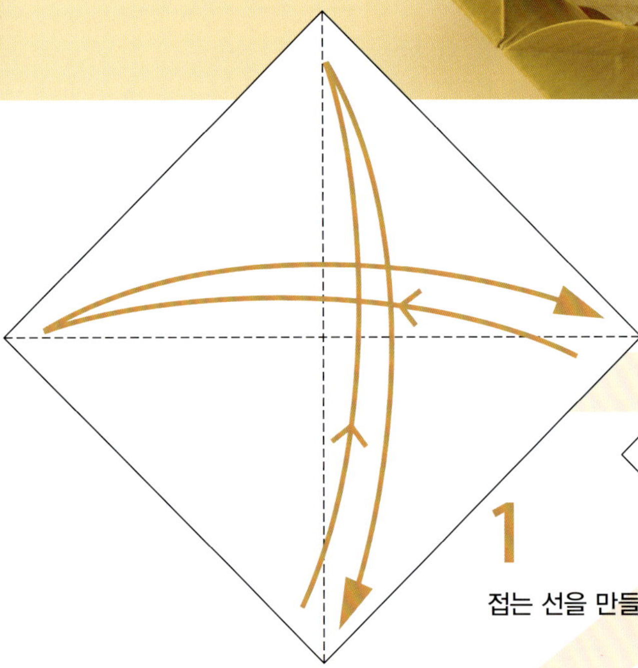

1 접는 선을 만들어요.

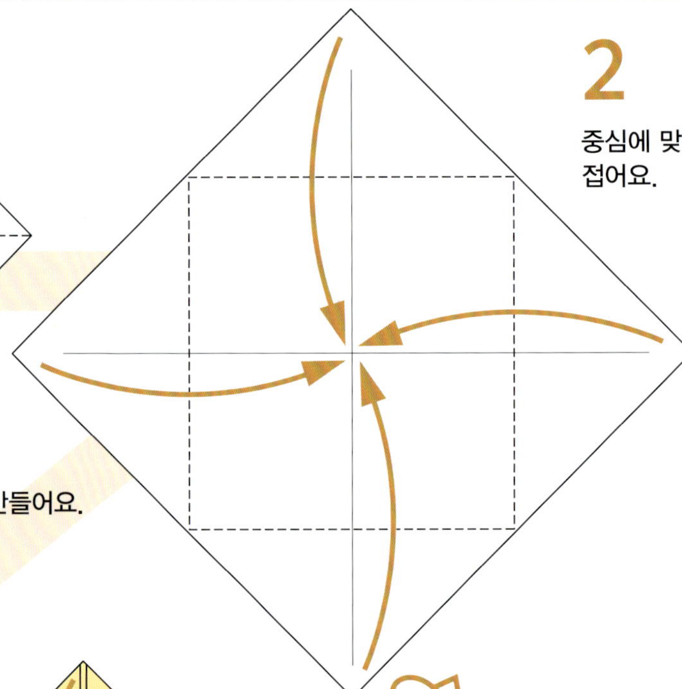

2 중심에 맞춰 접어요.

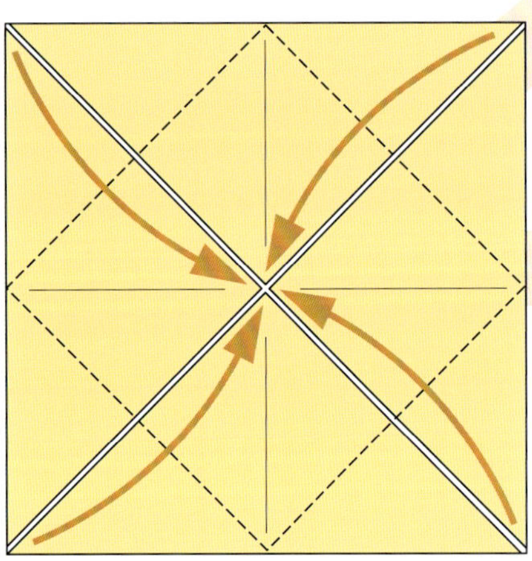

3 중심에 맞춰 접어요.

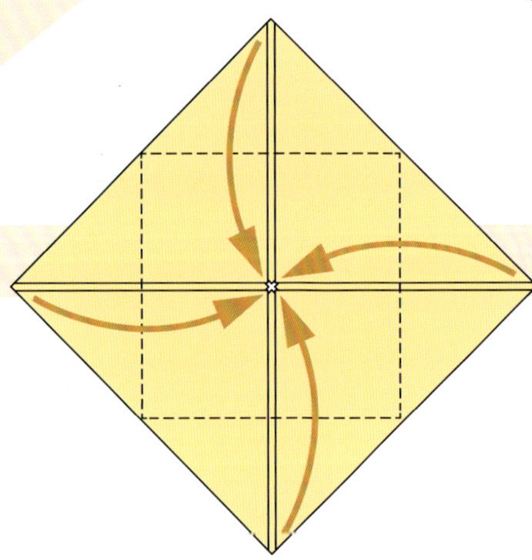

4 중심에 맞춰 접어요.

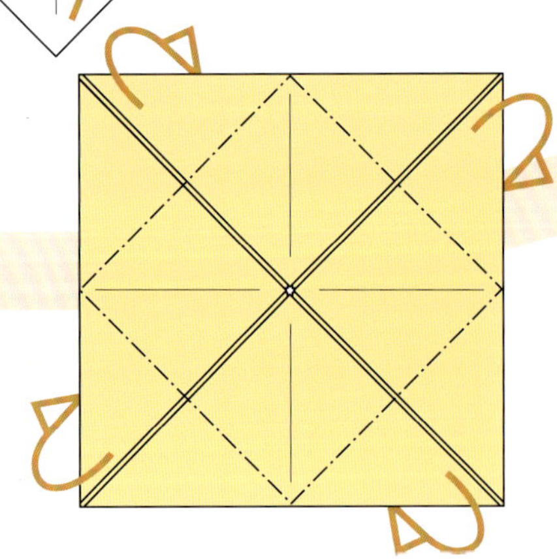

5 뒤로 접어요.

나뭇잎 2

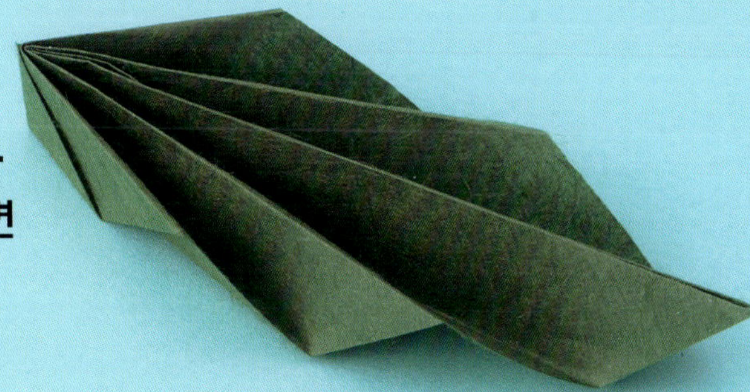

꽃과 잘 어울리는 나뭇잎이에요.
종이를 여러 번 접고 살짝 펼치면
입체적인 나뭇잎이 완성돼요.
종이를 반으로 잘라 접으세요.

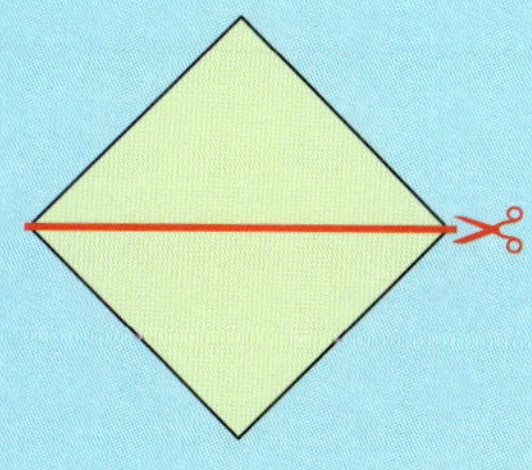

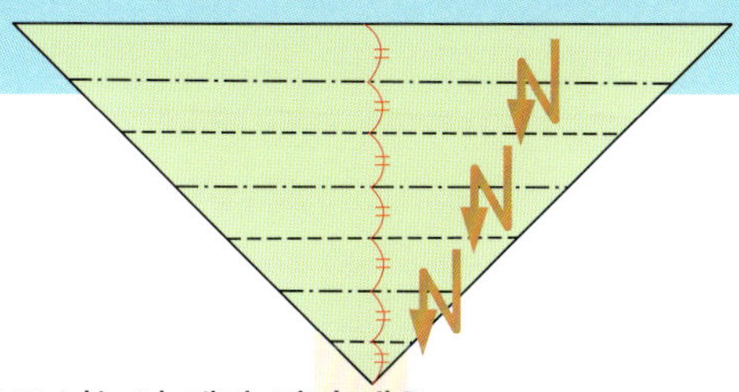

1

7등분으로 나누어 계단 접기 해요.

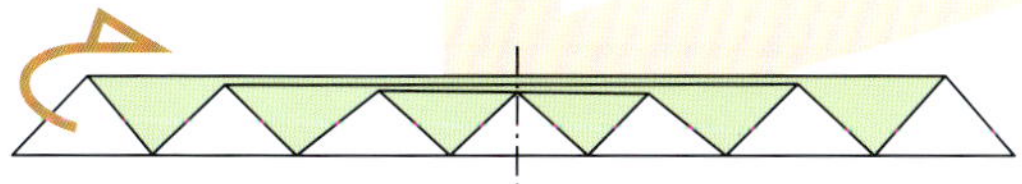

2

반으로 접어요.

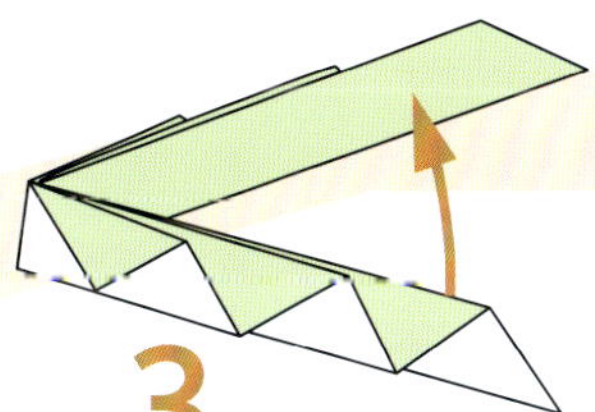

3

풀로 붙여요.

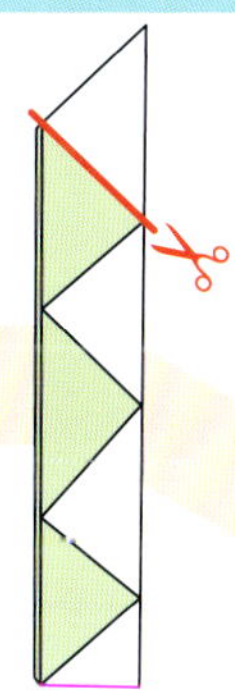

4

앞의 삼각형을 가위로 자르고 펼쳐요.

완성

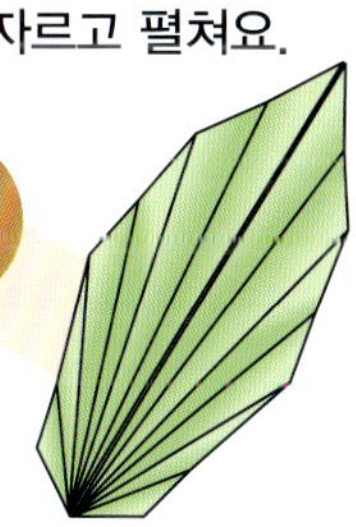

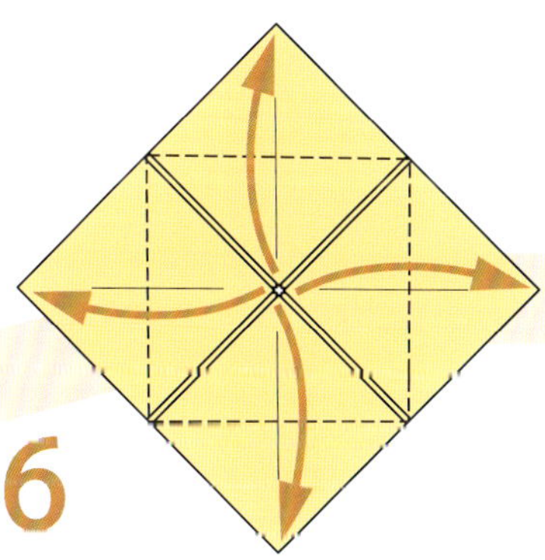

6

바깥으로 접어요.

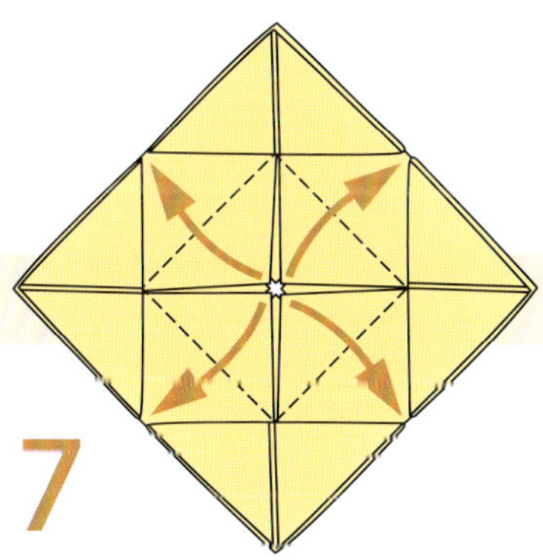

7

바깥으로 접어요.

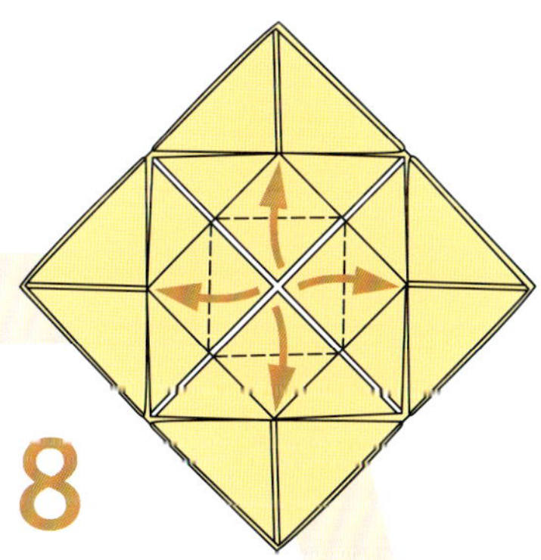

8

바깥으로 접어요.

완성

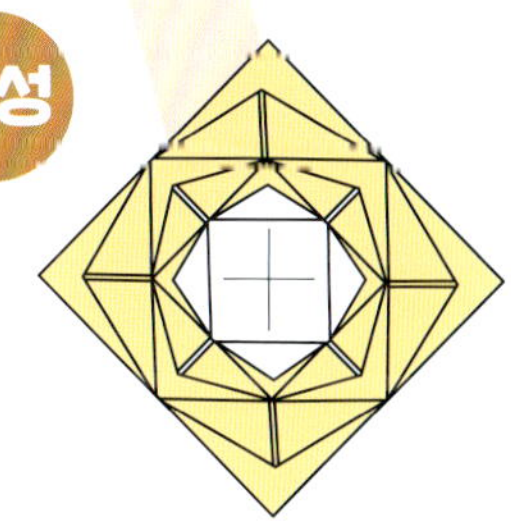

처음엔 큰 종이로 접는 것을 추천해요.
24cm 크기로 접으면 손바닥 안에 들어오는 크기로 완성돼요.
종이가 겹쳐서 접기 어려울 때는 연필 같은 긴 막대로 접힌 선을 살짝 눌러가며 접으면 좀 더 수월해요.

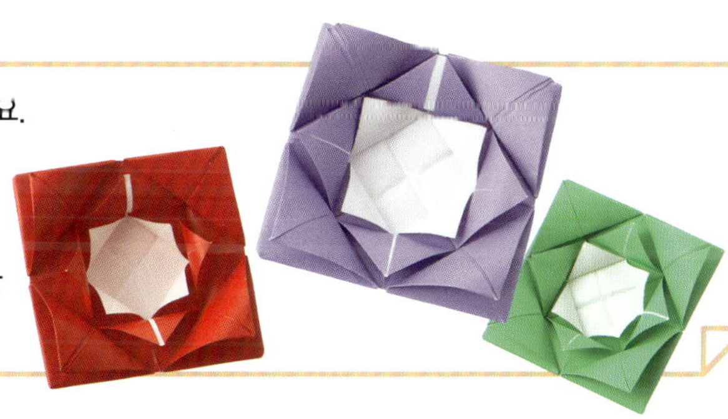

동백

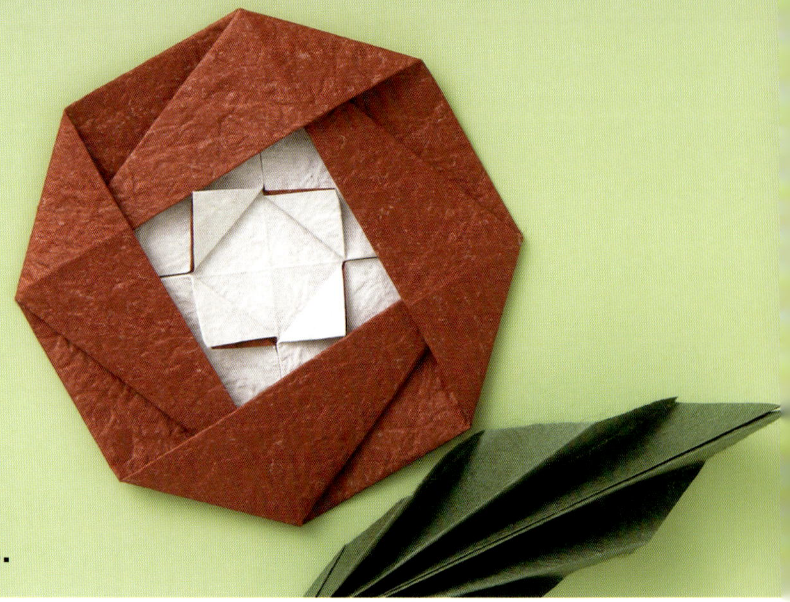

같은 모양을 반복해서 접는 '포장 접기'는 전통적인 종이접기 방법이에요. 동백은 복잡하고 어려운 종이접기지만 천천히 그림과 비교하며 따라 접어 보세요.

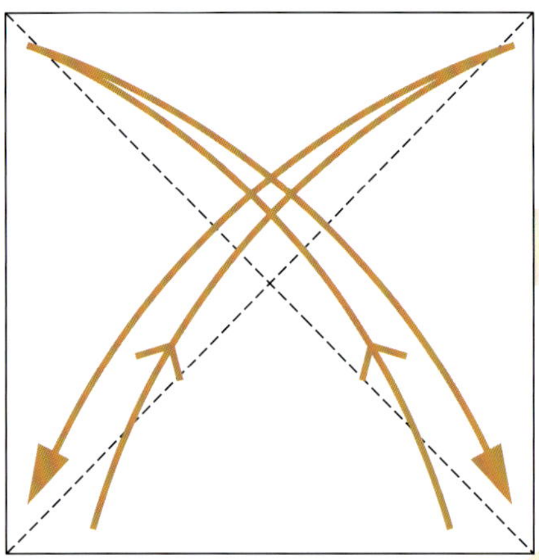

1 접는 선을 만들어요.

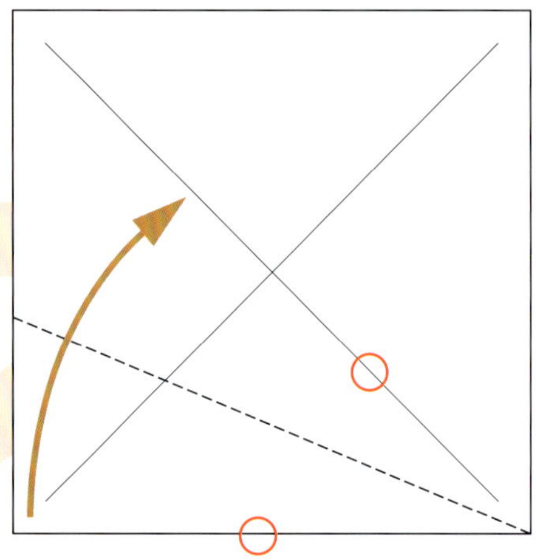

2 ○와 ○를 맞춰 접어요.

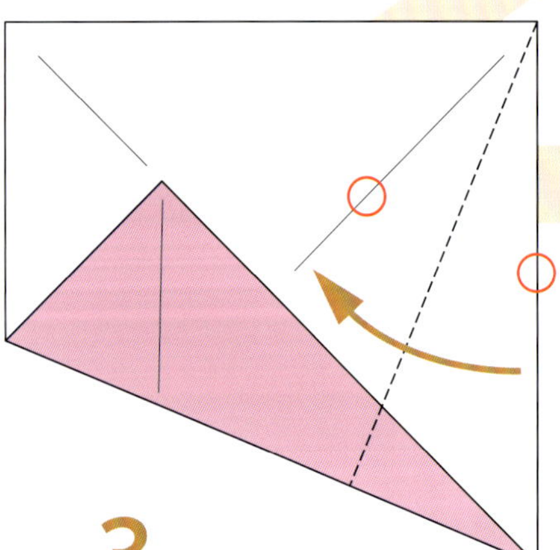

3 ○와 ○를 맞춰 접어요.

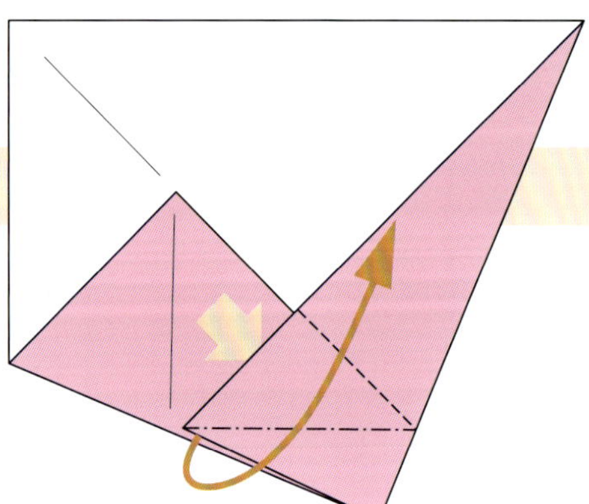

4 에 손가락을 넣어 화살표 방향으로 올려 펼친 다음 눌러 접어요.

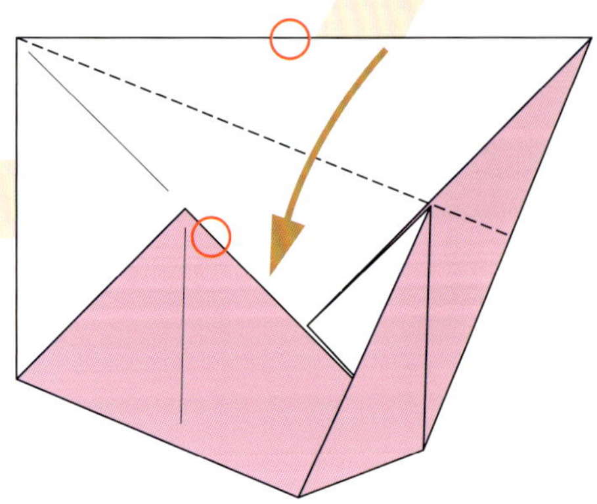

5 ○와 ○를 맞춰 접어요.

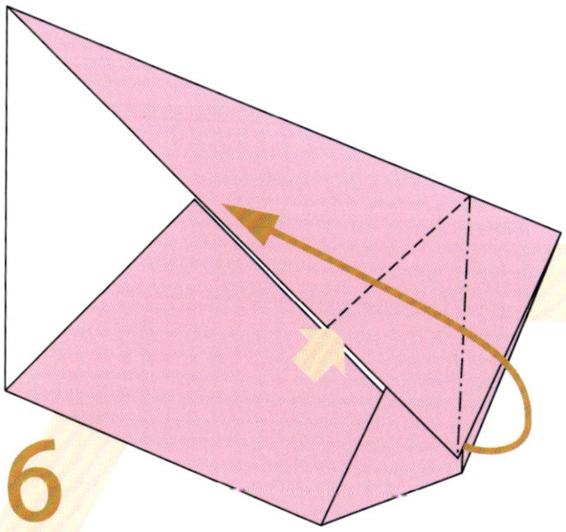

6

➡에 손가락을 넣어 화살표 방향으로 잡아당겨 펼친 다음 눌러 접어요.

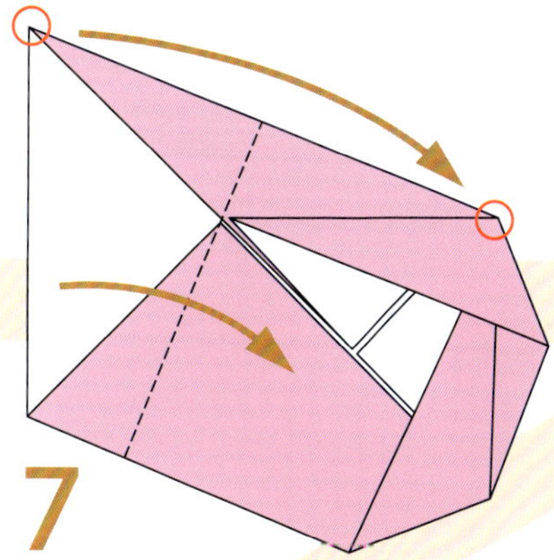

7

○와 ○를 맞춰 접어요.

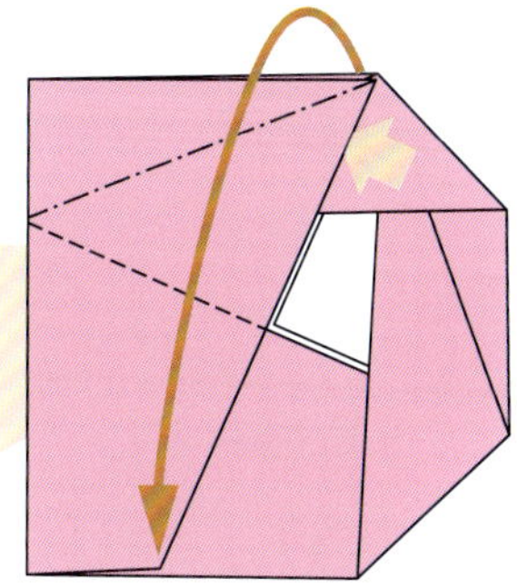

8

화살표 방향으로 잡아당겨 펼친 다음 눌러 접어요.

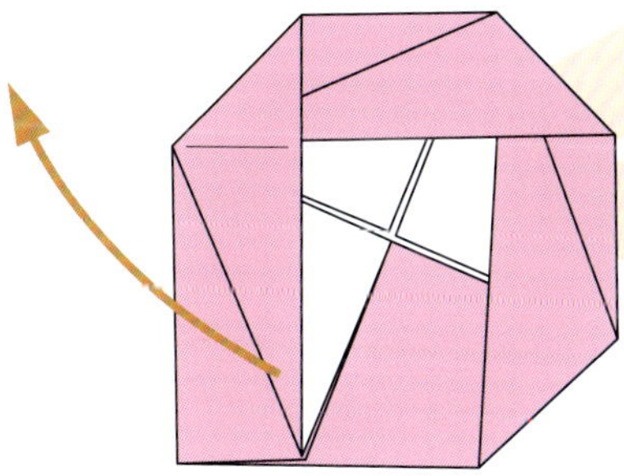

9

8을 접은 모습. 모서리를 펼쳐 7의 모습으로 돌아가요.

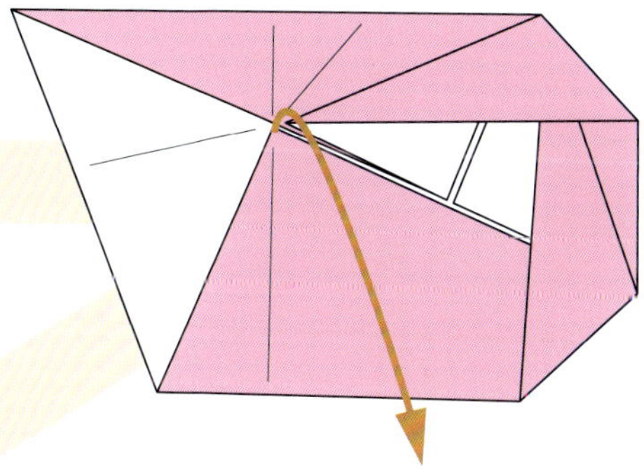

10

앞쪽 모서리를 들어 올려, 아래쪽으로 살짝 펼쳐요.

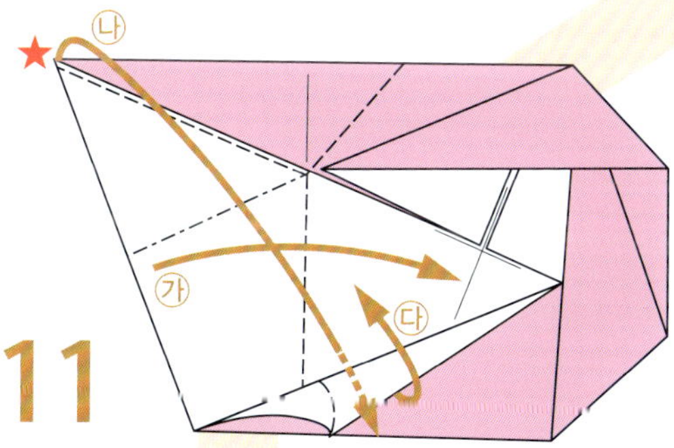

11

㉮ 접힌 선을 따라 안쪽으로 접어 넣으며,
㉯ ★ 모서리를 사이에 끼워 넣어요.
㉰ 10에서 들어 올렸던 부분을 다시 덮어요.

11번 접는 단계

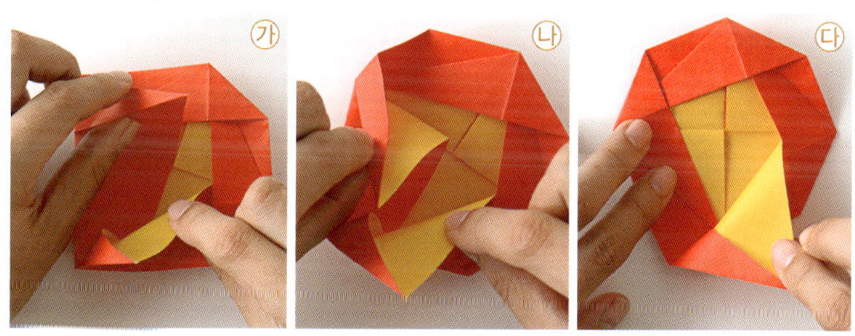

끼워 넣는 모습.

왼쪽 그림의 별표 부분을 잡아서 위로 들어 올린 다음, 아래로 넣어요.

펼쳤던 오른쪽 부분을 다시 덮어요.

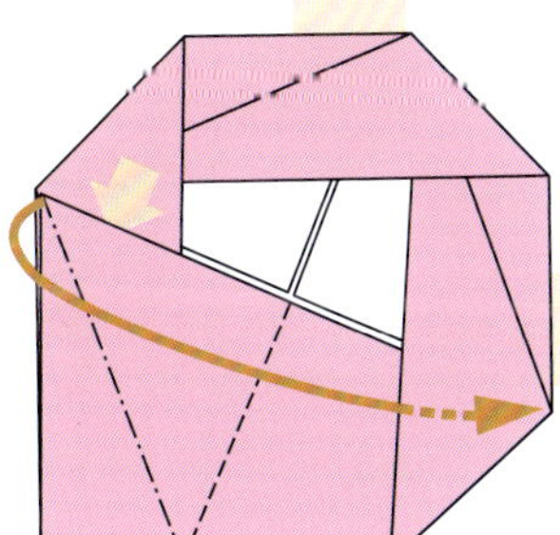

12

⬇에 손가락을 넣어 화살표 방향으로 잡아 당겨 펼친 다음 눌러 접어요. 앞부분 모서리는 사이에 끼워 넣어요.

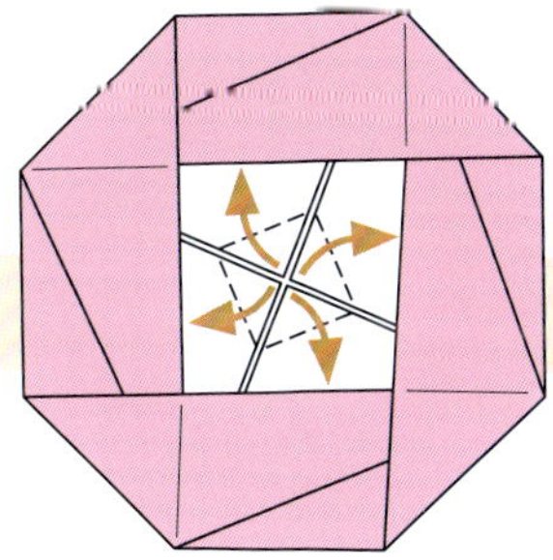

13

바깥으로 접어요.

완성

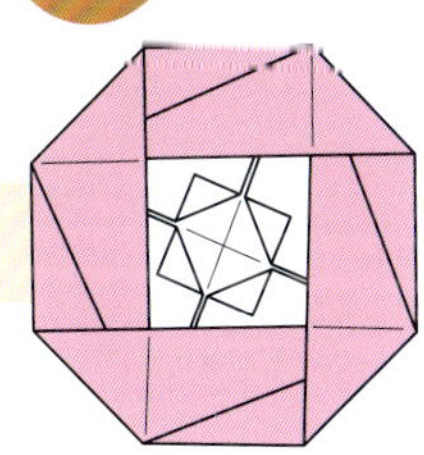

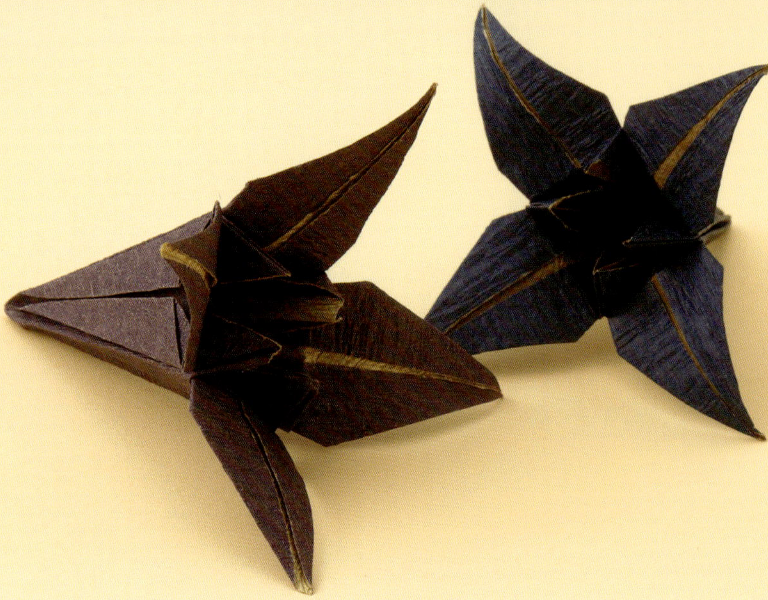

붓꽃

꽃 중에서도 붓꽃 작품은
진짜 꽃과 꼭 닮았어요.
종이 뒷면이 살짝 비치는 것이
마치 꽃잎의 잎맥 같아
더욱 멋스러워요.

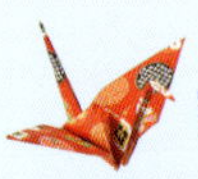

학

(18쪽)의 4까지
접어요.

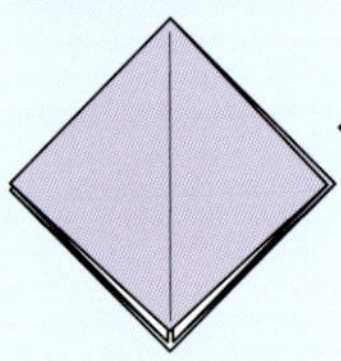

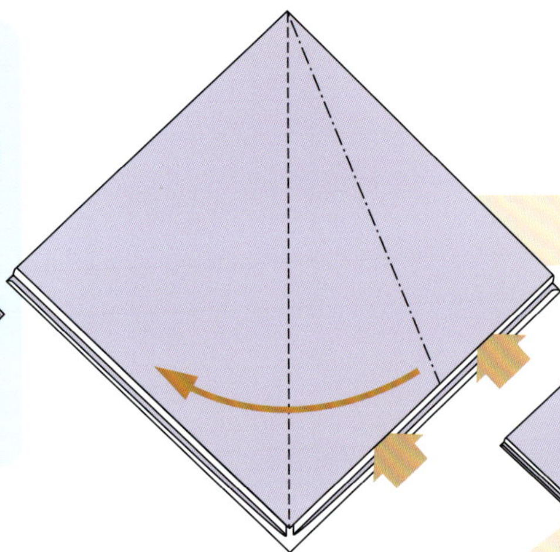

1 에 손가락을 넣어 왼쪽으로
펼치면서 눌러 접어요.

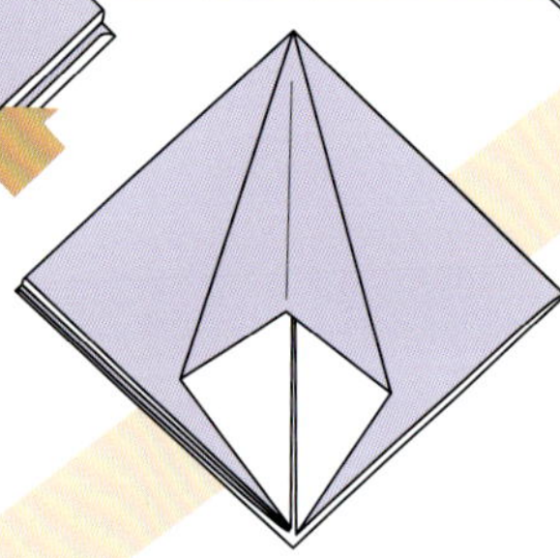

1을 접은 모습.

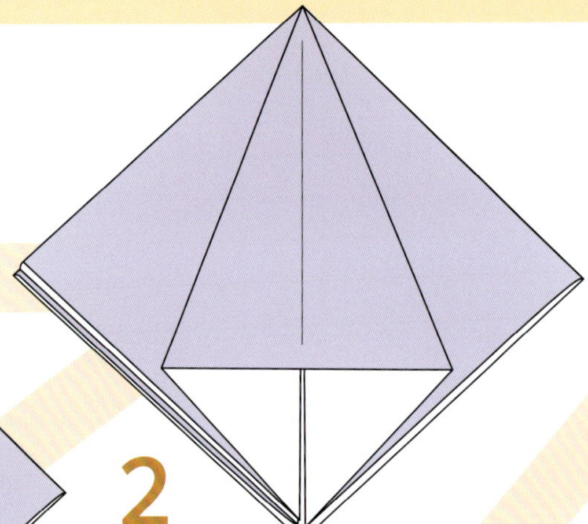

2 뒤쪽도 똑같이 접어요.
접는 면을 바꿔서
나머지 2면도 똑같이 접어요.

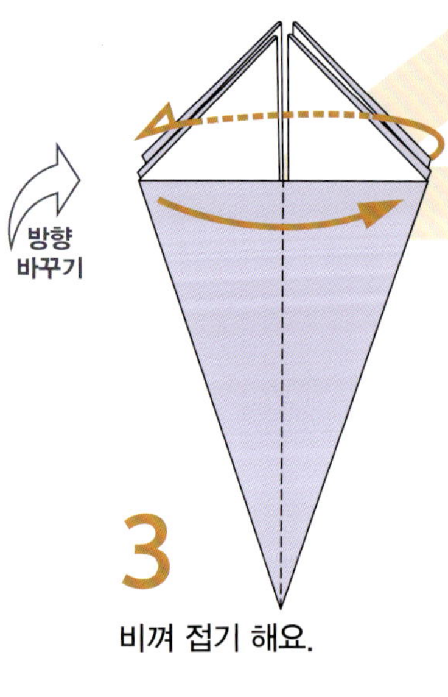

3 비껴 접기 해요.

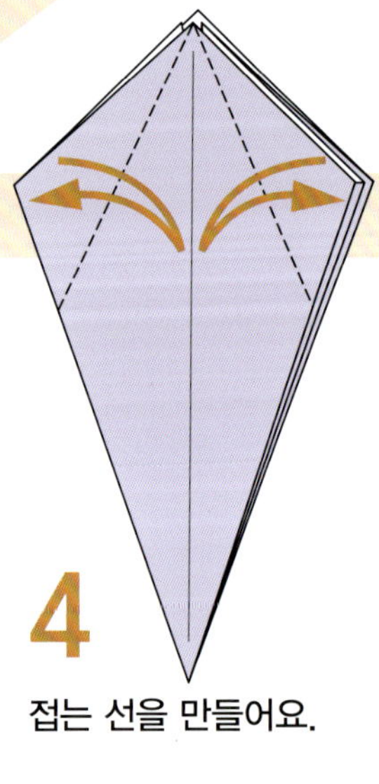

4 접는 선을 만들어요.

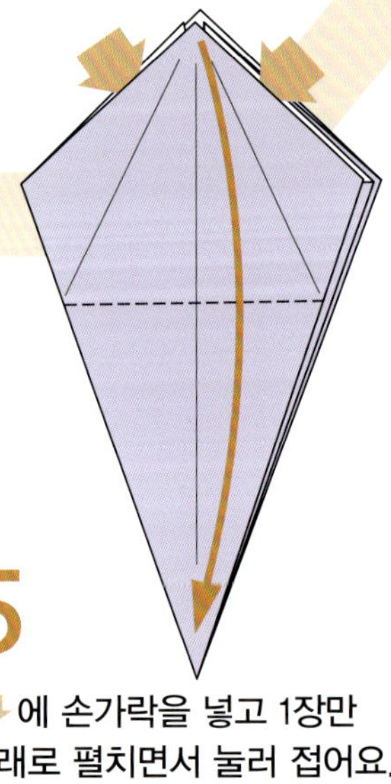

5 에 손가락을 넣고 1장만
아래로 펼치면서 눌러 접어요.

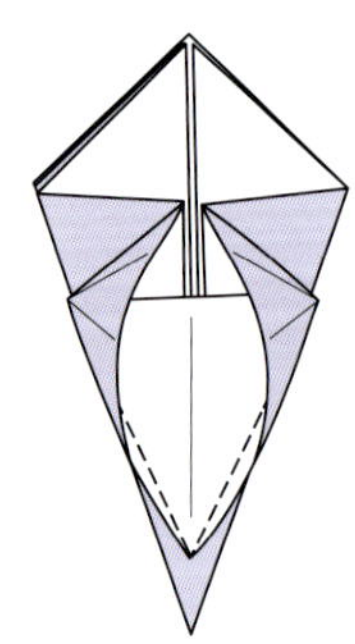

5를 접은 모습.

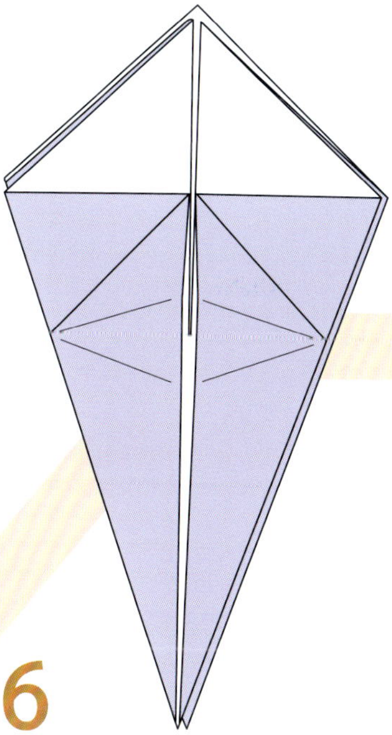

6

다른 3면도 똑같이 접어요.

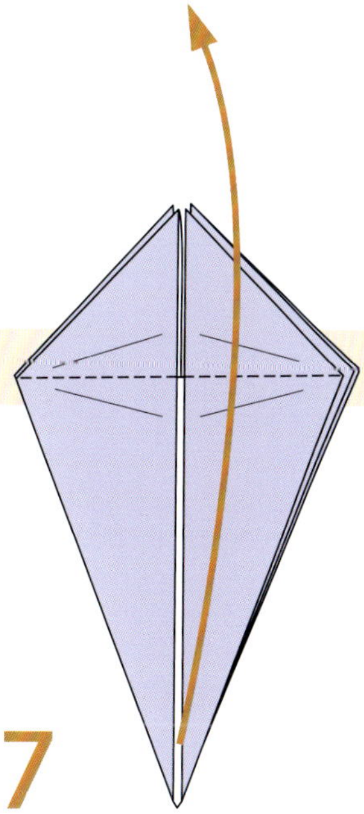

7

점선대로 위로 접어요.
다른 3면도 똑같이 접어요.

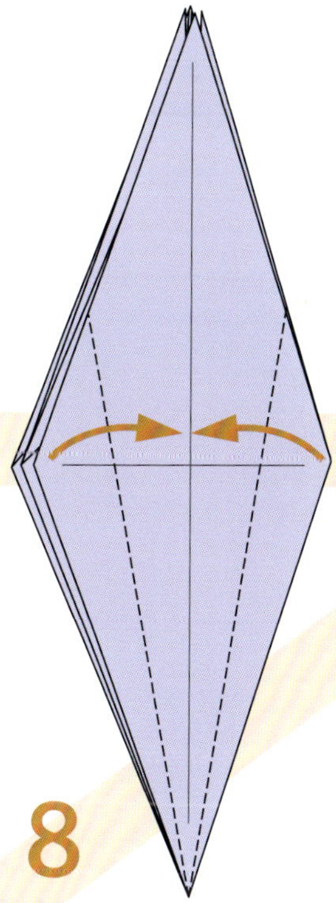

8

중심에 맞춰 접어요.

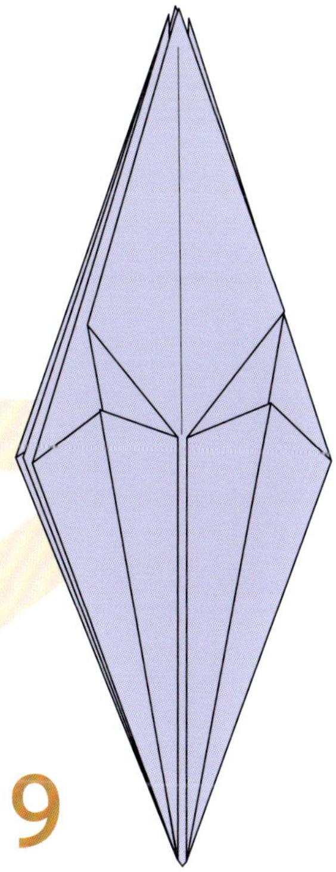

9

다른 3면도
똑같이 접어요.

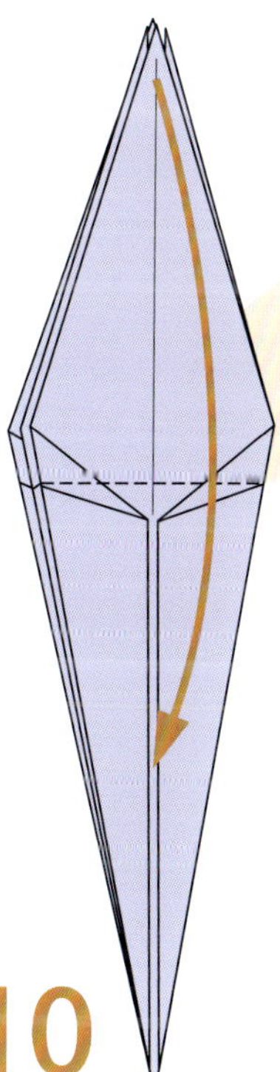

10

점선대로 아래로
접어요.

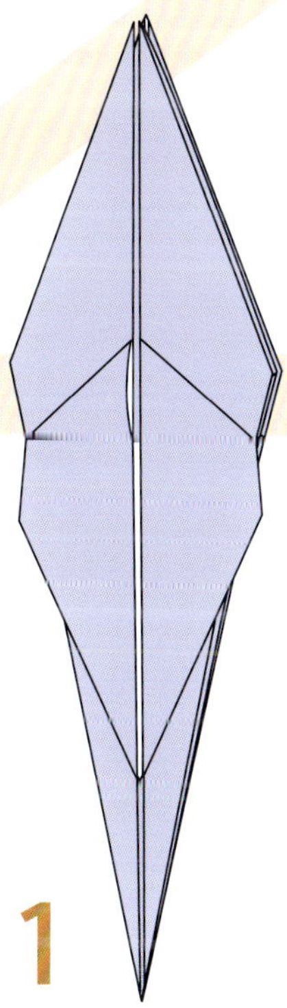

11

다른 3면도
똑같이 접어요.

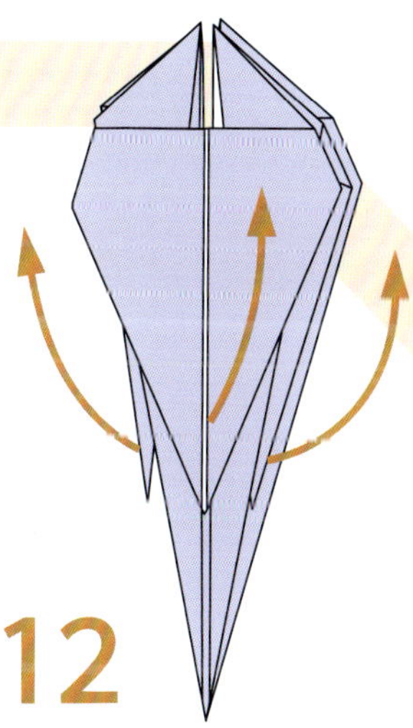

12

꽃잎을 위로 올려 접어
모양을 다듬어요.

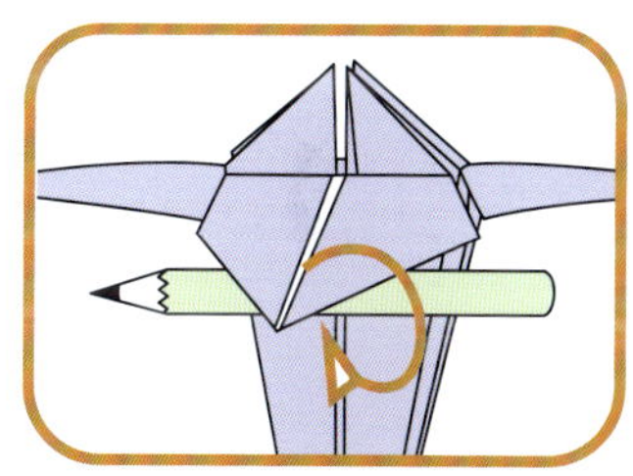

연필을 사용해 꽃잎을 살짝
둥글리면 더욱 예뻐요.

완성

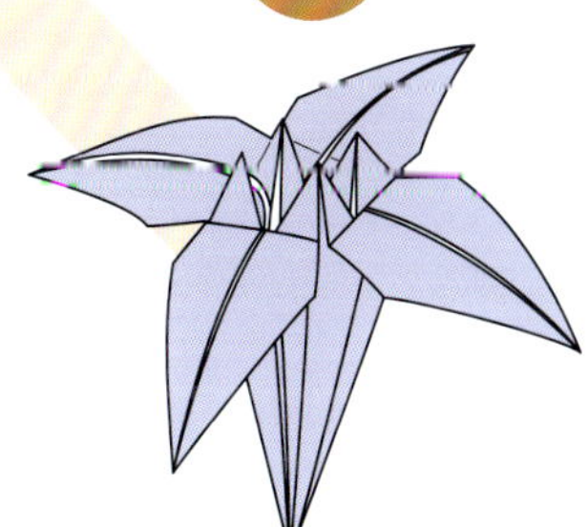

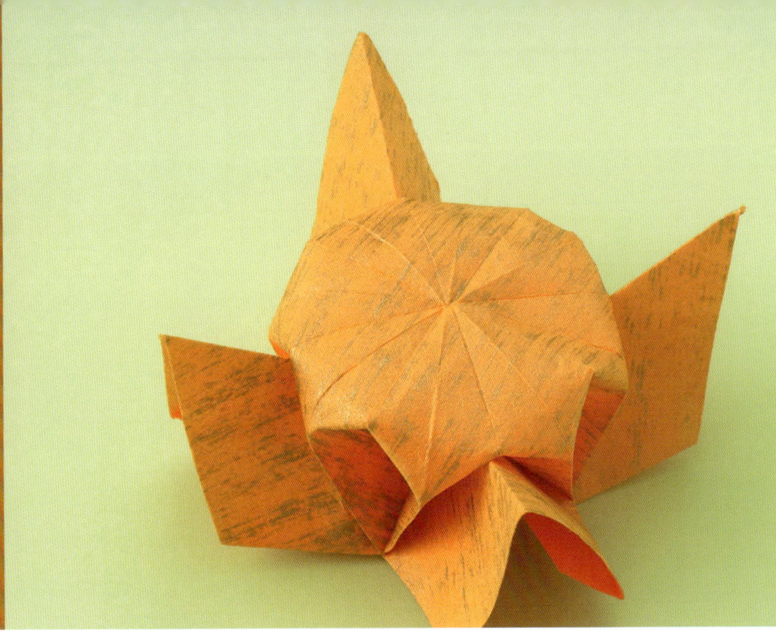

감

통통한 감을 네 장의 잎이 둘러싼
모습이 참 재미있어요.
한지의 부드러운 질감이
먹음직스러운 감을 잘 표현했어요.

※사진은 양면 색종이로 접었어요.

붓꽃
(52쪽)의 2까지
접어요.

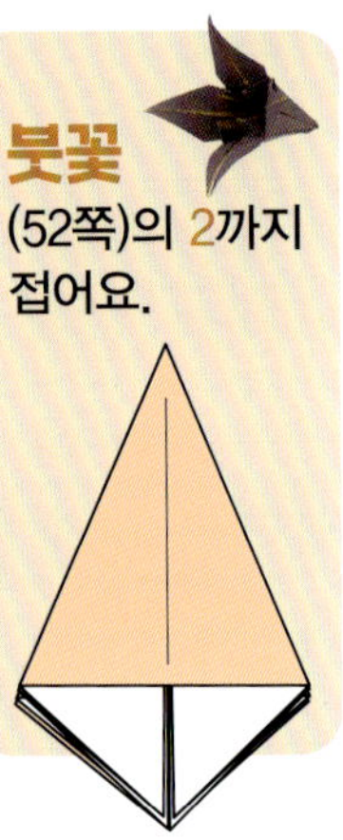

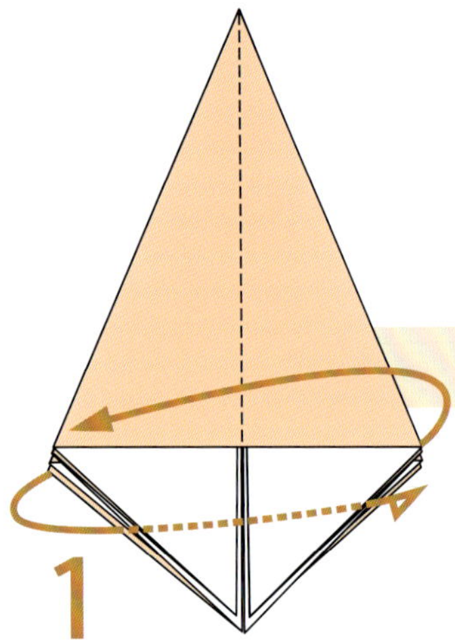

1
비껴 접기 해요.

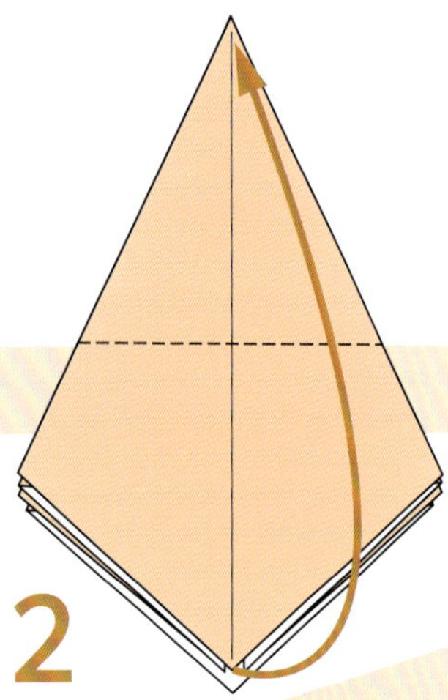

2
앞장 1장만 위로 올려 접어요.

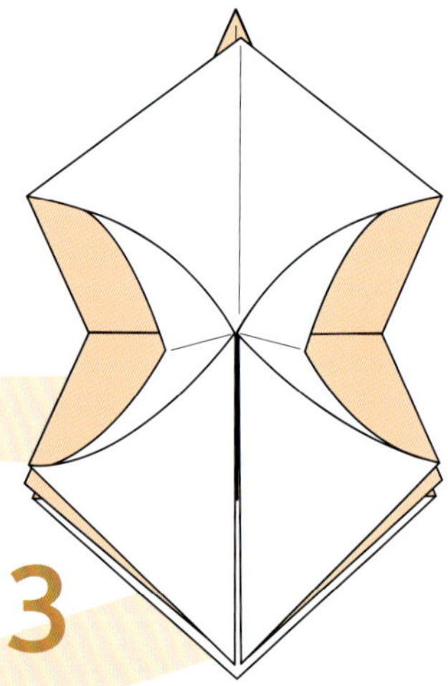

3
종이를 세우면서 양쪽 주머니를
눌러 접어요. 뒤쪽도 똑같이 접어요.

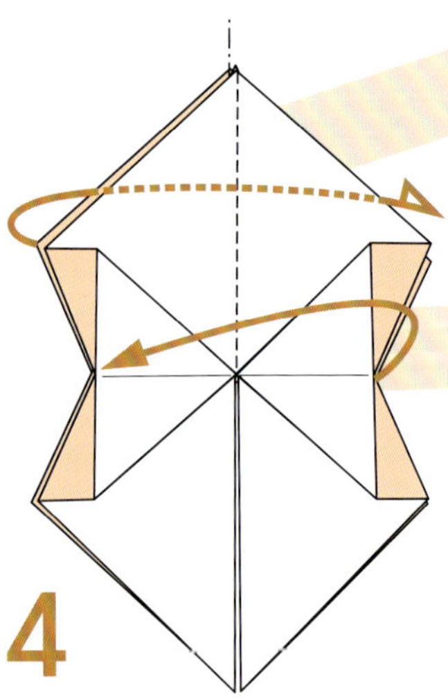

4
비껴 접기 해요.

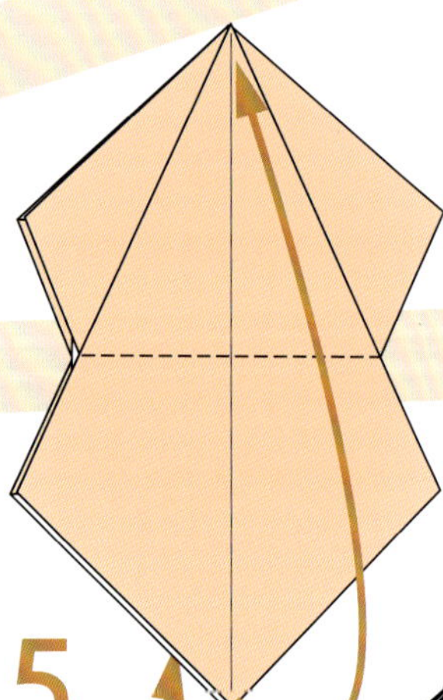

5
앞장을 위로 올려 접어요.
뒷장도 똑같이 접어요.

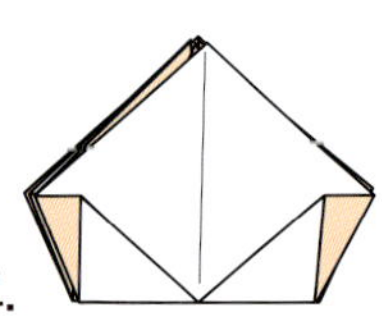

5를 접은 모습.

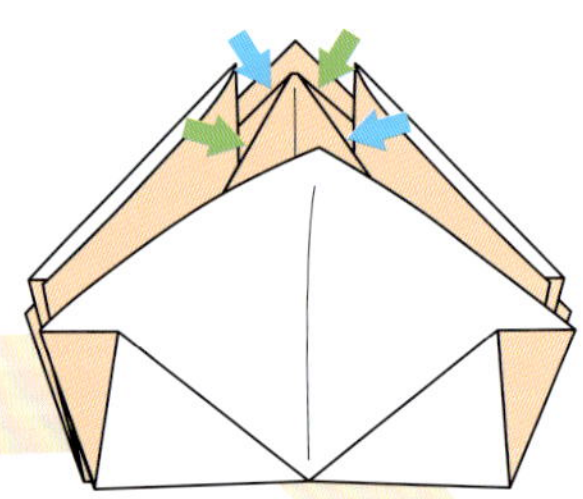

6
마주 보는 부분의 가장자리를
잡고 조금씩 잡아당겨
안쪽 열매를 부풀려요.

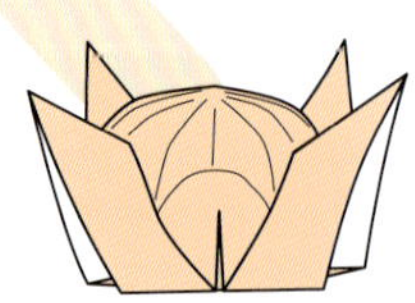

완성

달리아

**달리아는 '훈장 접기'와 비슷해요.
작은 삼각형을 펼쳐 누를 때는
섬세한 손의 움직임이 필요해요.**

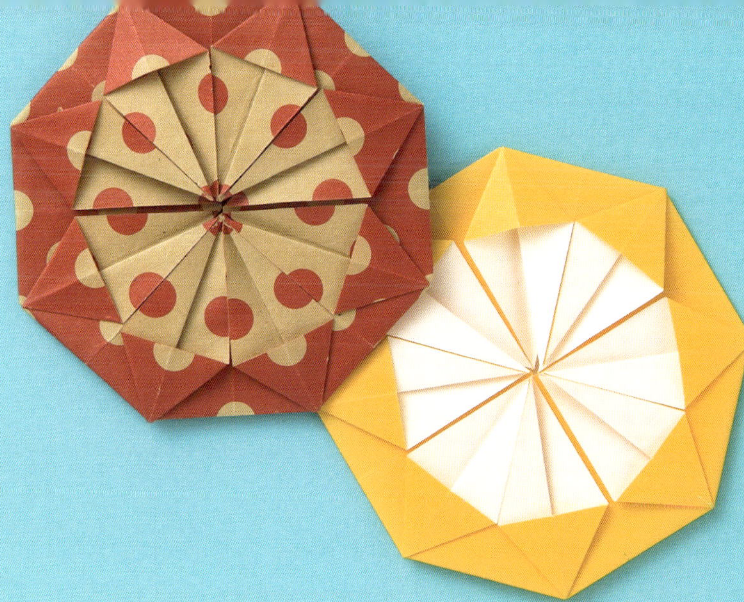

※사진은 양면 색종이로 접었어요.

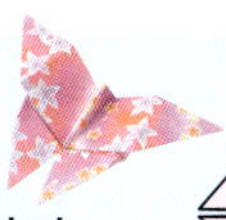

나비
(26쪽)의 6까지
접어요.

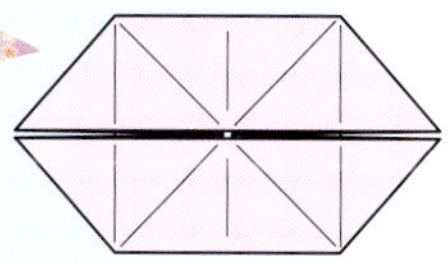

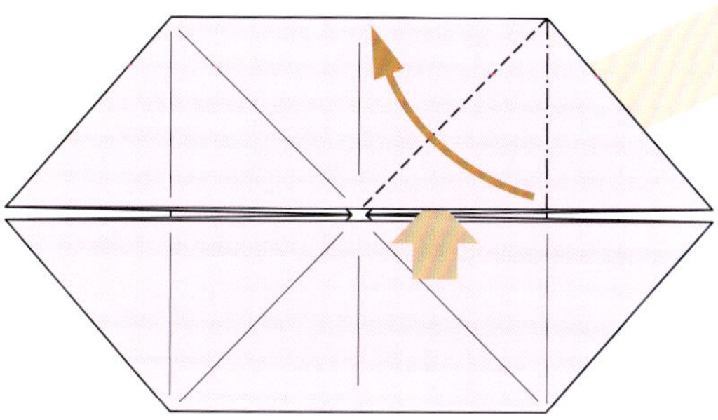

1 에 손가락을 넣어 화살표 방향으로 펼치면서 접어요.

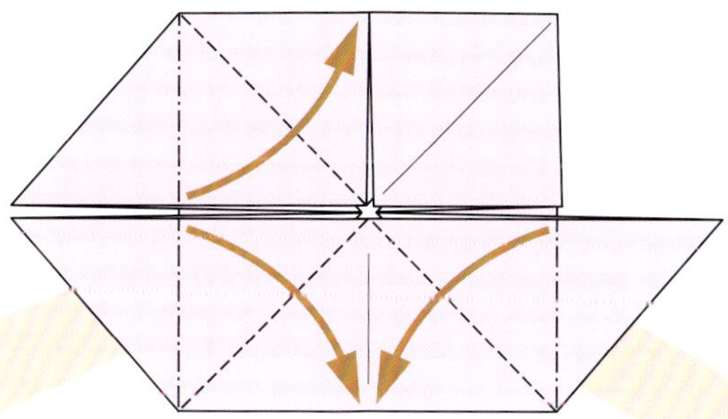

2 다른 3개의 모서리도 똑같이 접어요.

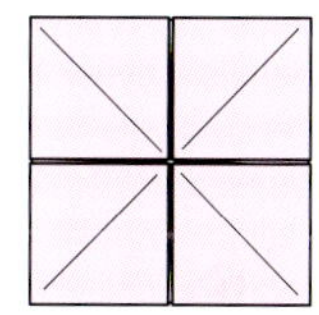

2를 접은 모습.

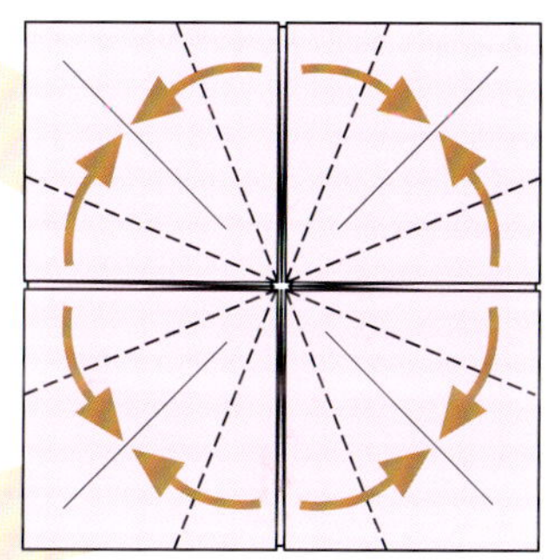

3 접는 선에 맞춰 작은 삼각형을 8개 접어요.

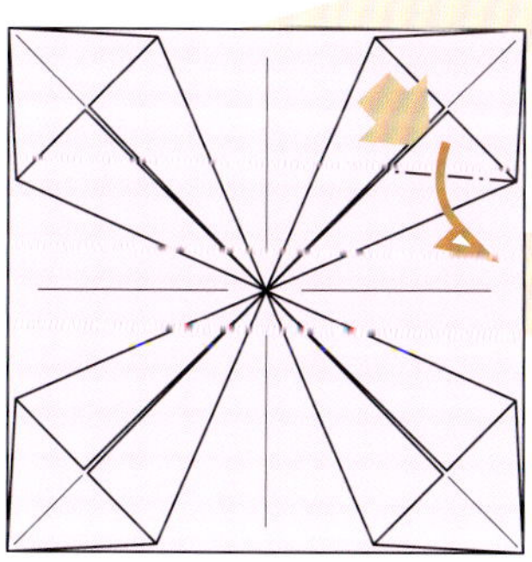

4 삼각형을 화살표 방향으로 펼치면서 접어요.

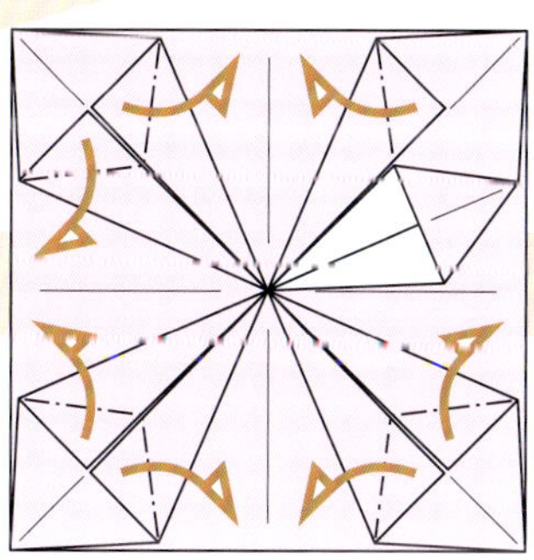

5 나머지도 똑같이 접어요.

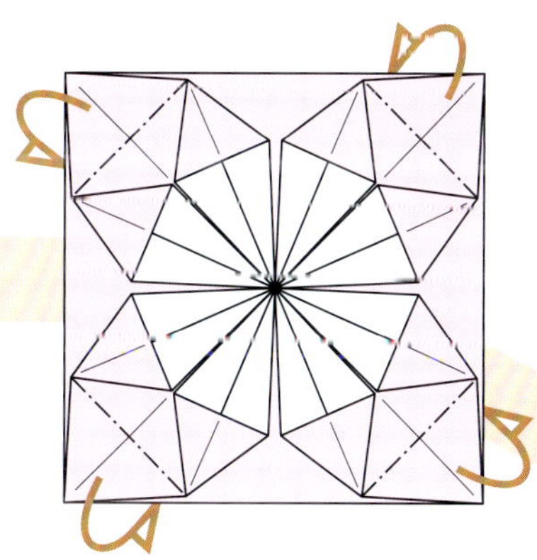

6 뒤로 접어요.

완성

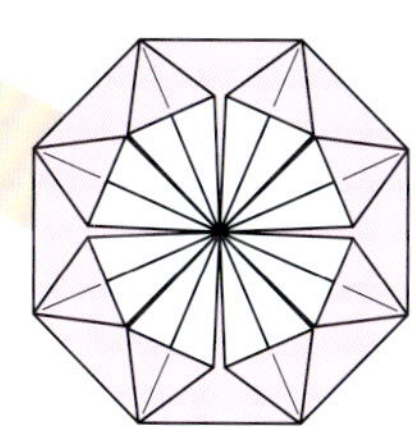

새우

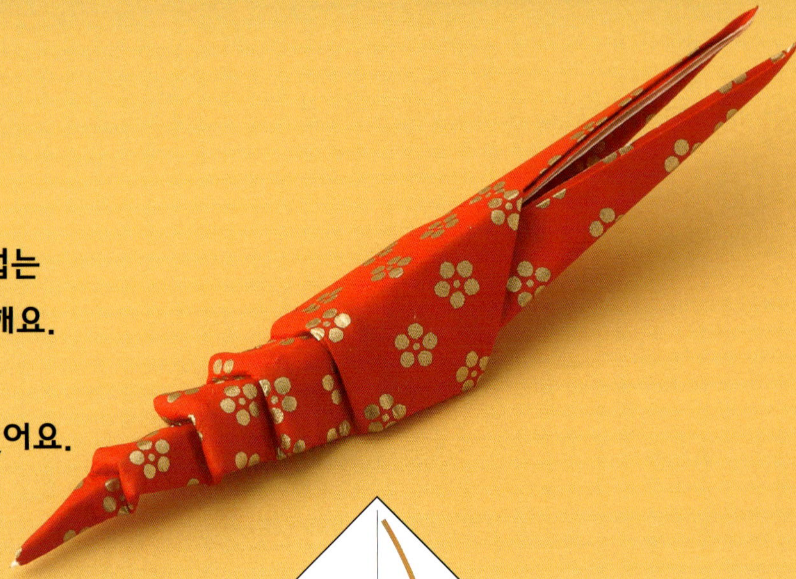

계곡 접기와 산 접기를 번갈아 가며 접는
'단 접기'를 활용해 몸의 마디를 표현해요.
붉은색의 부드러운 종이로 접으면
새우의 느낌을 자연스럽게 살릴 수 있어요.

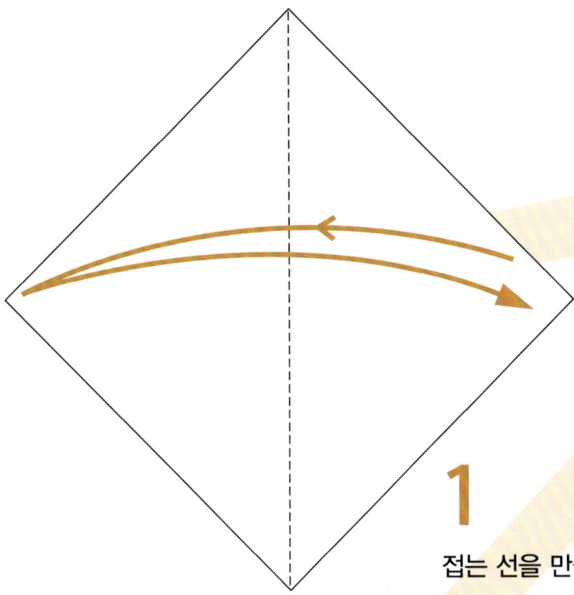

1

접는 선을 만들어요.

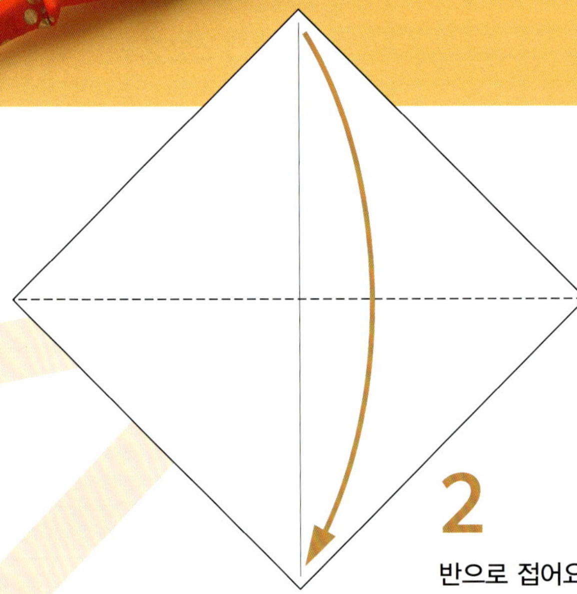

2

반으로 접어요.

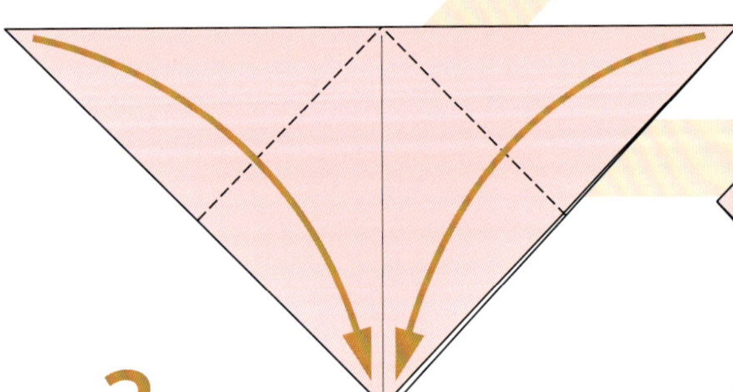

3

중심에 맞춰 접어요.

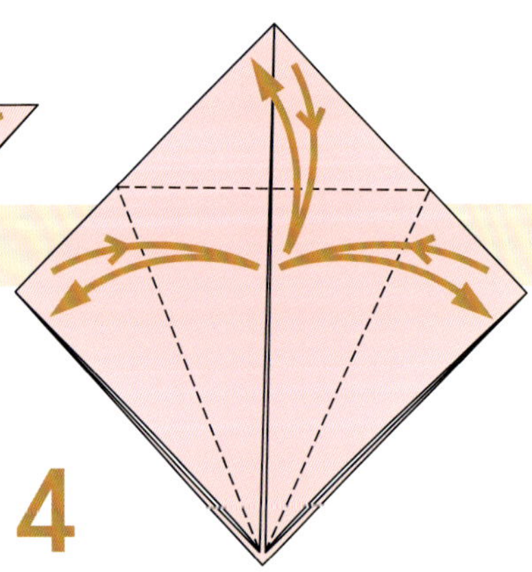

4

접는 선을 만들어요.

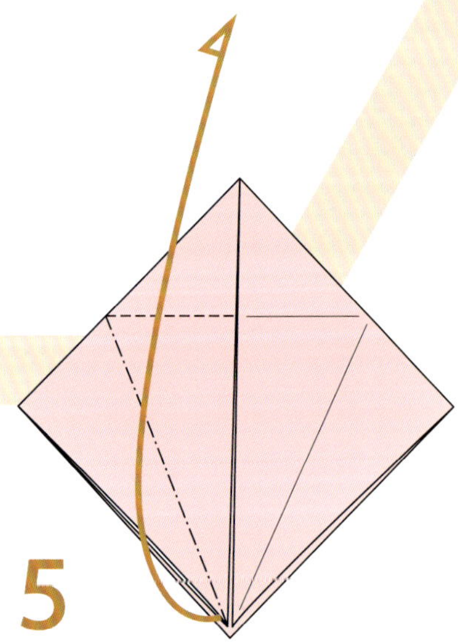

5

화살표 방향으로
펼치면서 눌러 접어요.

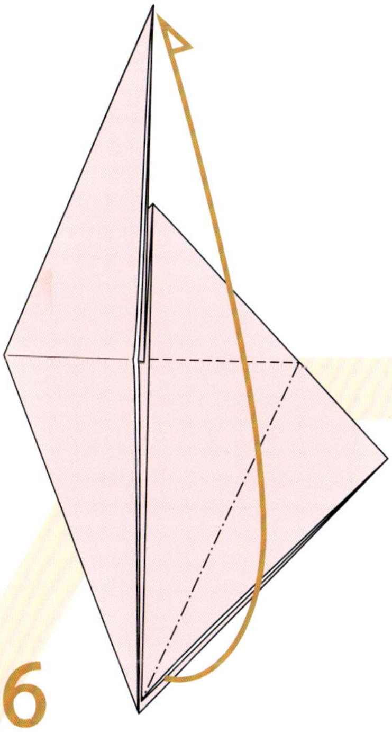

6

오른쪽도 똑같이 접어요.

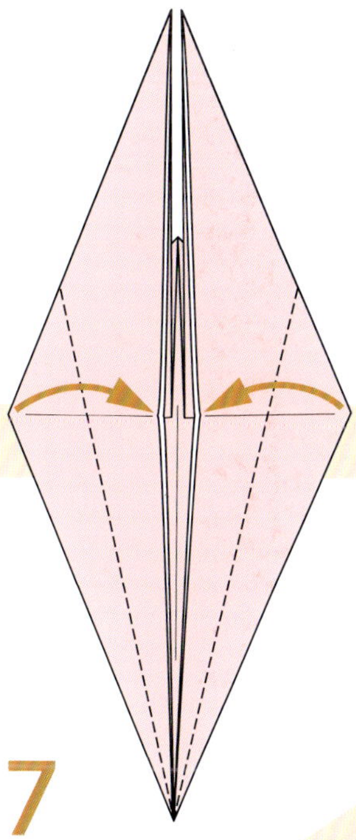

7

중심에 맞춰 접어요.

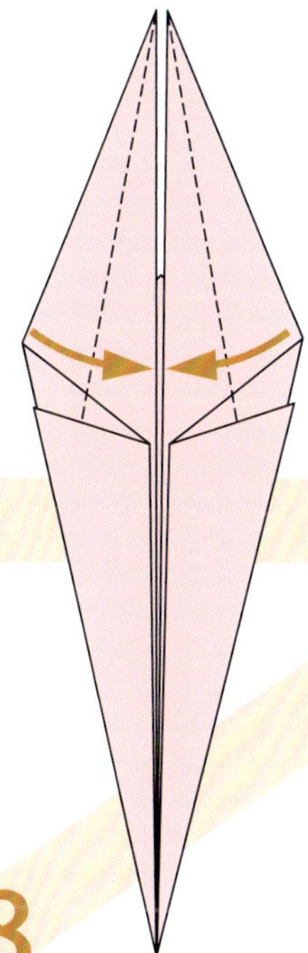

8

위쪽만 접어요.

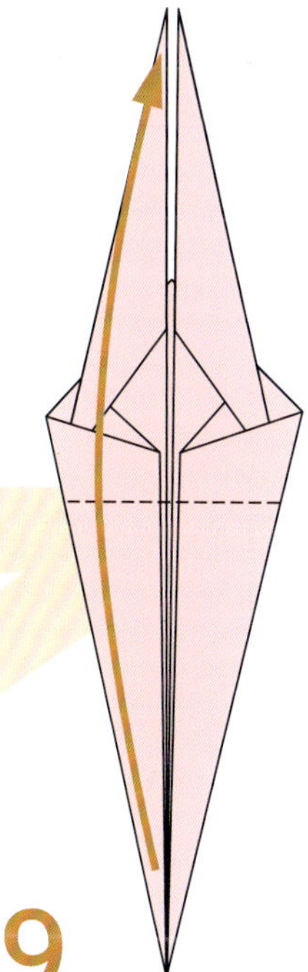

9

위로 올려 접어요.

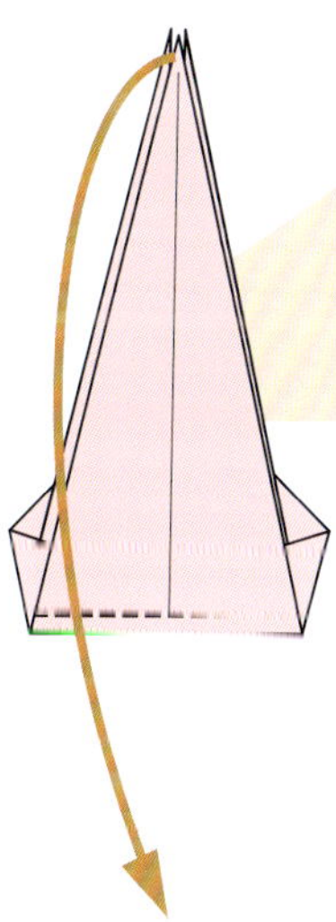

10

아래를 조금 남기고
화살표 방향으로
접어요.

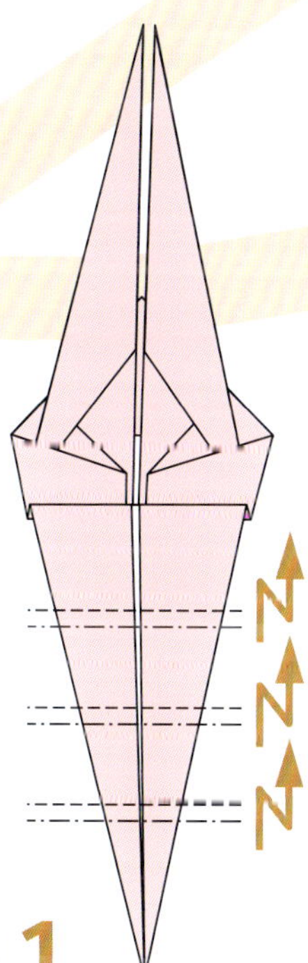

11

계곡 접기와 산 접기를 반복하며
3개의 계단을 만들어요.

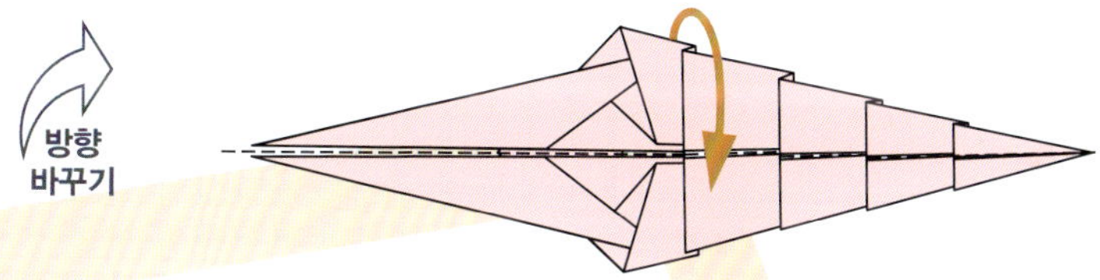

12

반으로 접어요.

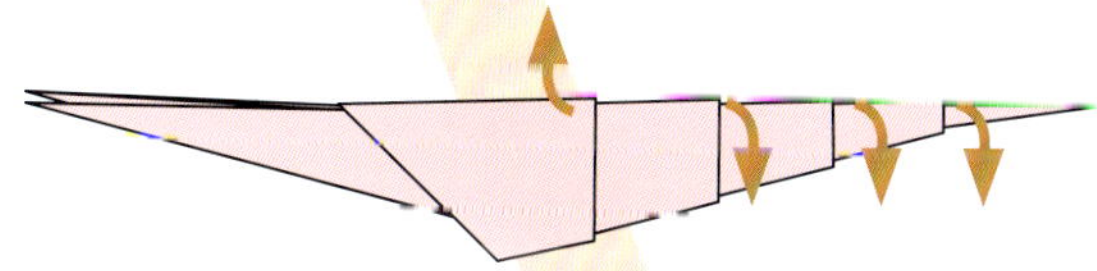

13

화살표 방향으로 당기며
모양을 다듬어요.

완성

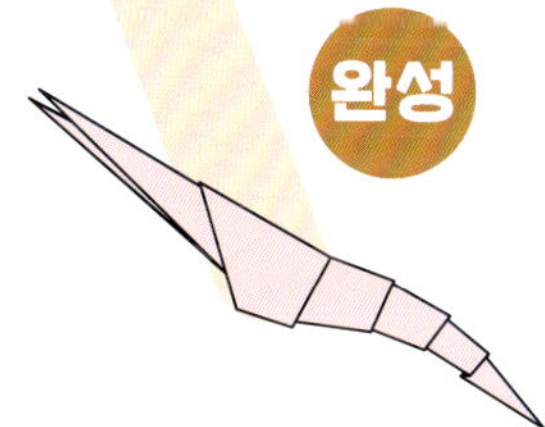

올챙이와 개구리

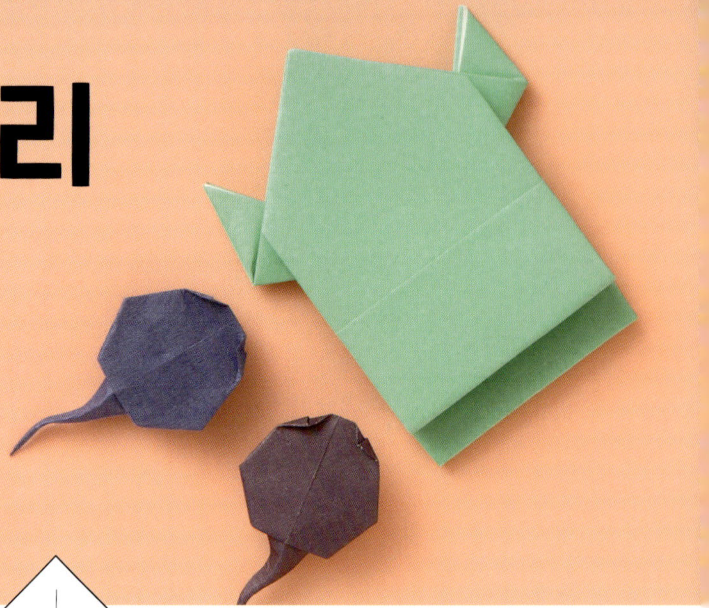

많은 사람들이 좋아하는 종이접기예요.
올챙이는 살아 움직이는 듯 생동감이 넘쳐요.
작은 종이를 사용해 꼼꼼하게 접으면
더욱 완성도 높은 작품이 될 거예요.

올챙이

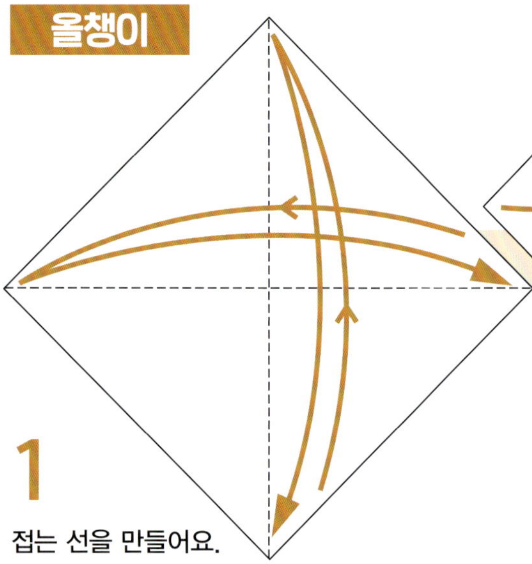

1

접는 선을 만들어요.

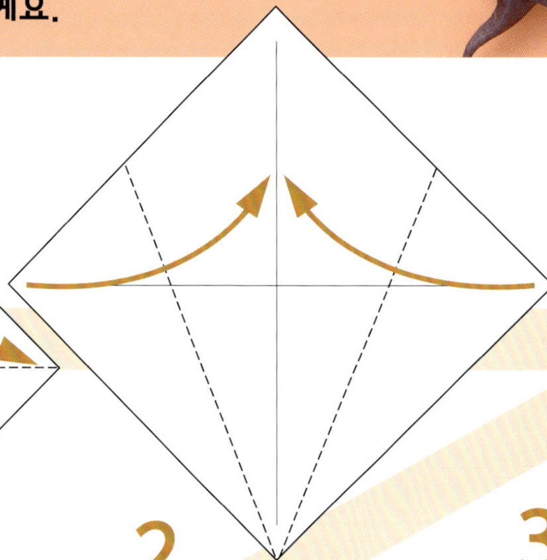

2

중심에 맞춰 접어요.

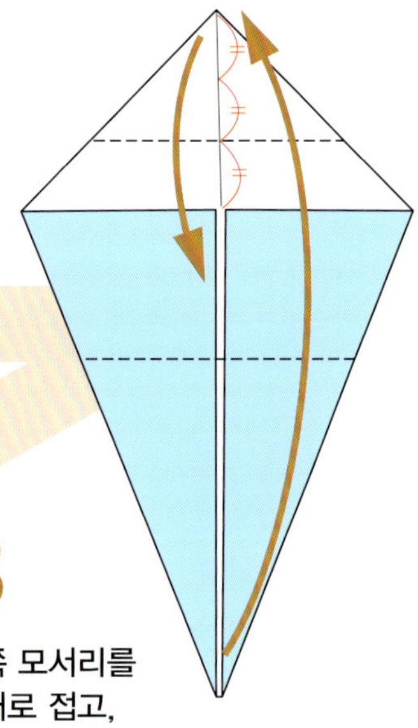

3

위쪽 모서리를
아래로 접고,
아래쪽 모서리를
위로 접어요.

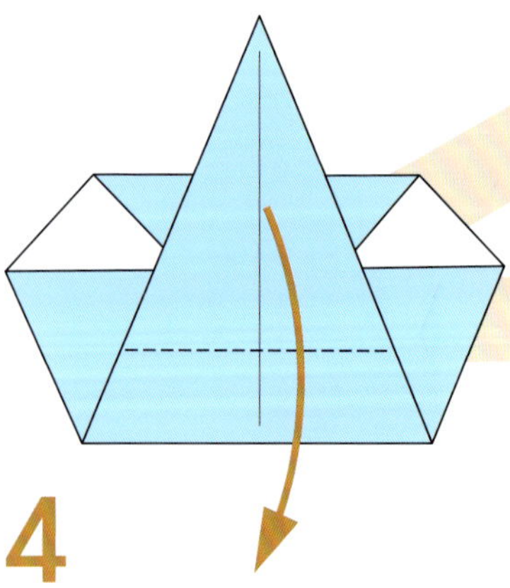

4

점선대로 아래로 접어요.

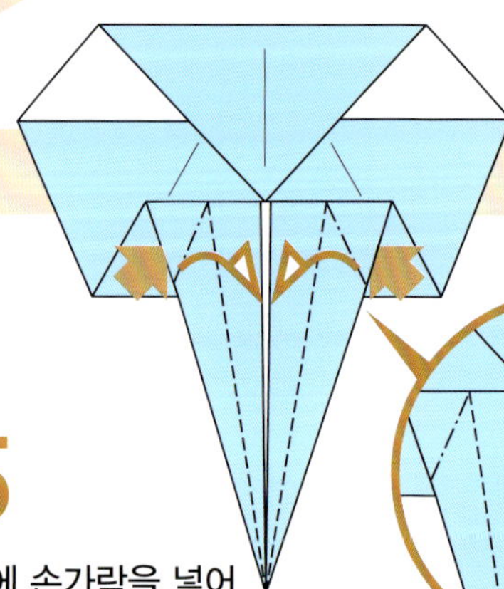

5

에 손가락을 넣어
삼각형 부분을 펼치면서
눌러 접어요.

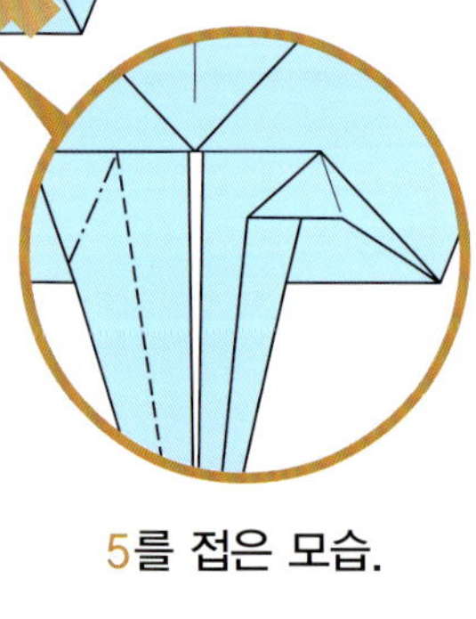

5를 접은 모습.

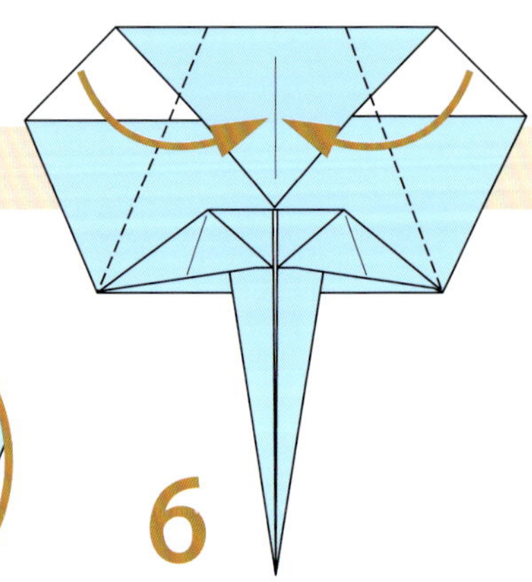

6

중심에 맞춰 접어요.

개구리

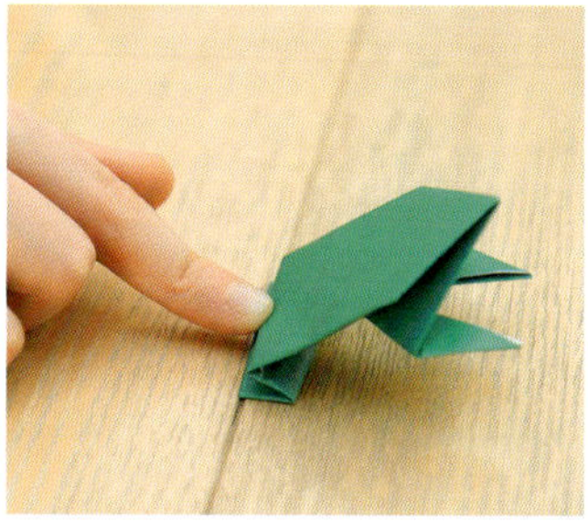

개구리 엉덩이를 눌렀다 놓으면 앞으로 폴짝 뛰어요.

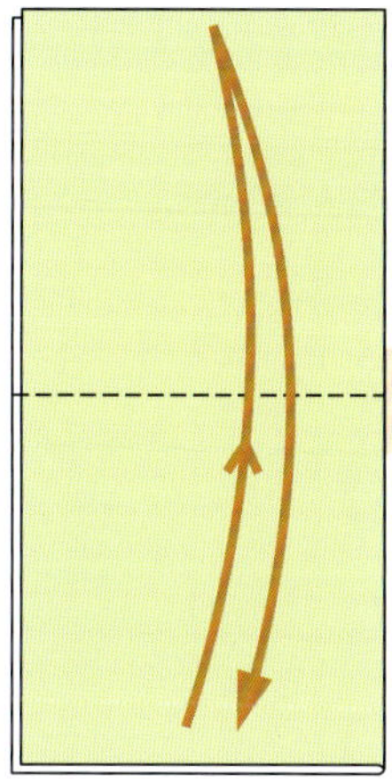

1 반으로 접고, 다시 반으로 접었다가 펼쳐요.

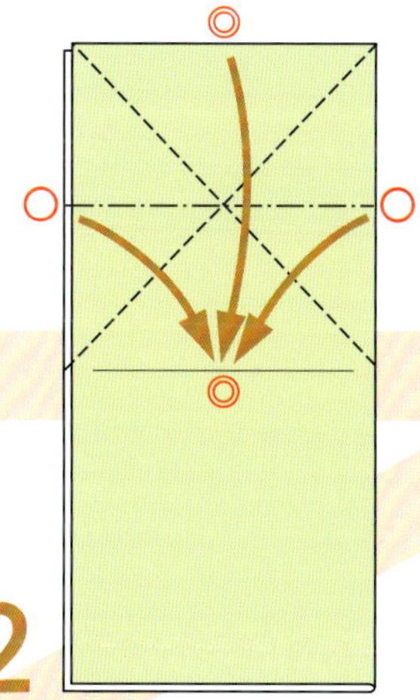

2 접는 선을 만들어요. ○와 ○, ◎와 ◎가 만나도록 접어요.

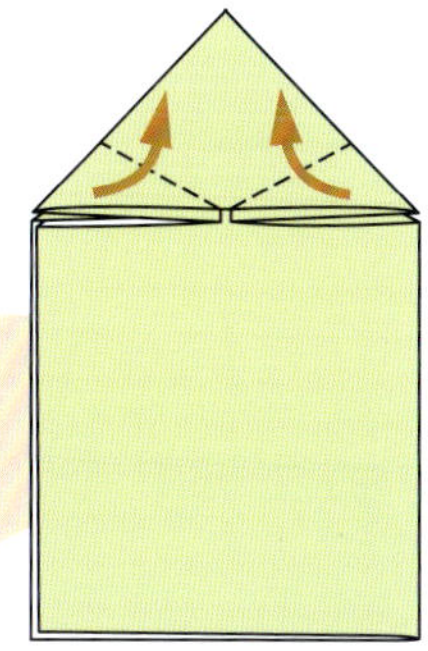

3 좌우 모서리를 위로 접어요.

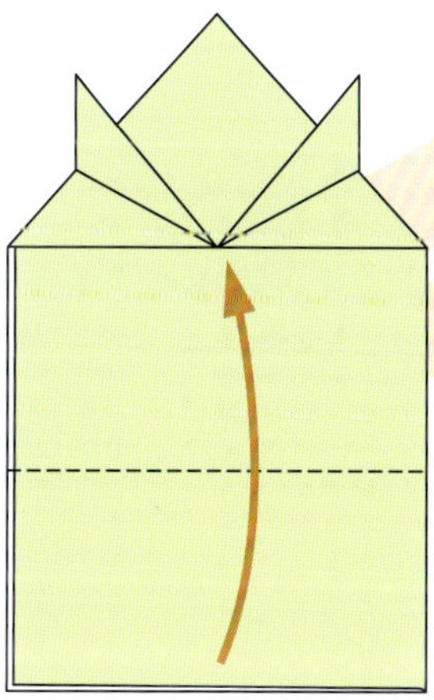

4 점선대로 위로 접어요.

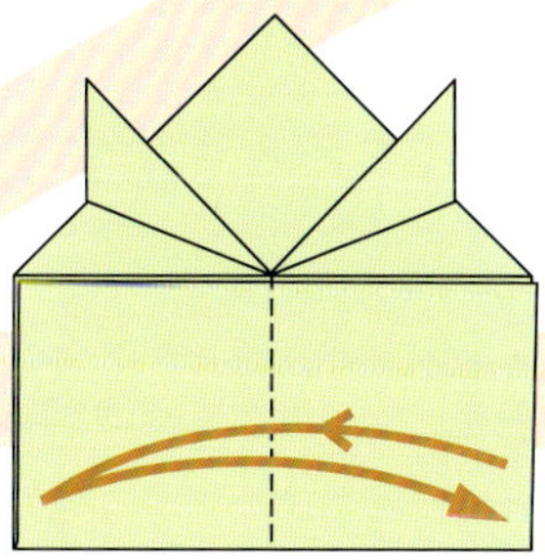

5 접는 선을 만들어요.

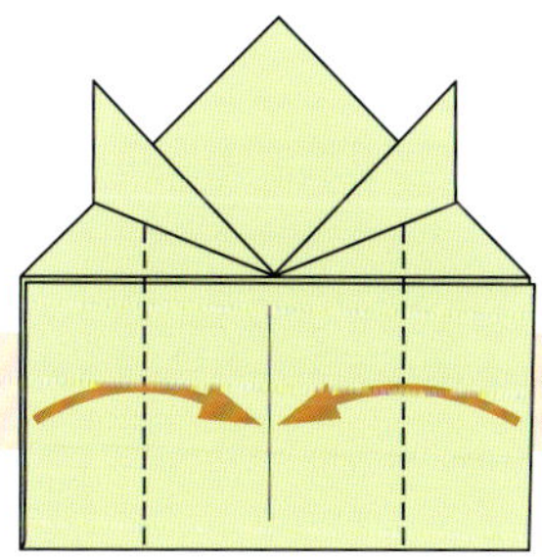

6 중심에 맞춰 접어요.

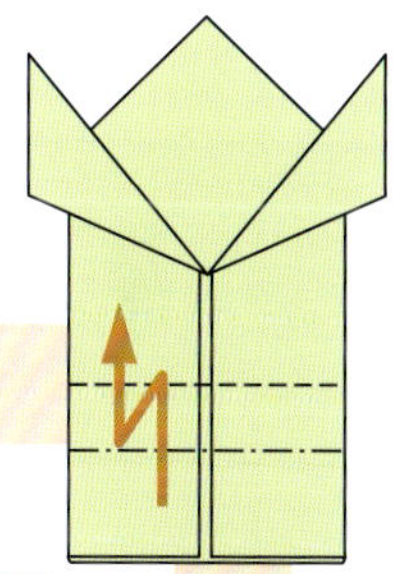

7 계단 접기 해서 다리를 스프링처럼 만들어요.

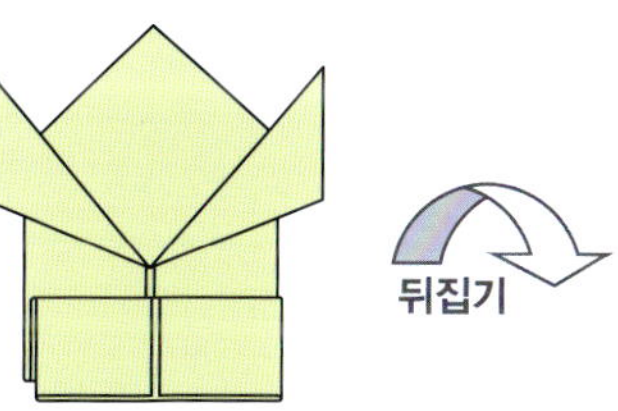

7을 접은 모습.

완성

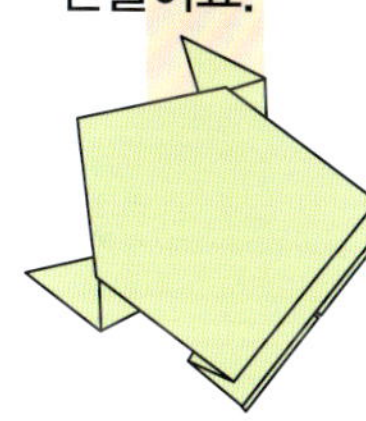

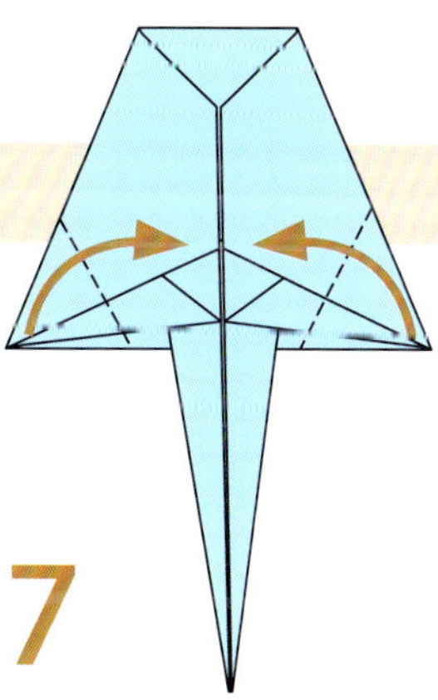

7 점선대로 앞으로 접어요.

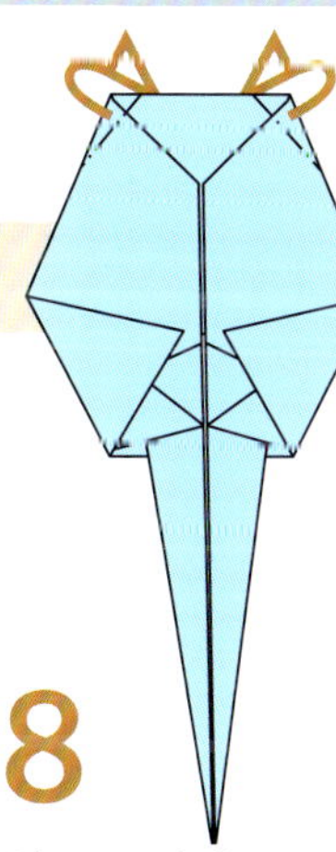

8 위쪽 모서리를 뒤로 접어요.

8을 접은 모습.

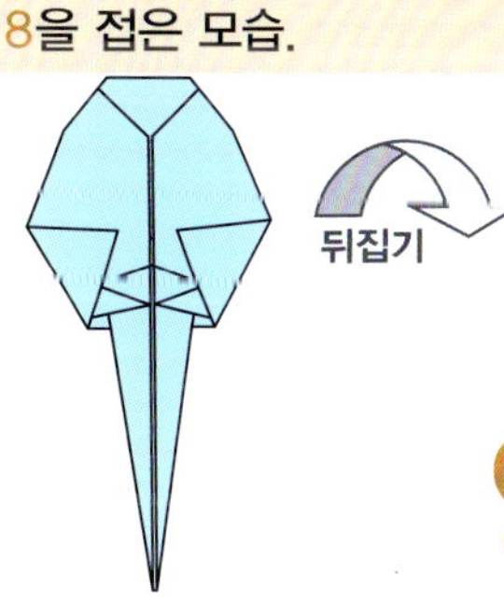

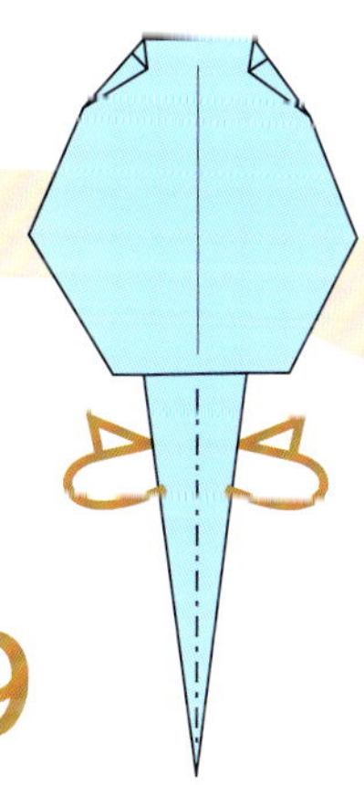

9 꼬리를 살짝 접어요.

완성

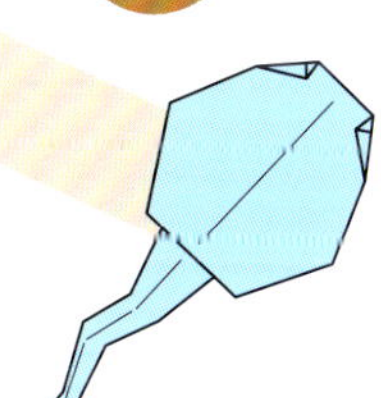

꼬리를 구불거리게 접으면 더욱 생생해요.

달팽이

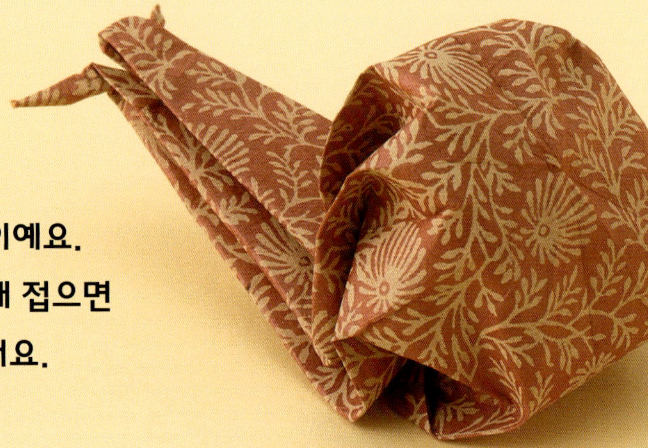

묘한 매력이 느껴지는 입체적인 달팽이예요.
섬세한 부분은 대나무 꼬챙이를 이용해 접으면
좀 더 완성도 높은 작품을 만들 수 있어요.

붓꽃
(52쪽)의 2까지
접어요.

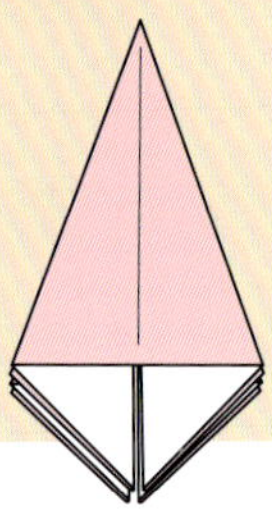

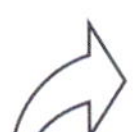

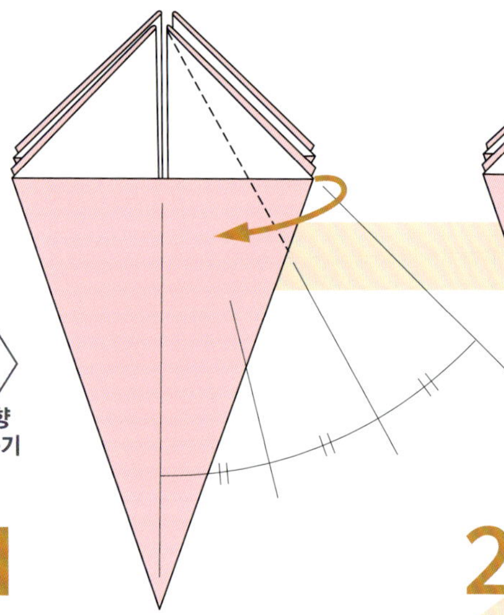

1
오른쪽 1장만
3분의 1로 접어요.

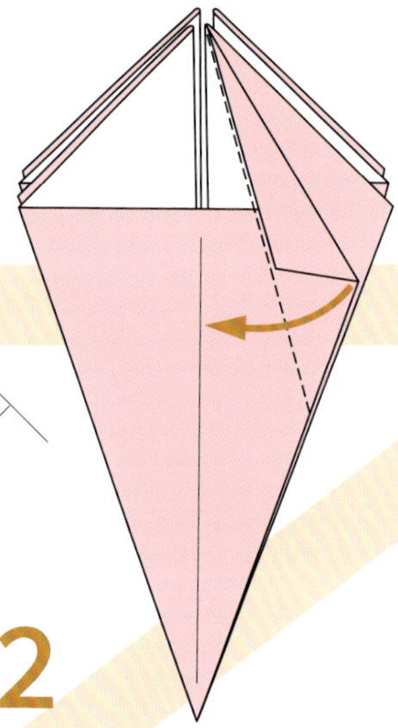

2
중심에 맞춰
한 번 더 접어요.

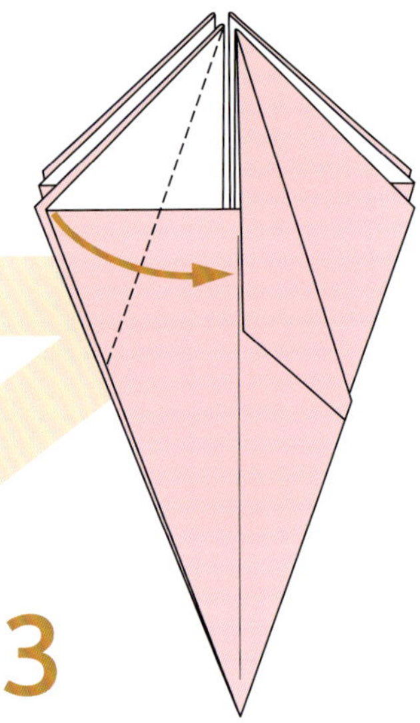

3
왼쪽 1장만
중심에 맞춰 접어요.

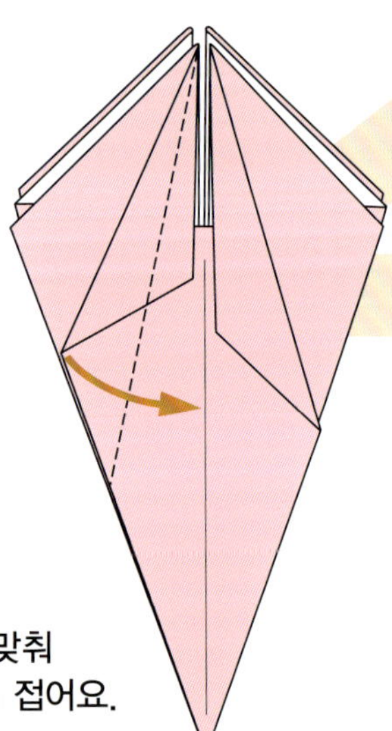

4
중심에 맞춰
한 번 더 접어요.

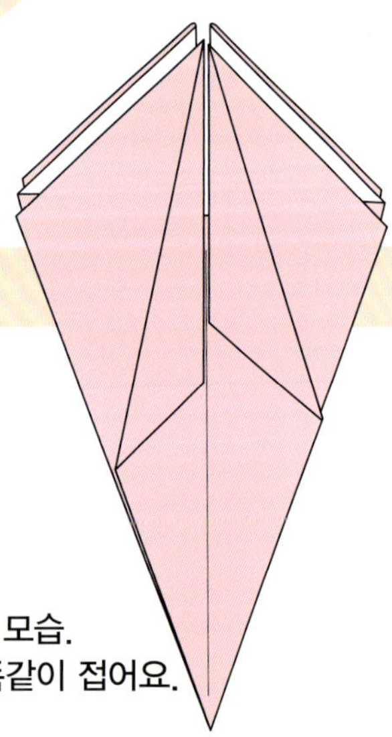

5
4를 접은 모습.
뒤쪽도 똑같이 접어요.

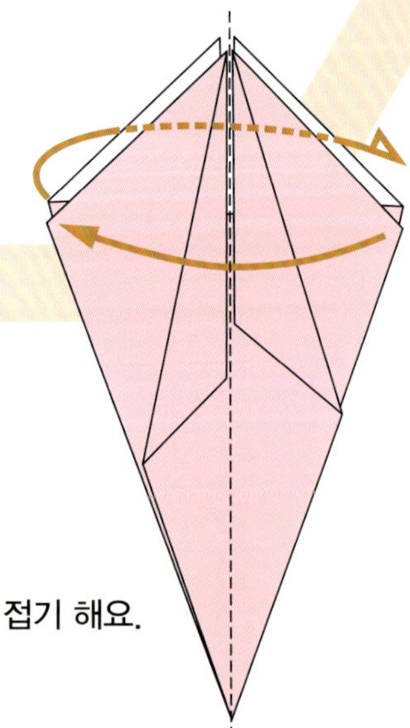

6
비껴 접기 해요.

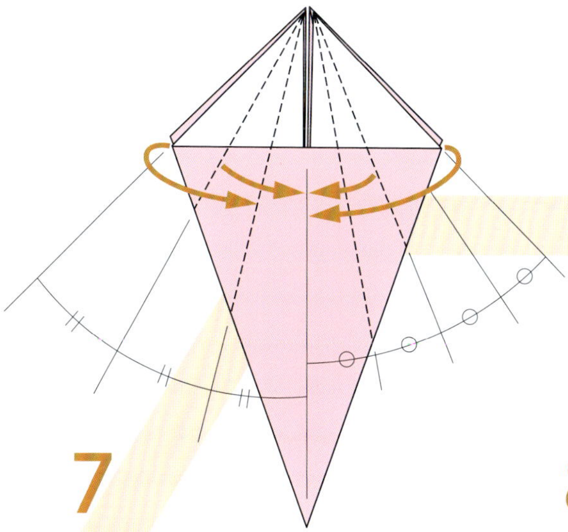

7

1~5까지의 과정을 좌우 반대로 접어요.

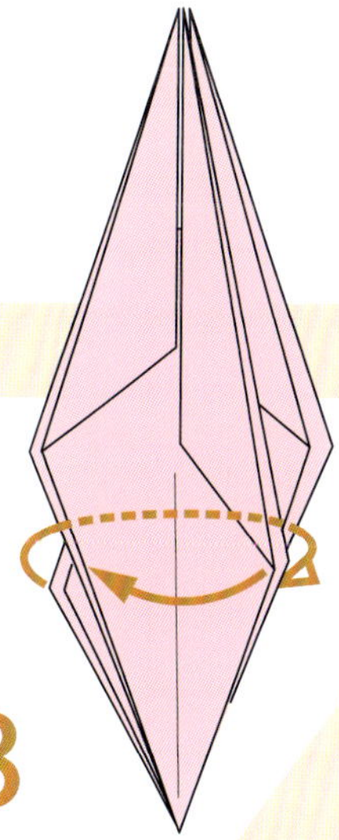

8

앞장 1장과 안쪽의
1장을 비껴 접기 해요.

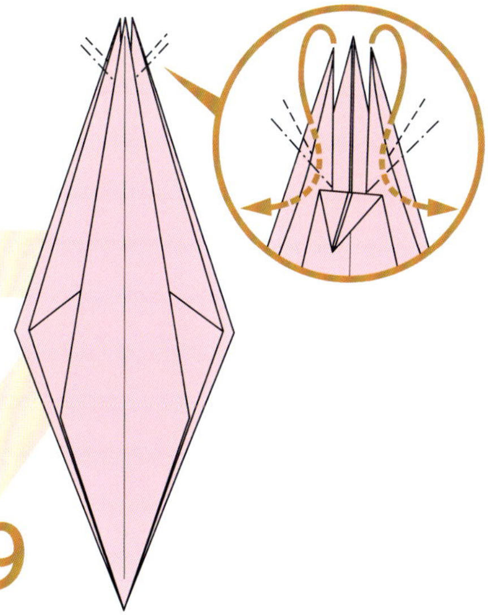

9

가운데 있는 2장을 좌우 대칭이
되도록 넣어 접기 해요.
먼저, 앞쪽에 있는 1장을 아래로
접으면 넣어 접기가 쉬워요.

10

안으로 접어 넣을 때,
앞쪽을 반대편에 씌우듯이
접어요.

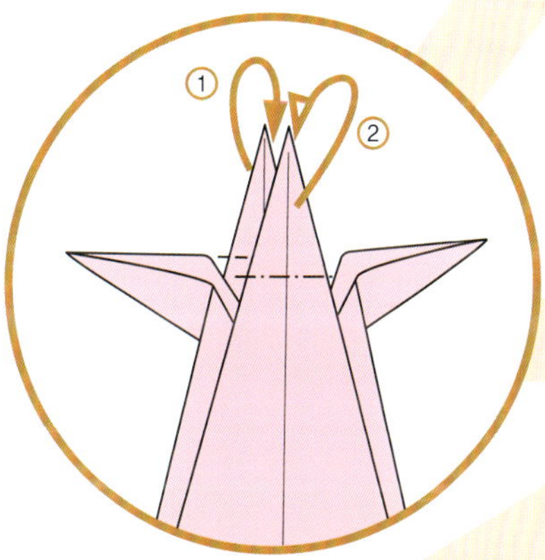

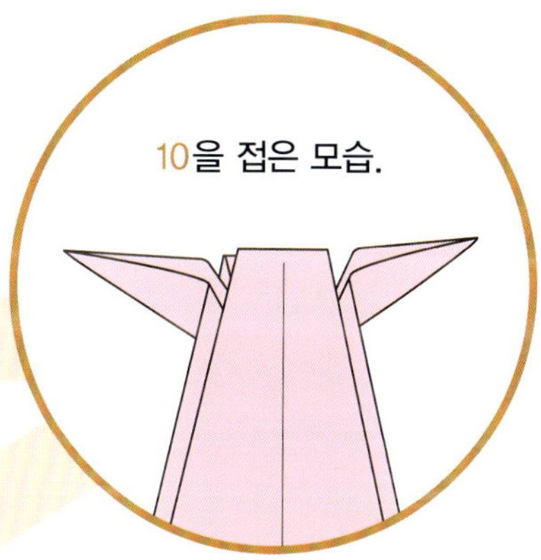

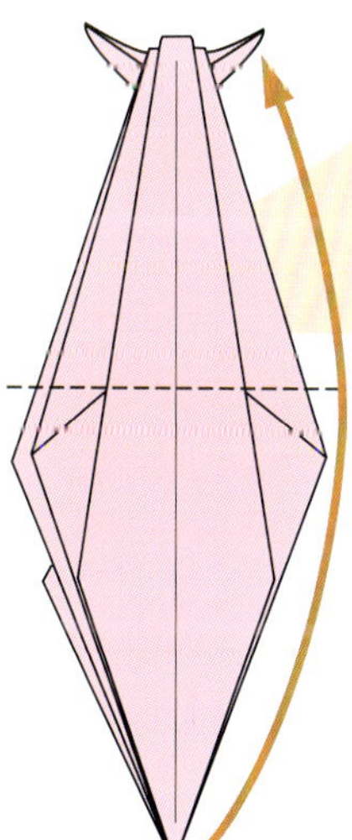

11

위로 올려
접어요.

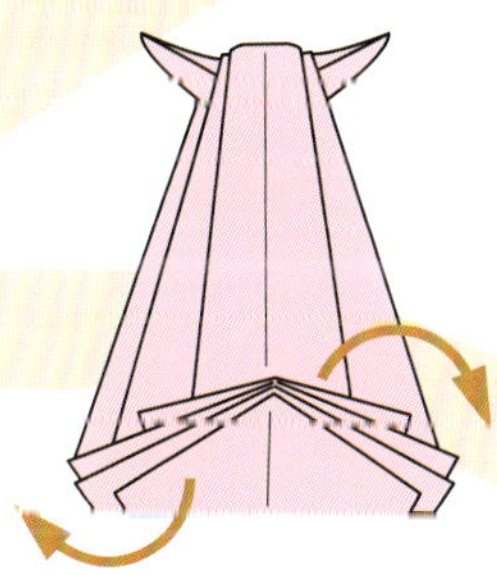

12

주름에 손가락을 넣어
달팽이 집을 조금씩 펼쳐요.

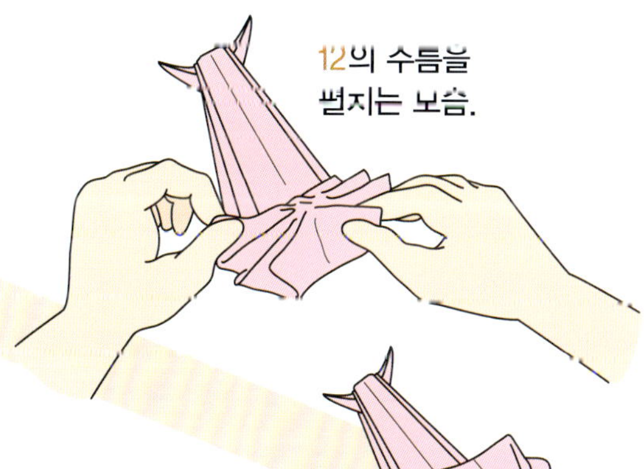

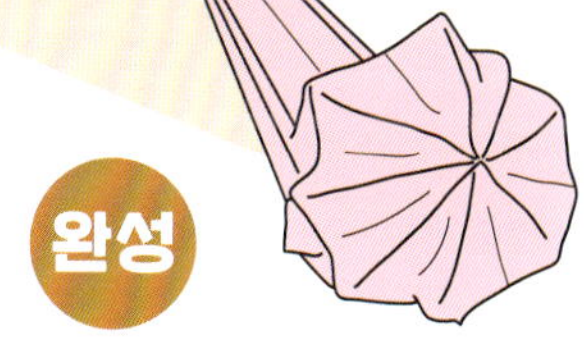

까마귀

학 접기를 변형해서 만든
귀여운 까마귀예요.
까마귀의 특징인 구부러진 다리는
접는 선을 따라 계단 접기 하면
더욱 자연스럽게 표현돼요.

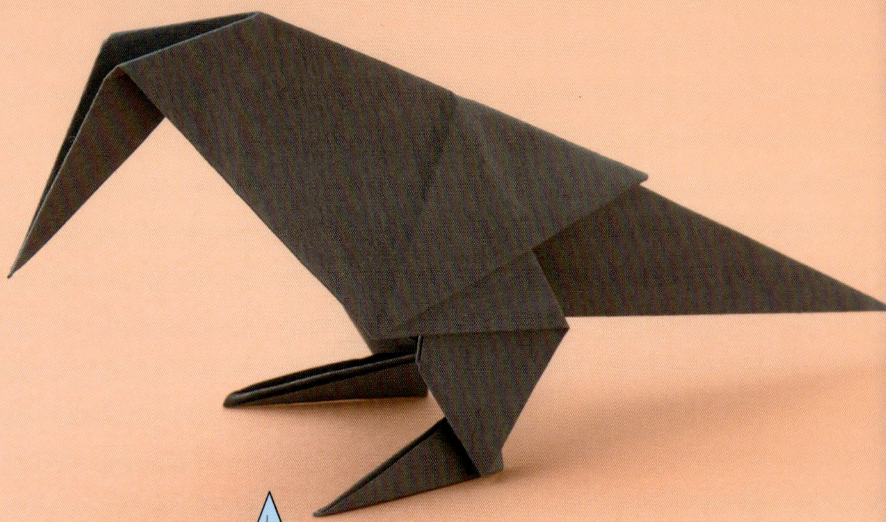

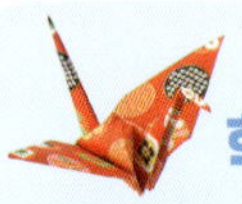

학

(18쪽)의 7까지 접어요.

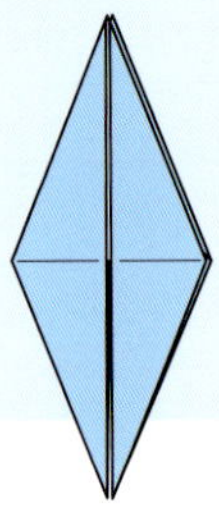

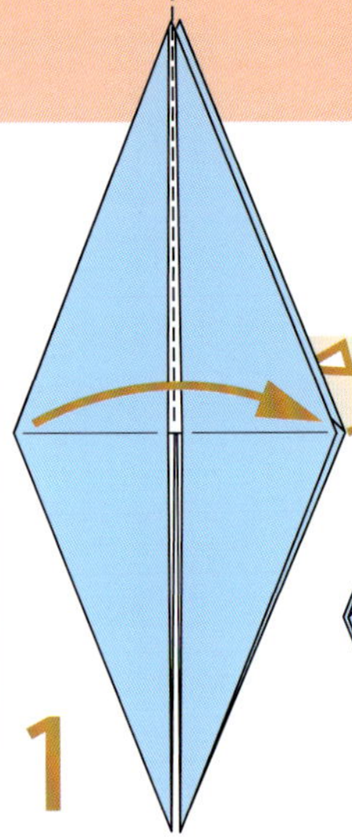

1

비껴 접기 해요.

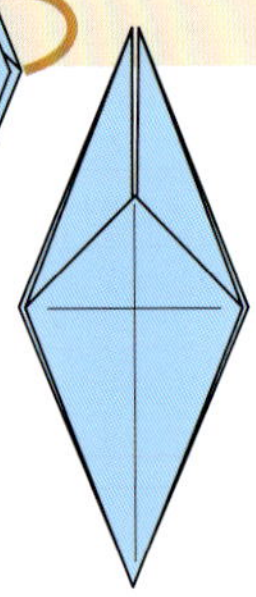

1을 접은 모습.

방향 바꾸기

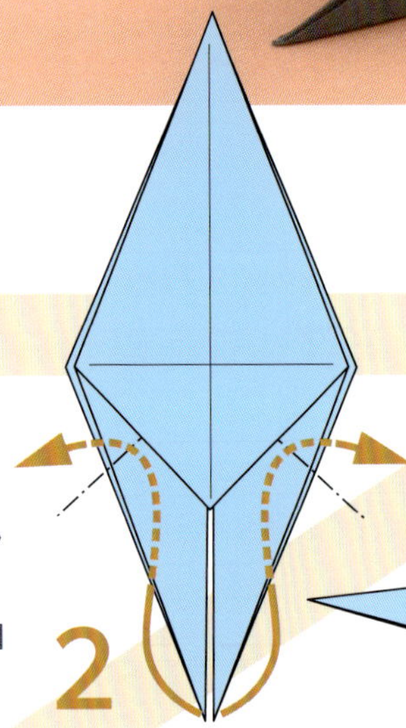

2

양쪽을 넣어 접기 해요.

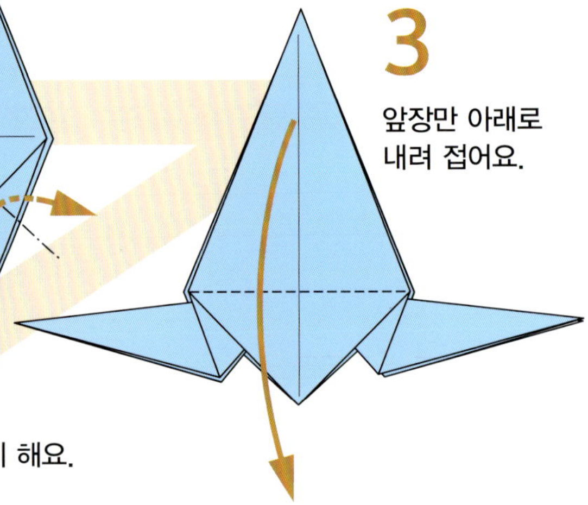

3

앞장만 아래로 내려 접어요.

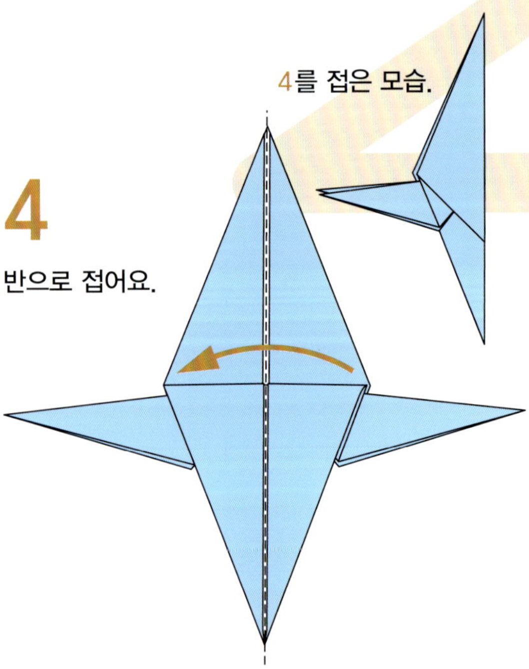

4

반으로 접어요.

4를 접은 모습.

방향 바꾸기

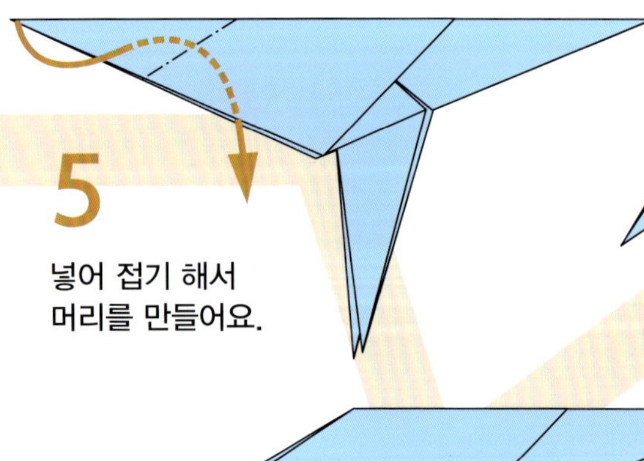

5

넣어 접기 해서 머리를 만들어요.

완성

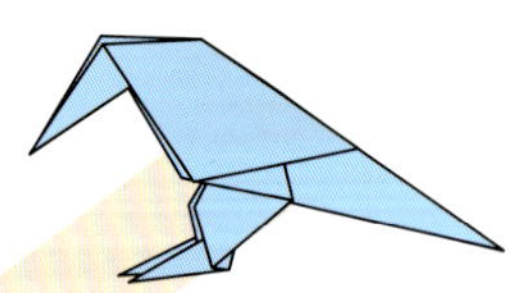

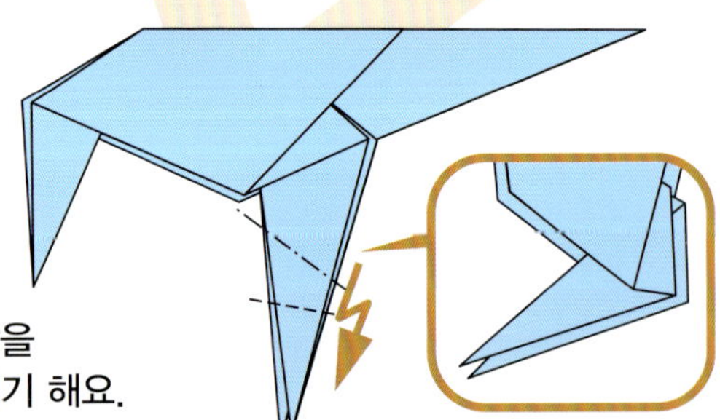

6

양쪽 발을 계단 접기 해요.

4장

다양한 종이로 꾸미며 접어요

종이접기를 활용해 장식품을 만드는 것은
단순히 생활 공간을 꾸미는 것뿐만 아니라,
창작 활동을 통한 즐거움을 느끼게 해요.
또한 작품을 통해 여러 사람과 소통하고 교감하며
삶의 활력을 되찾게 되지요.

4장에서는 일상생활에서 활용하기 좋은
다양한 작품들을 소개하고 있어요.
포장지나 한지처럼 주변에서 쉽게 구할 수 있는
재료를 활용하여 정성껏 접어 보세요.

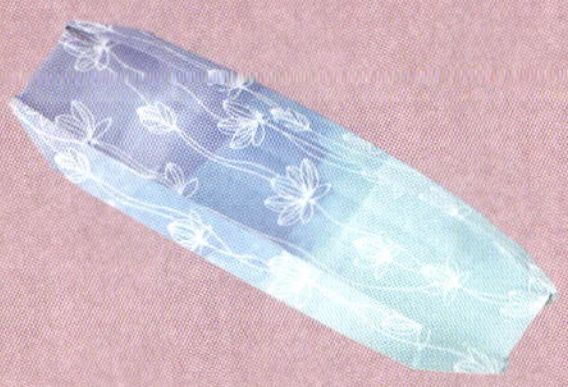

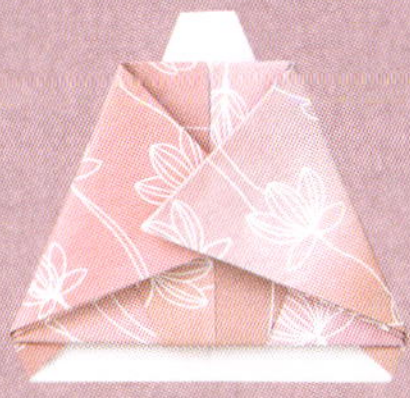
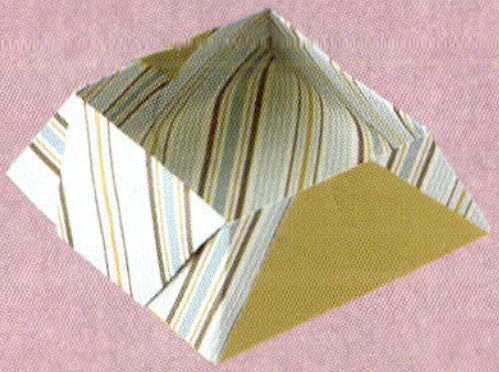
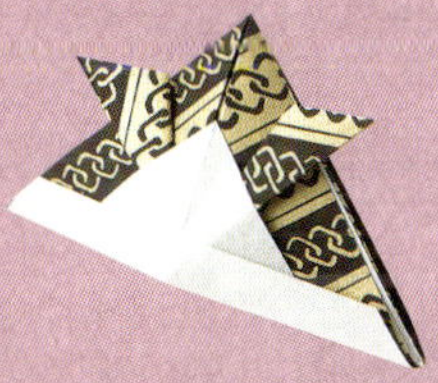

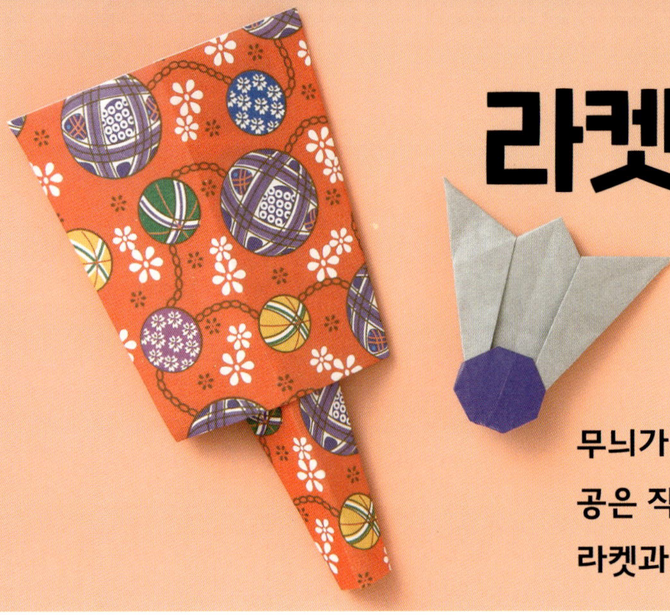

라켓과 공

무늬가 있는 종이로 라켓을 접어 봐요.
공은 작은 크기의 양면 색종이로 접으면
라켓과 잘 어울릴 거예요.

라켓

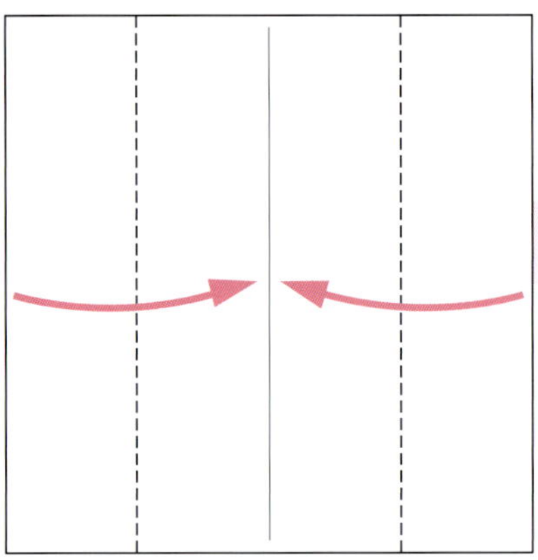

1 중심에 맞춰 접어요.

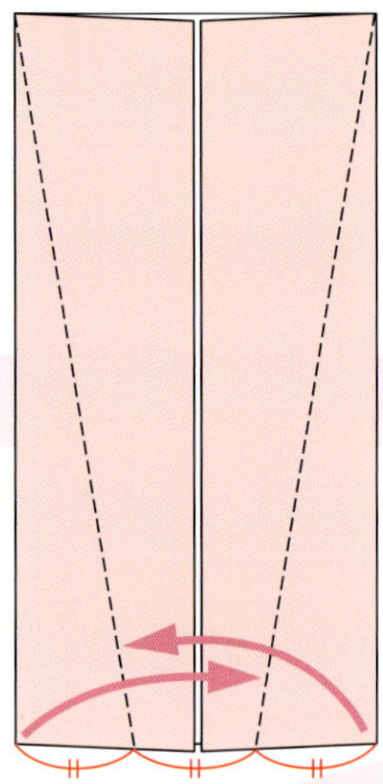

2 3등분하여 좌우를 겹쳐 접어요.

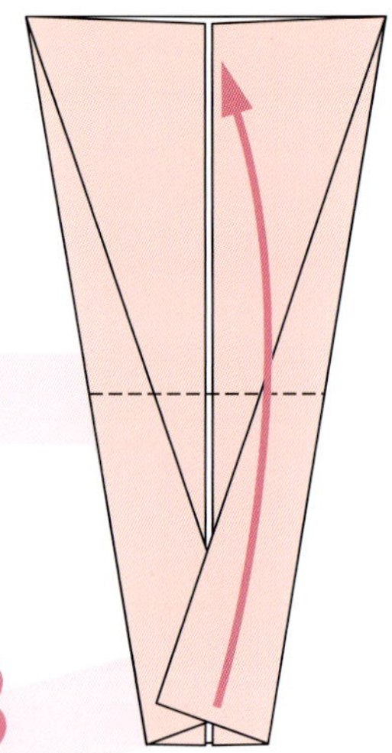

3 위로 올려 접어요.

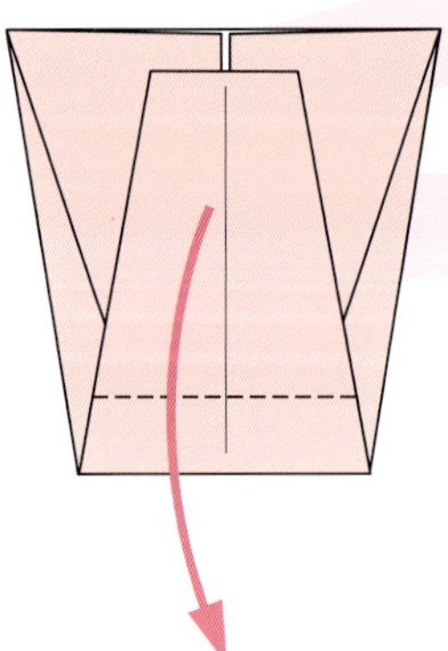

4 아래로 내려 접어요.

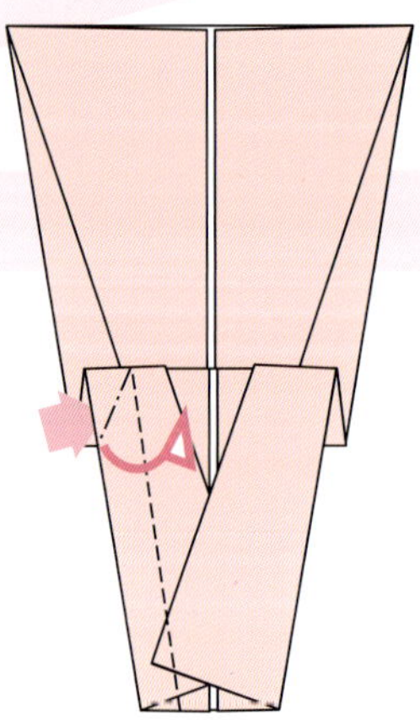

5 ➡에 손가락을 넣어 펼치면서 눌러 접어요.

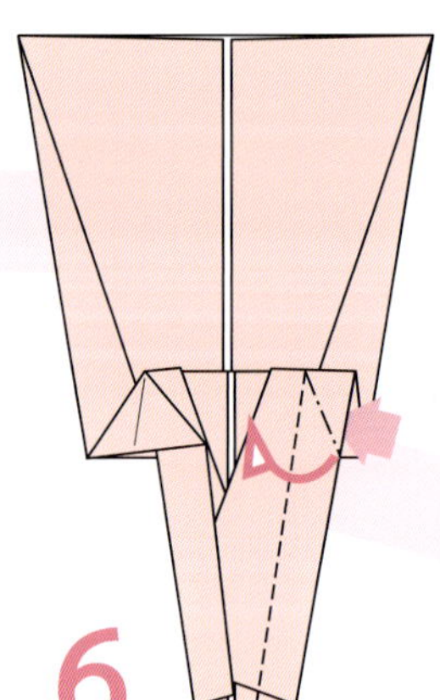

6 5와 똑같이 ⬅에 손가락을 넣어 펼치면서 눌러 접어요.

6을 접은 모습.

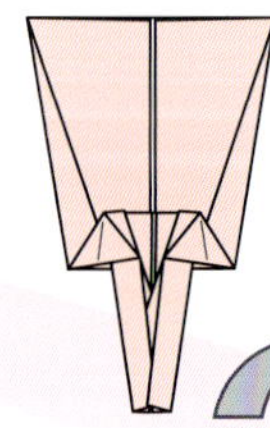

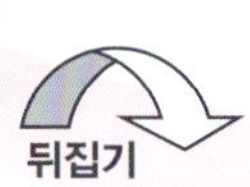

완성

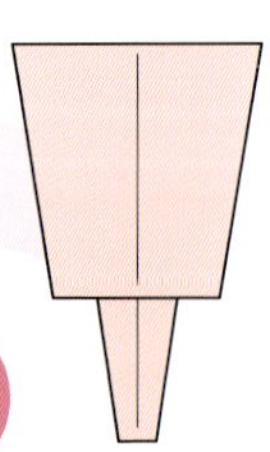

공

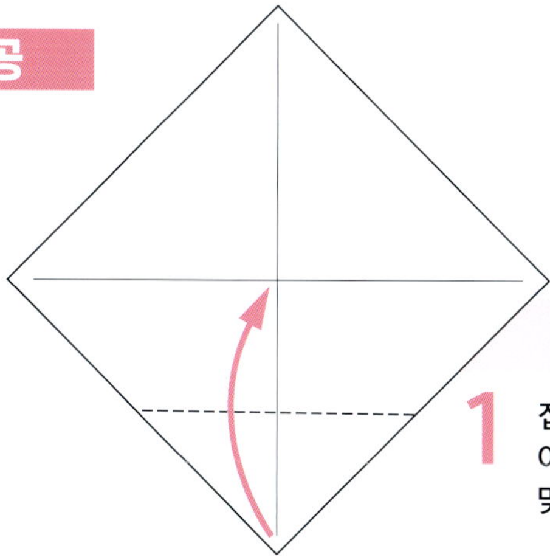

1 접는 선을 만들고, 아래쪽만 중심에 맞춰 접어요.

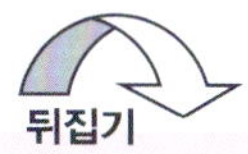

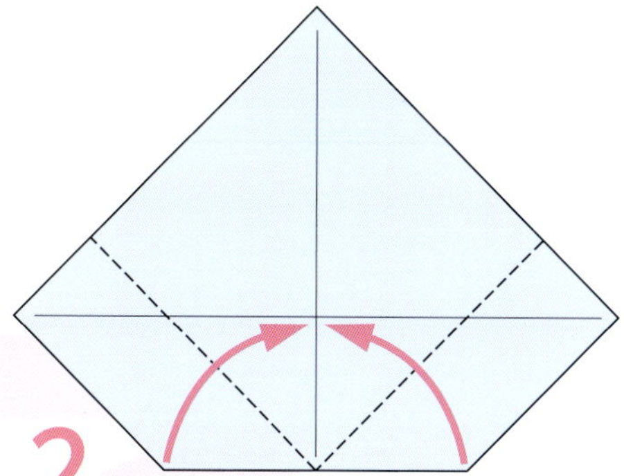

2 점선대로 앞으로 접어요.

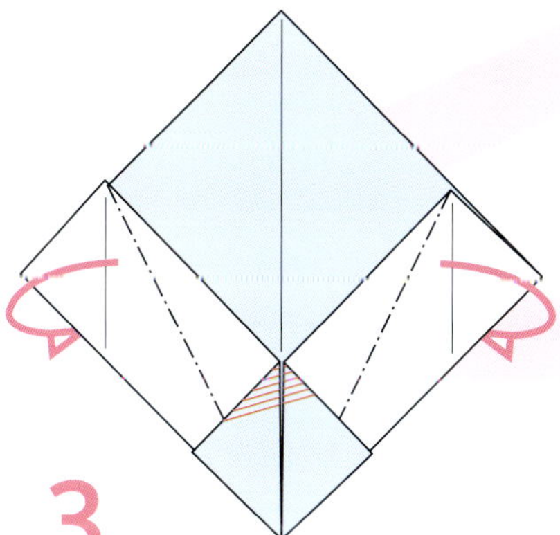

3 점선대로 뒤로 접어요.

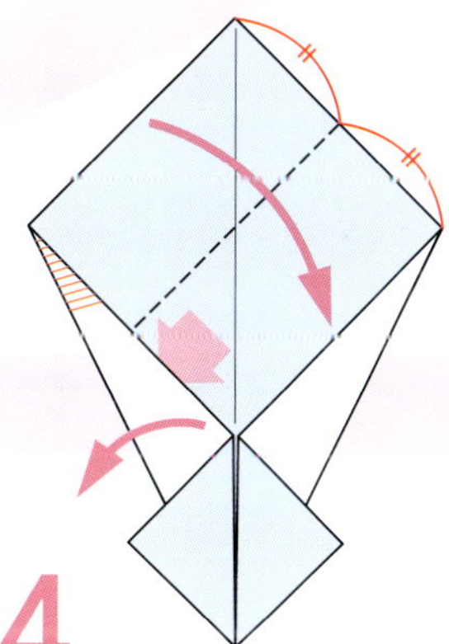

4 를 들어 올리며 위쪽을 반으로 접어요.

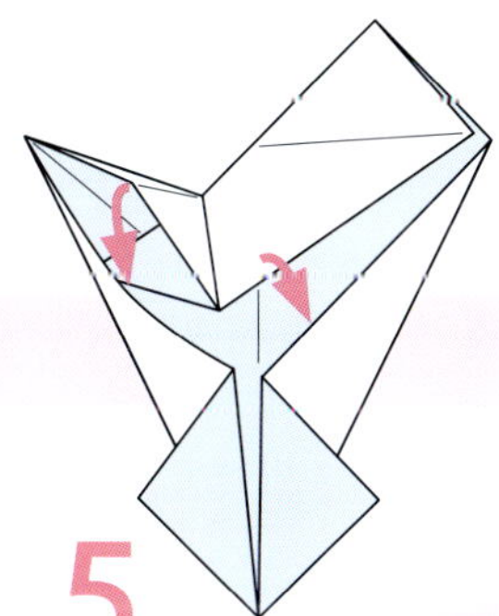

5 4를 접은 모습. 들어 올린 부분을 그대로 삼각형으로 눌러 접어요.

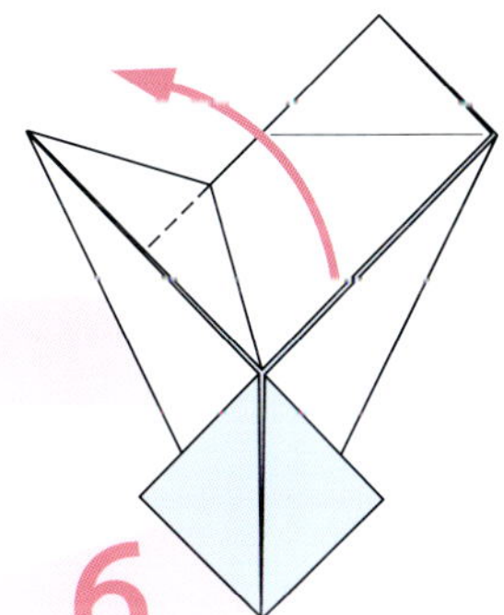

6 그림처럼 위로 펼쳐요.

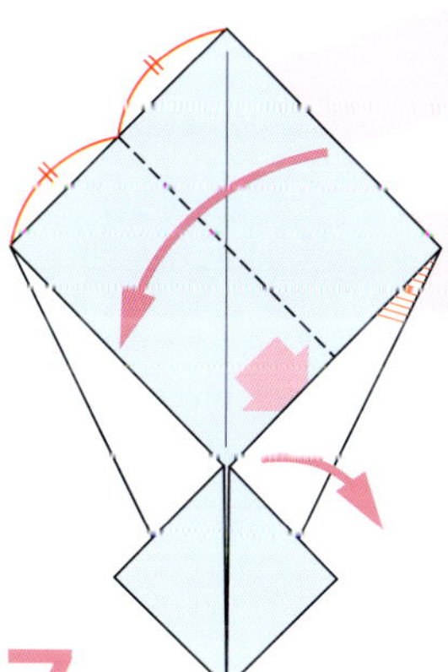

7 오른쪽도 4~5와 똑같이 접어요.

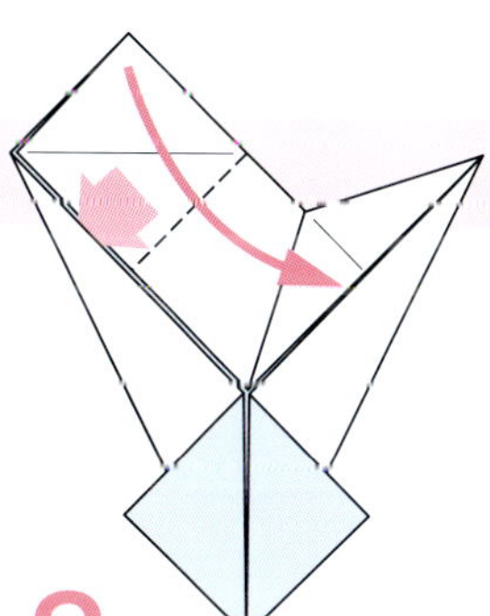

8 에 손가락을 넣어 4에서 접은 선을 따라 다시 왼쪽을 접어요.

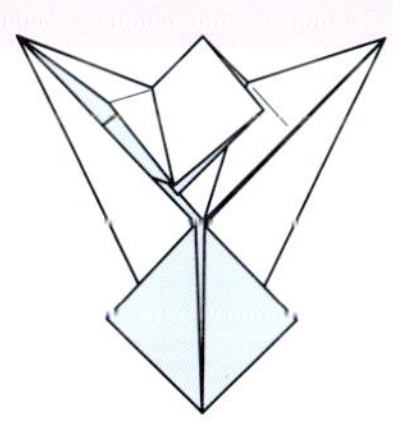

8을 접은 모습.

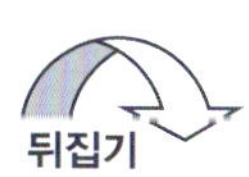

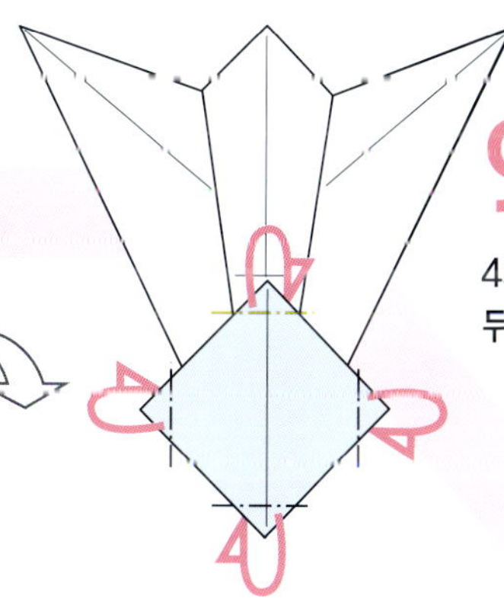

9 4개의 모서리를 뒤로 접어요.

완성

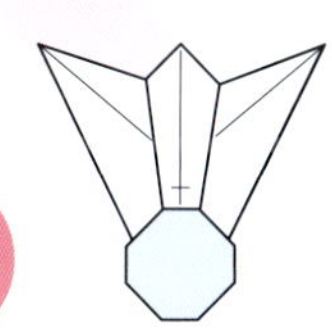

팽이

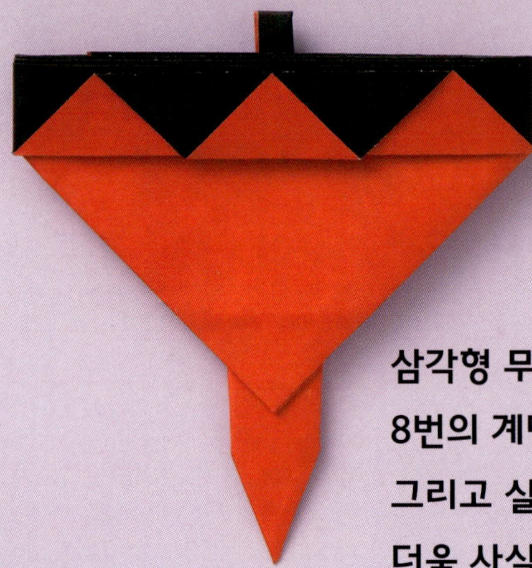

삼각형 무늬가 가지런해 멋스러워요.
8번의 계단 접기로 팽이의 입체감을 살렸어요.
그리고 실제 팽이처럼 끝을 뾰족하게 만들면
더욱 사실적으로 보이겠죠?

※사진은 양면 색종이로 접었어요.

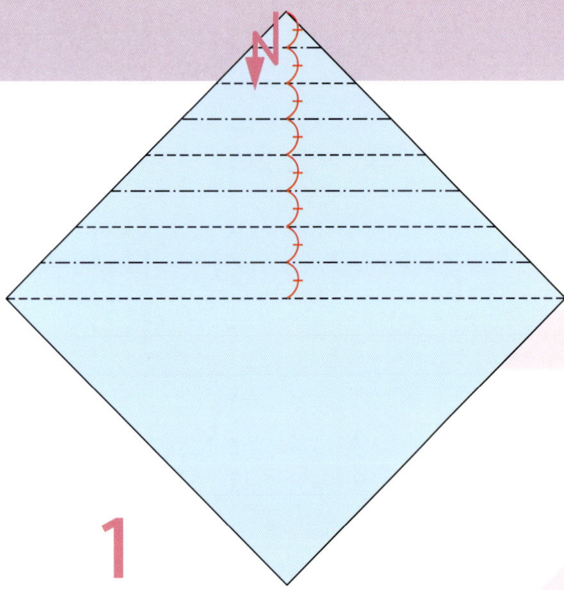

1

그림처럼 8등분으로 나누어
계단 접기 해요.

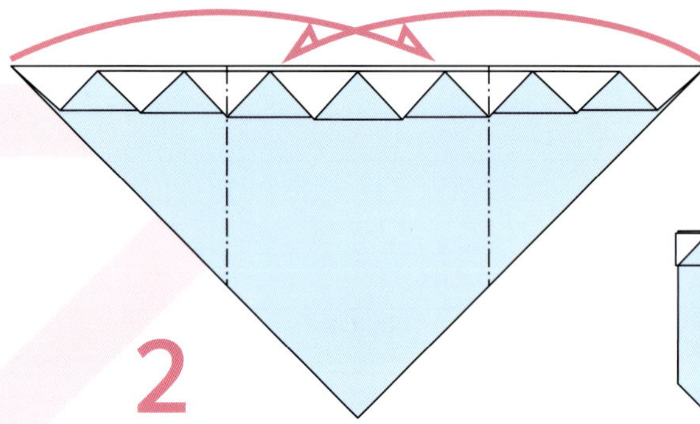

2

점선대로 뒤로 접어요.

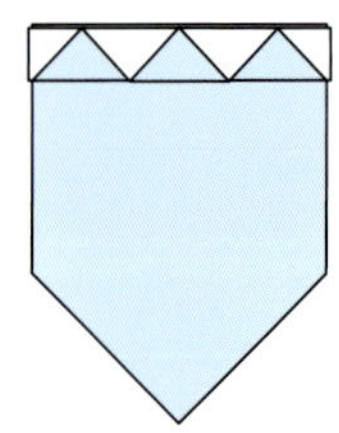

2를 접은 모습.

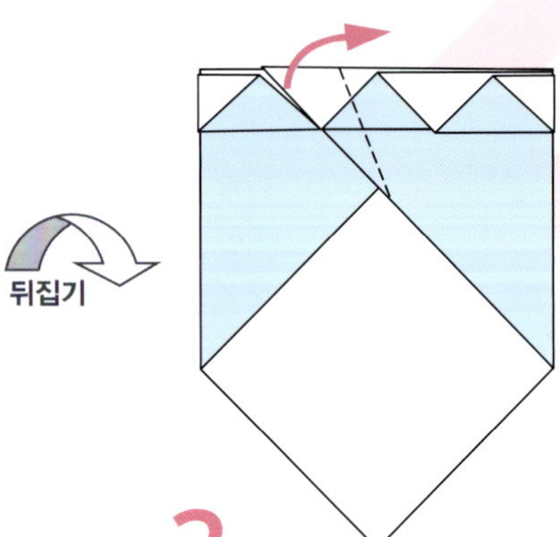

3

그림처럼 비스듬히 접어요.

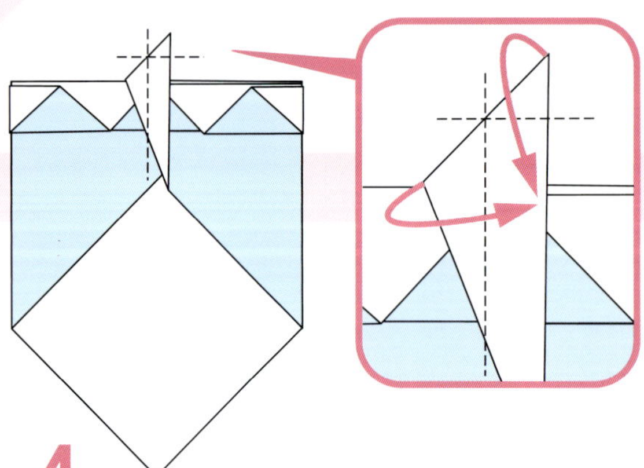

4

팽이의 축이 될 부분을
그림처럼 접어요.

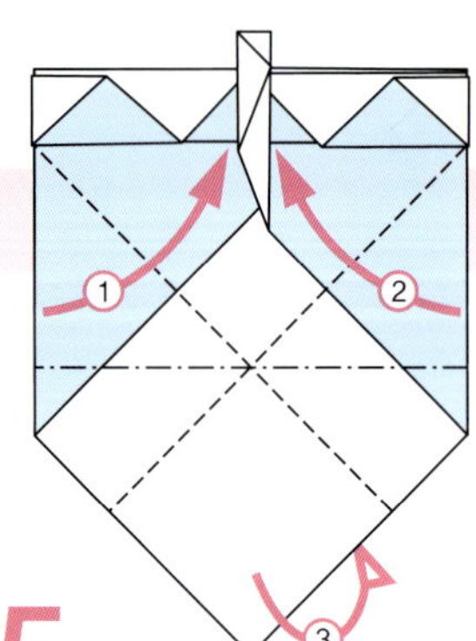

5

차례대로 접어
접는 선을 만들어요.

매화

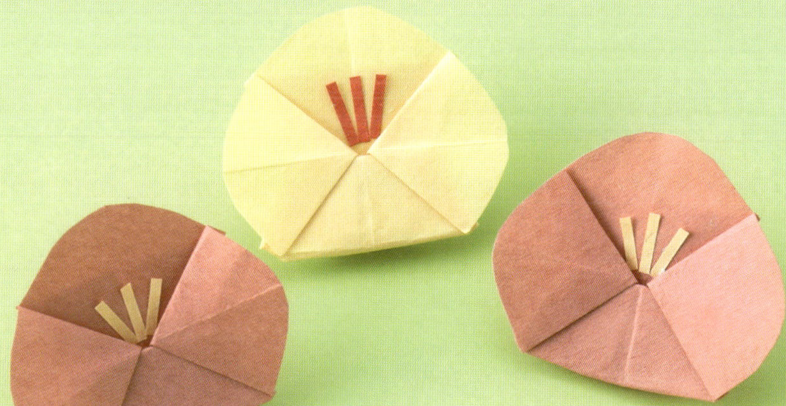

동글동글한 꽃 모양이 참 귀여운 작품이에요. 작은 종이 조각을 오려서 꽃술을 붙여 보세요.

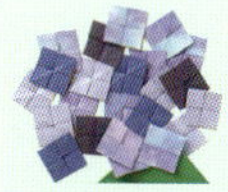

수국
(32쪽)의 2까지 접어요.

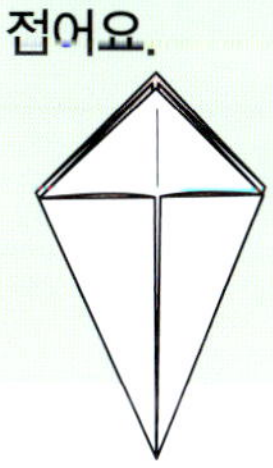

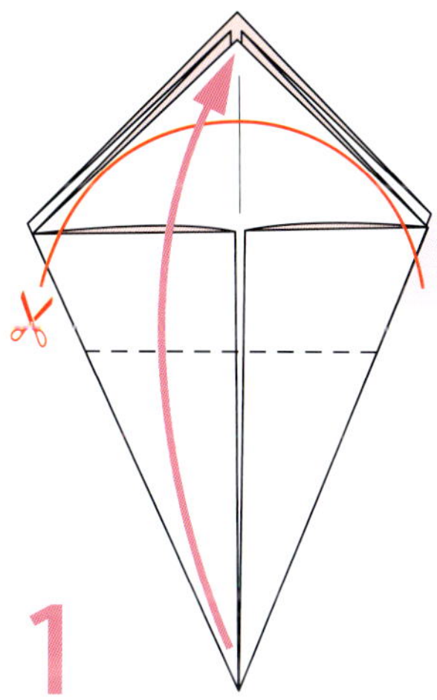

1

위를 가위로 둥글게 자른 뒤, 점선대로 위로 올려 접어요.

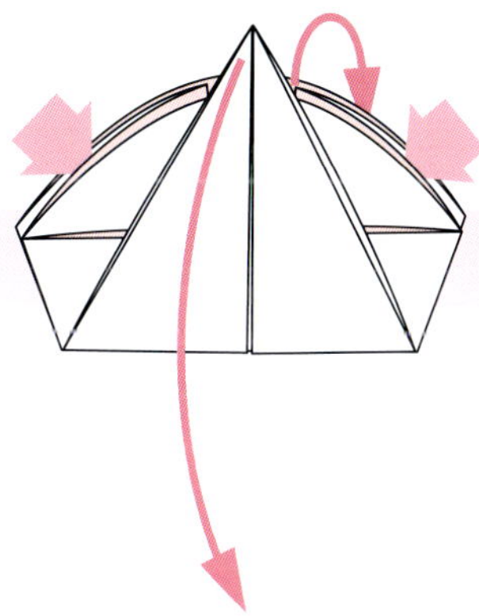

2

➡에 손가락을 넣어 꽃잎을 펼치며 눌러 접어요.

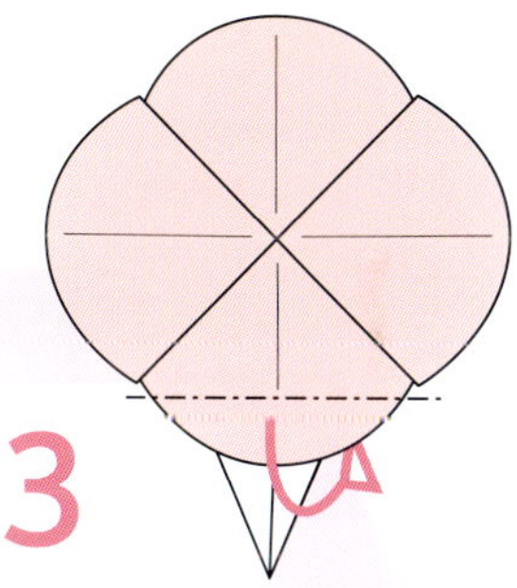

3

펼치면서 눌러 접고, 아래쪽을 뒤로 접어요.

꽃술을 붙여요.

완성

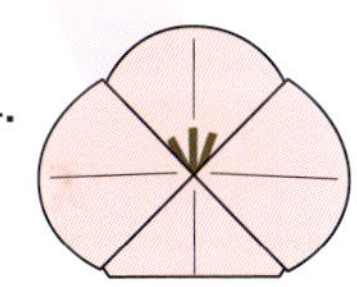

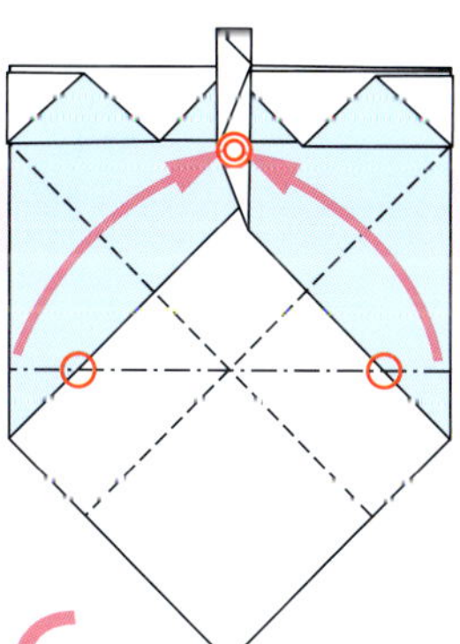

6

○를 ◎와 만나도록 눌러 접어요.

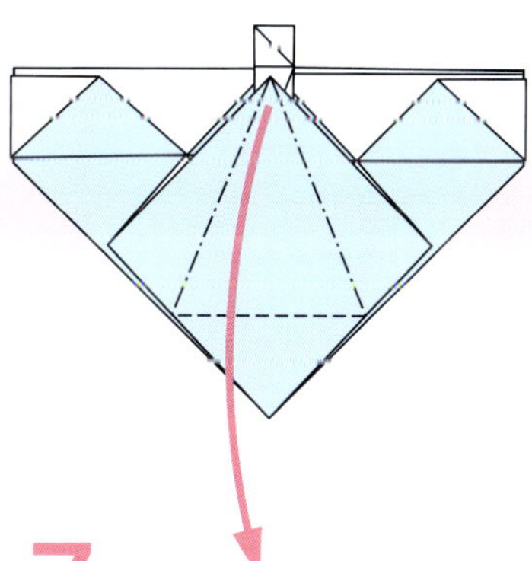

7

화살표 방향으로 펼쳐 마름모꼴로 눌러 접어요.

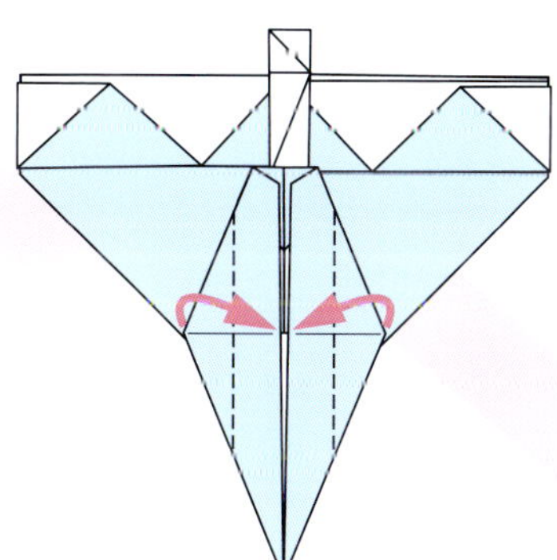

8

중심에 맞춰 접어요.

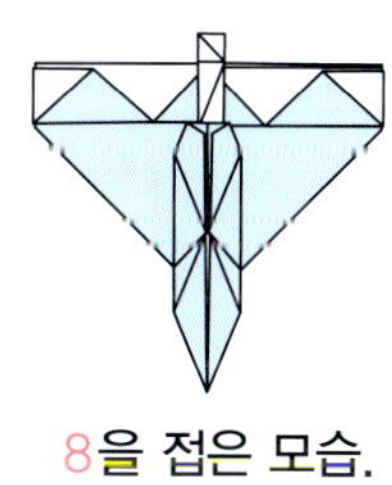

8을 접은 모습.

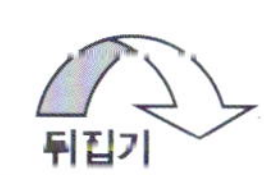

완성

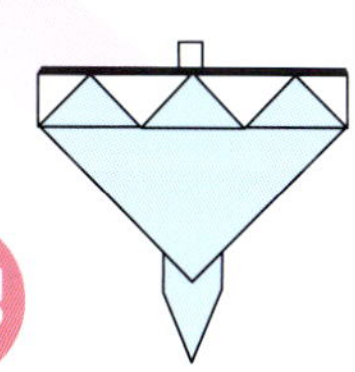

인형 옷

남자와 여자 인형 옷은 7번까지 접는 방법이 같아요. 종이에 새겨진 무늬에 따라 옷의 느낌이 달라요.

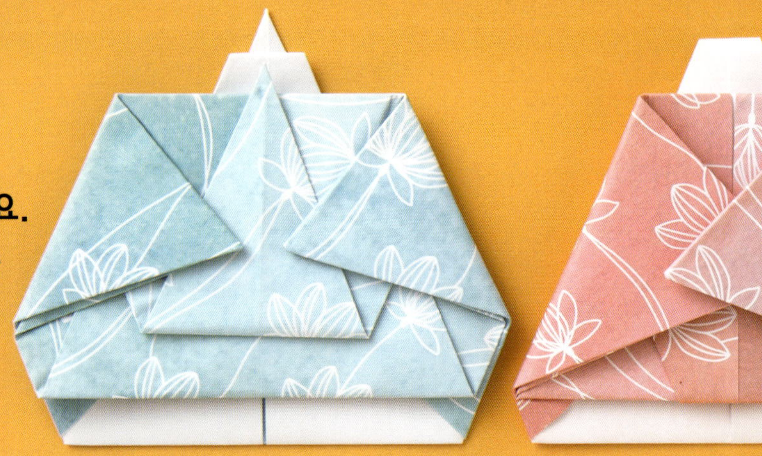

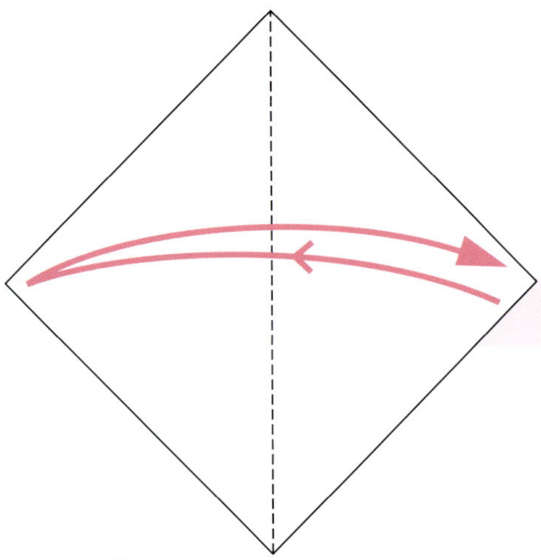

1 접는 선을 만들어요.

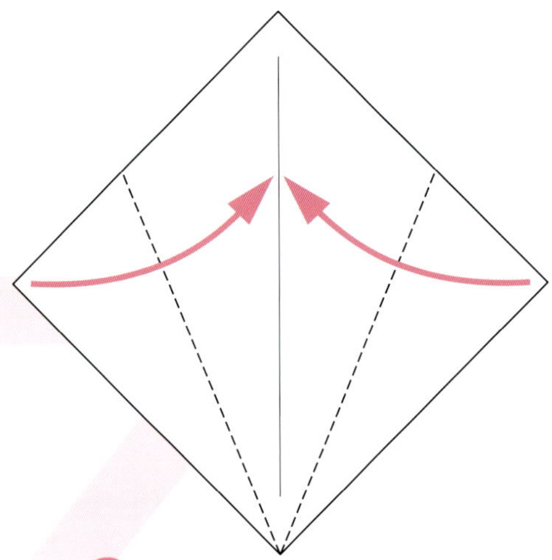

2 중심에 맞춰 접어요.

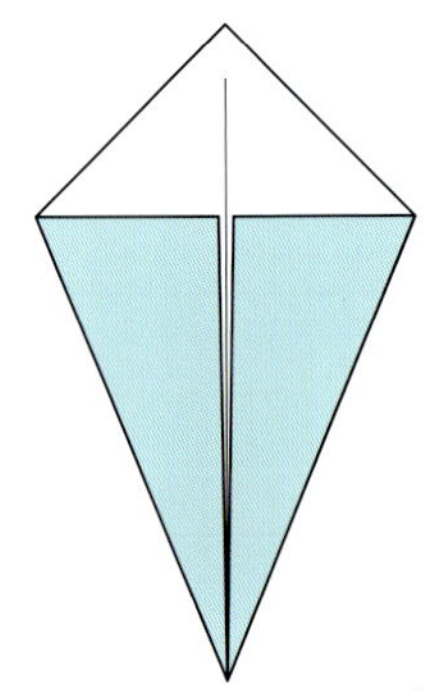

2를 접은 모습.

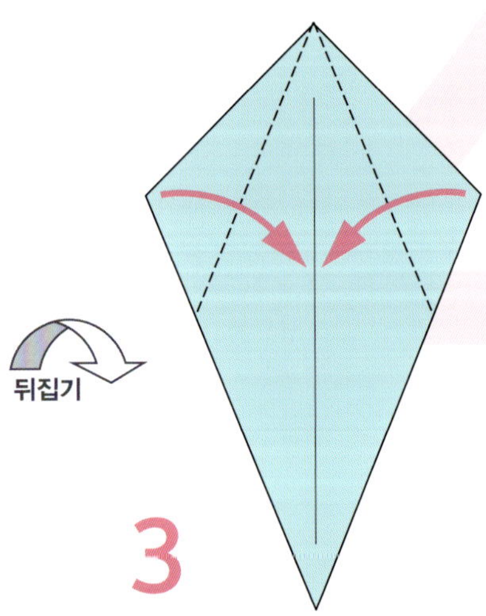

3 중심에 맞춰 접어요.

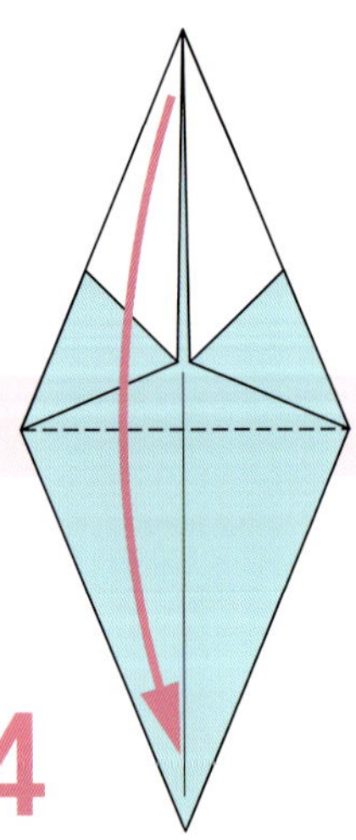

4 반으로 접어요.

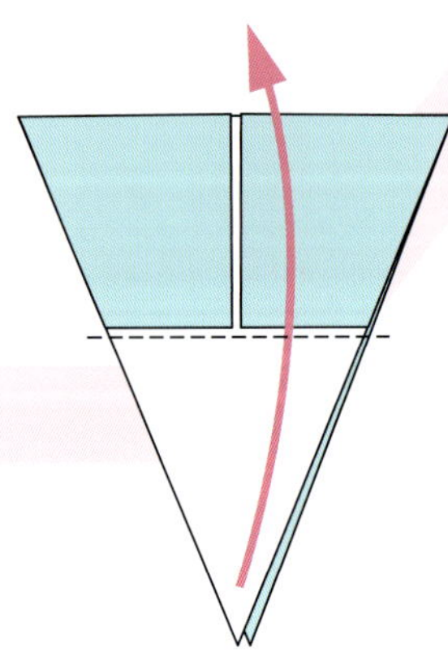

5 앞장만 위로 접어요.

5를 접은 모습.

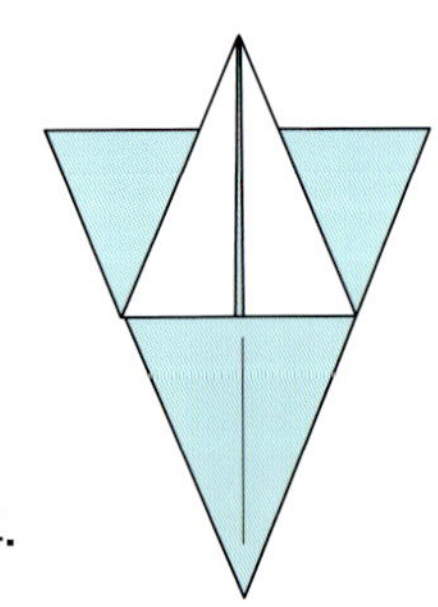

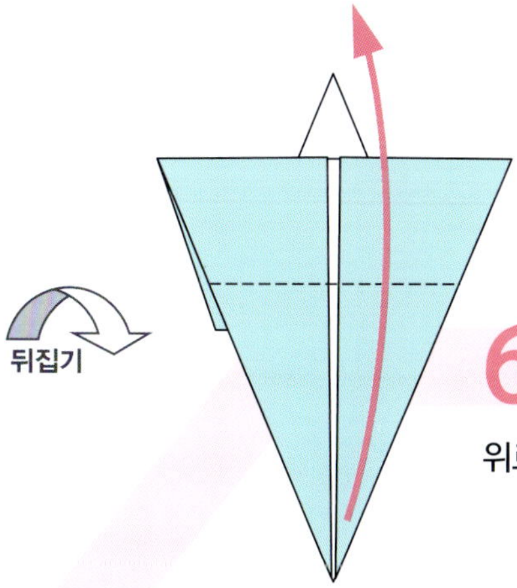

6

위로 접어요.

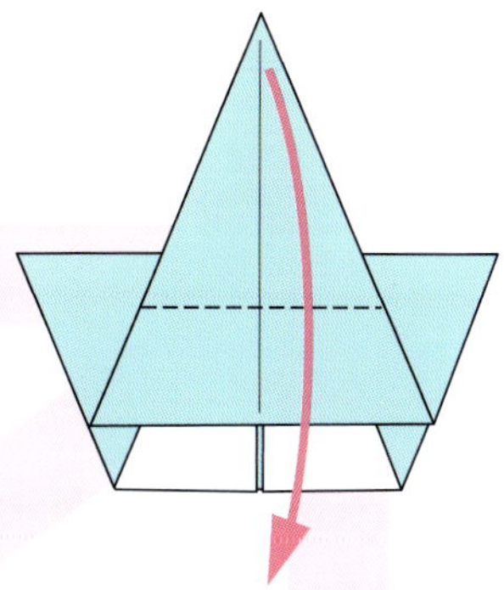

7

아래로 접어요.

남자 인형 옷

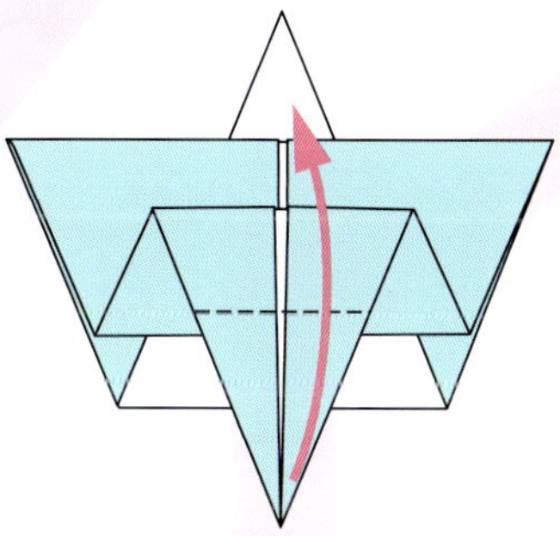

8

위로 접어요.

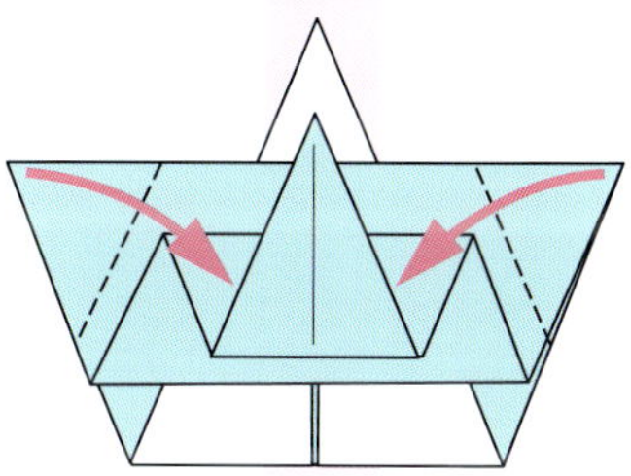

9

점선대로
앞으로 접어요.

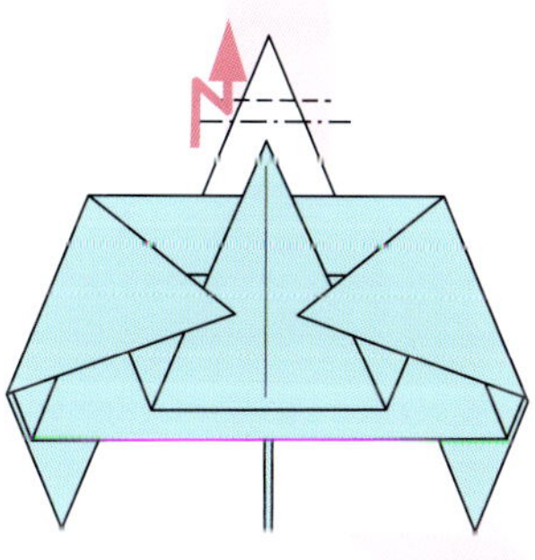

10

머리를 계단 접기 해요.

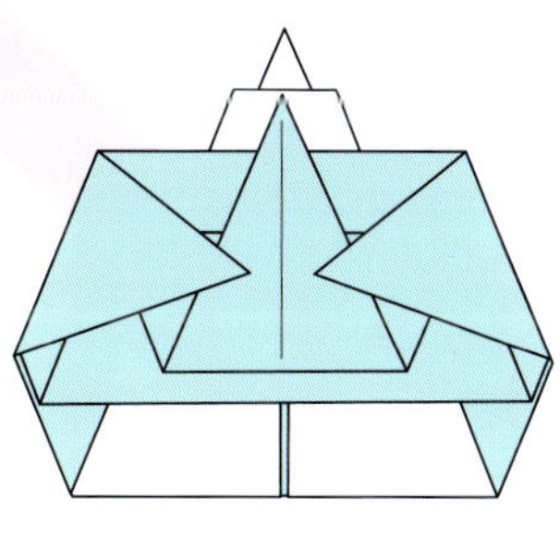

완성

여자 인형 옷

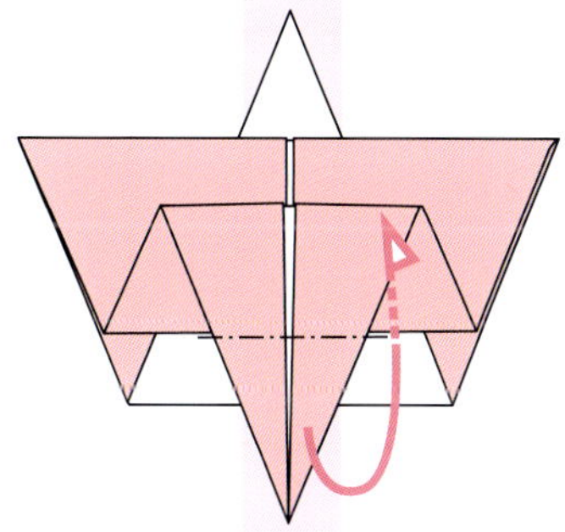

8

뒤로 접어요.

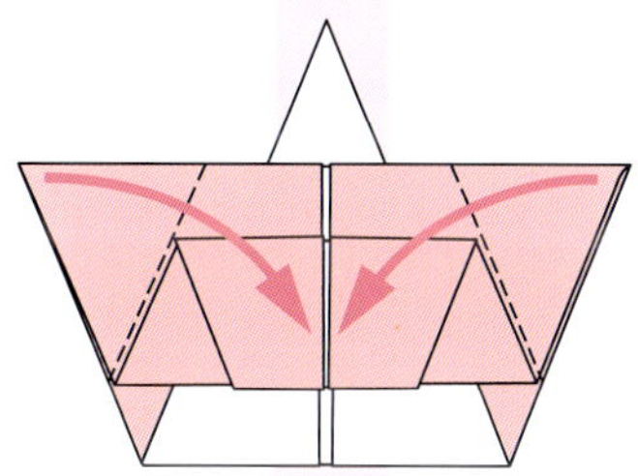

9

점선대로
앞으로 접어요.

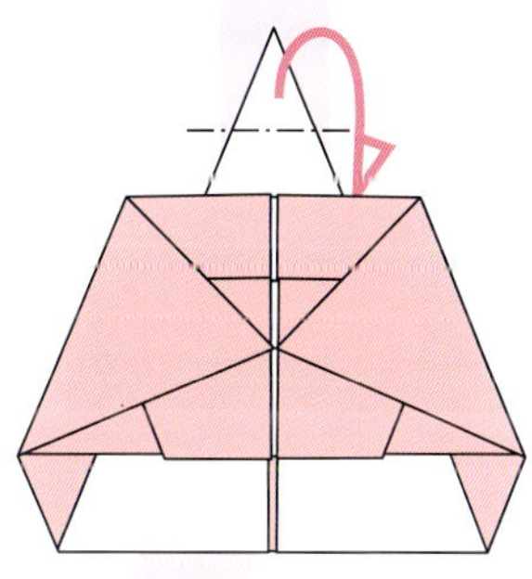

10

머리를 산 접기 해요.

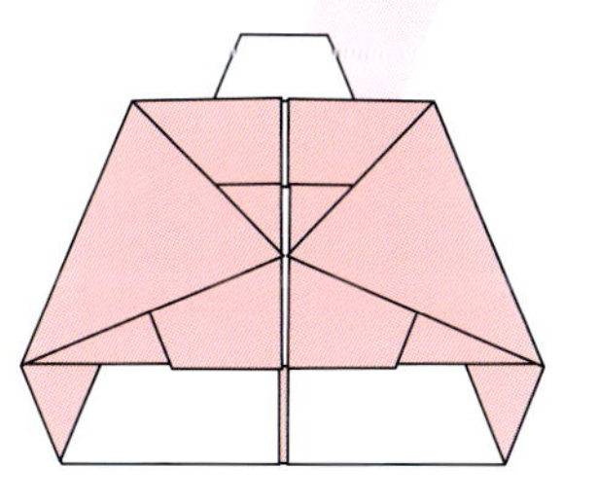

완성

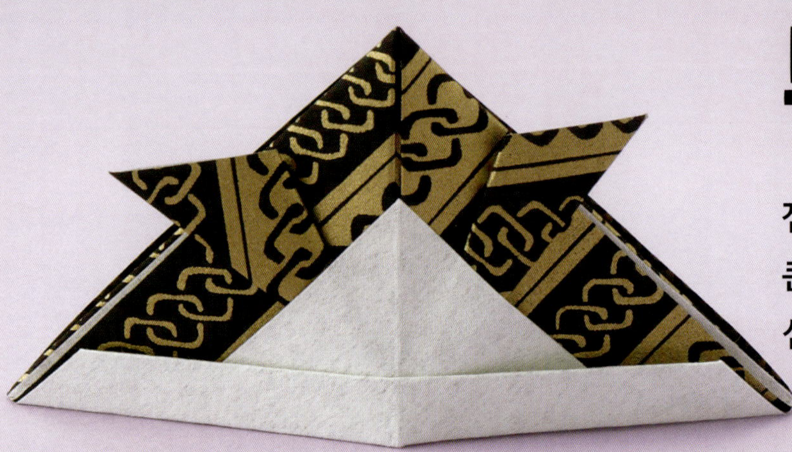

투구

전통적으로 내려오는 종이접기예요.
큰 종이로 접어 아이들 머리에 씌워 주세요.
신나게 뛰어놀며 즐거워할 거예요.

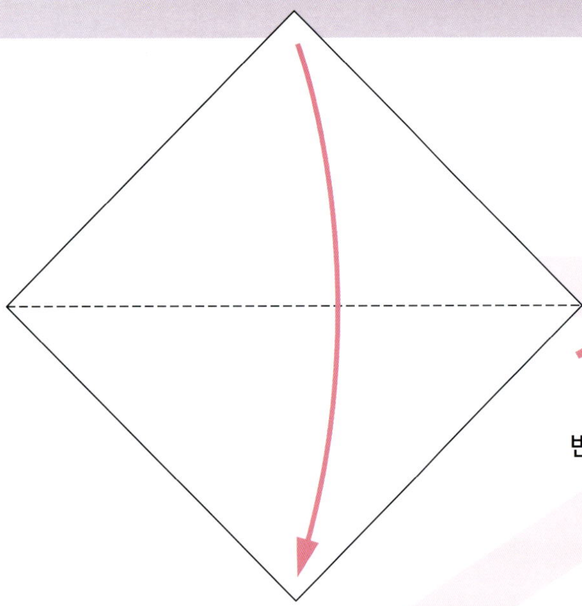

1
반으로 접어요.

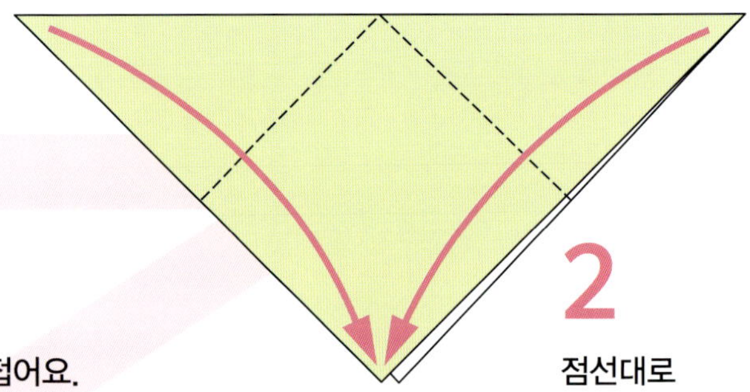

2
점선대로
앞으로 접어요.

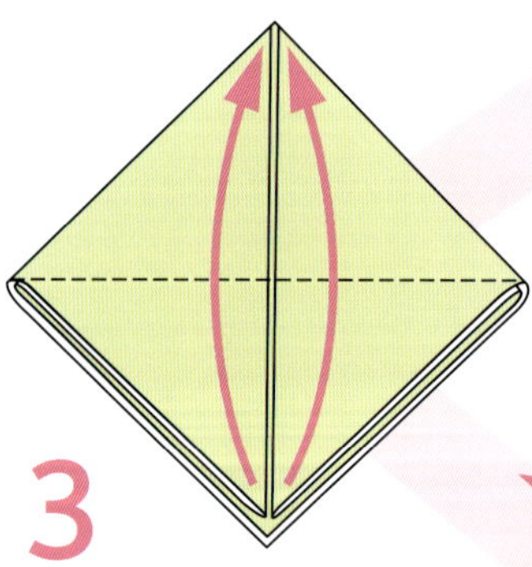

3
앞장만 위로 접어요.

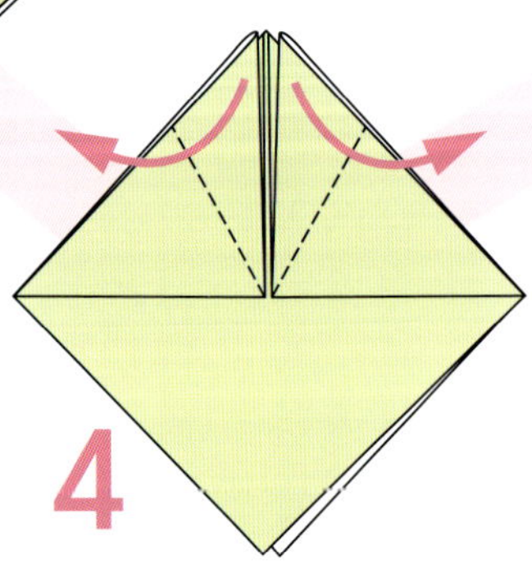

4
점선대로 비스듬히
접어요.

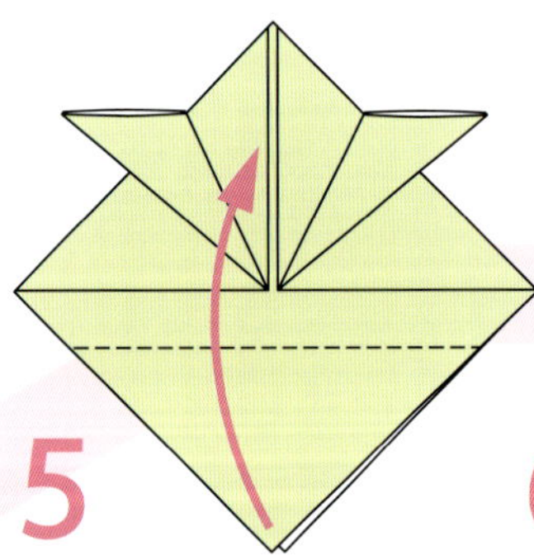

5
앞장만 위로 접어요.

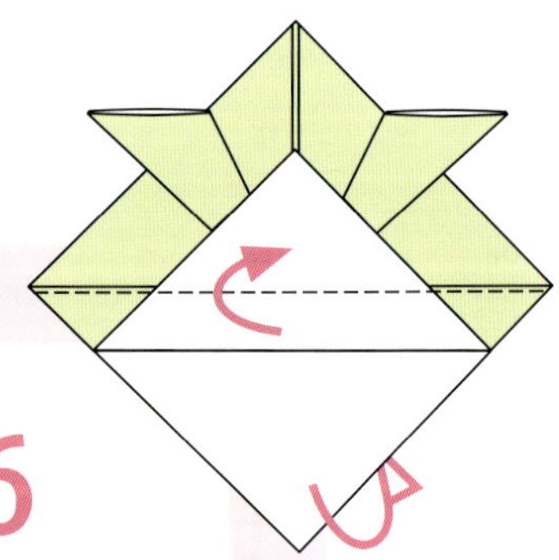

6
앞장은 위로 접고,
뒷장은 뒤로 접어요.

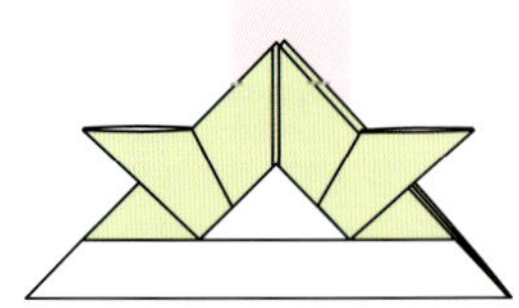

완성

잉어

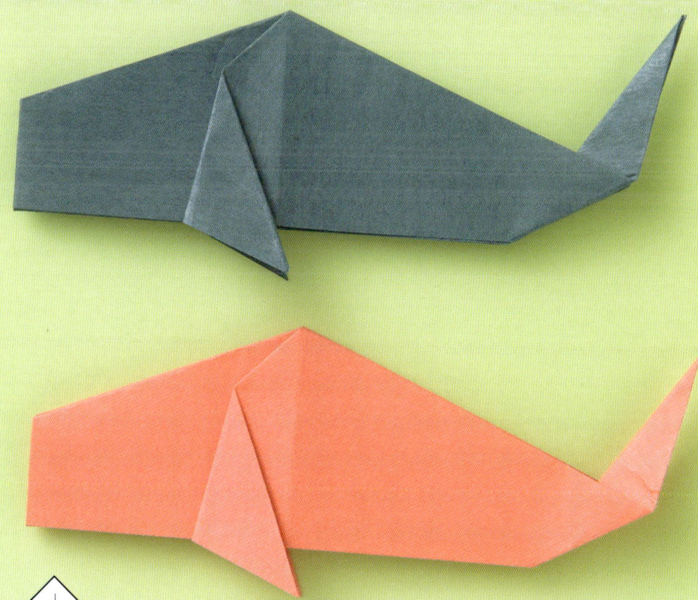

커다란 가슴지느러미와
위로 솟은 꼬리지느러미가
힘차게 헤엄치는 잉어 같아요.

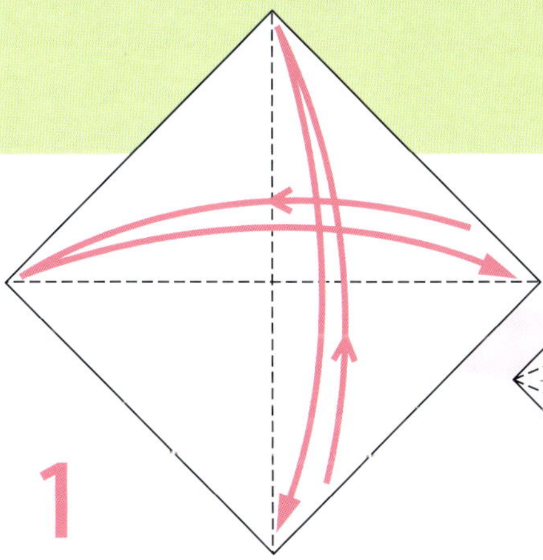

1
접는 선을 만들어요.

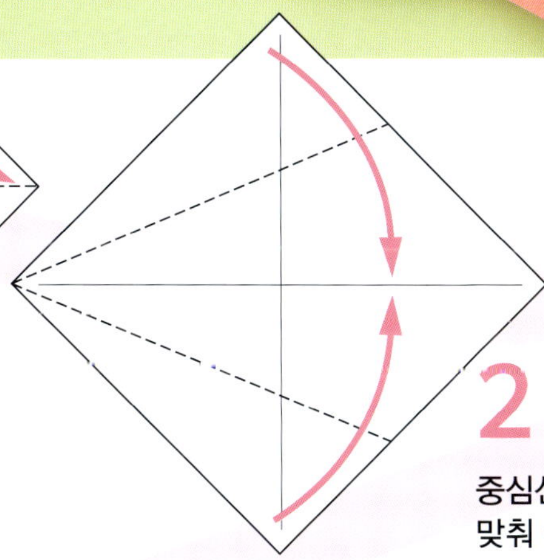

2
중심선에
맞춰 접어요.

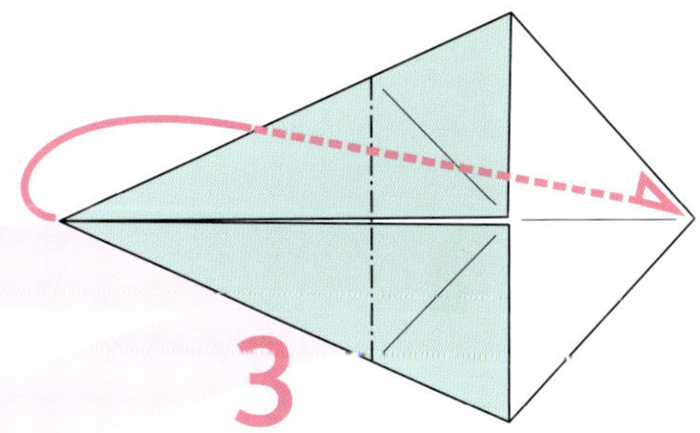

3
오른쪽으로 접어요.

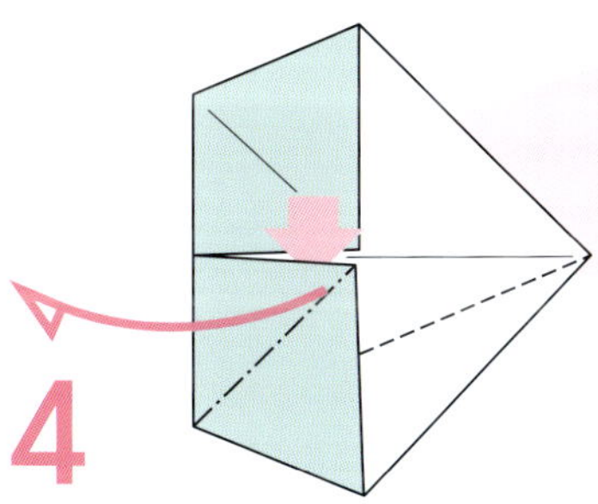

4
에 손가락을 넣어
펼치면서 눌러 접어요.

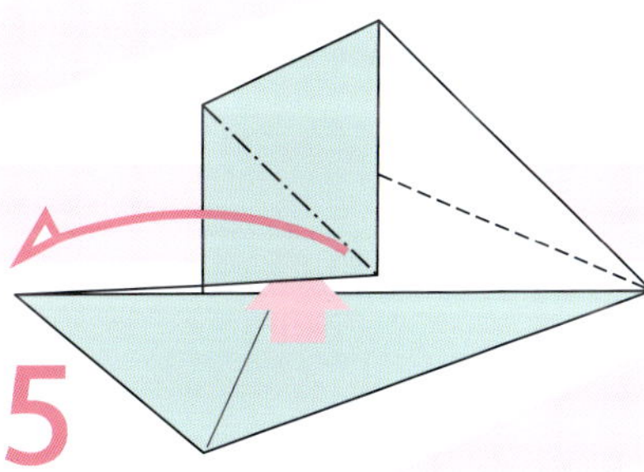

5
위쪽도 똑같이 접어요.

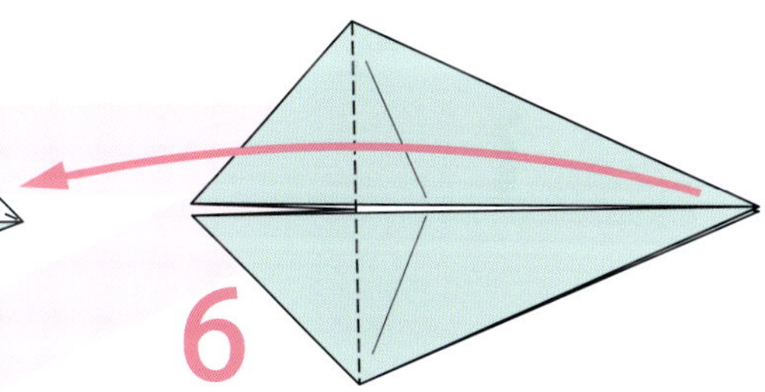

6
앞장만 왼쪽으로 접어요.

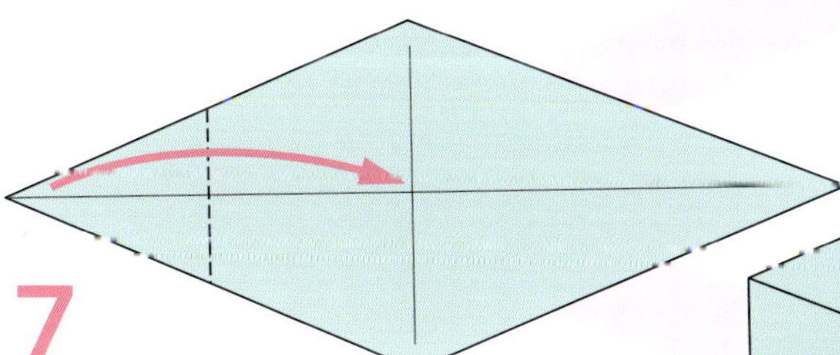

7
오른쪽으로 접어요.

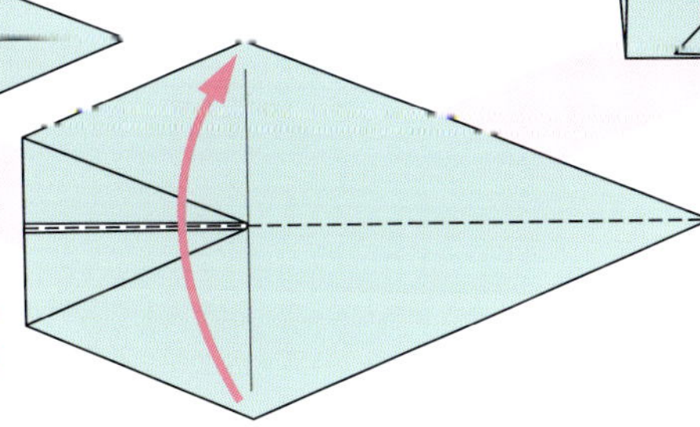

8
반으로 접어요.

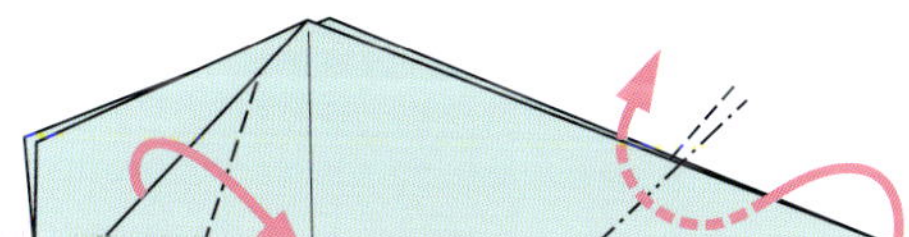

9
비스듬히 접어
가슴지느러미를 만들고,
넣어 접기 해서 꼬리를
만들어요.

완성

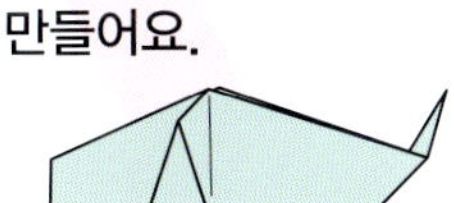

잘 접는 방법

종이접기를 잘할 수 있는
요령이나 기술을 소개합니다.

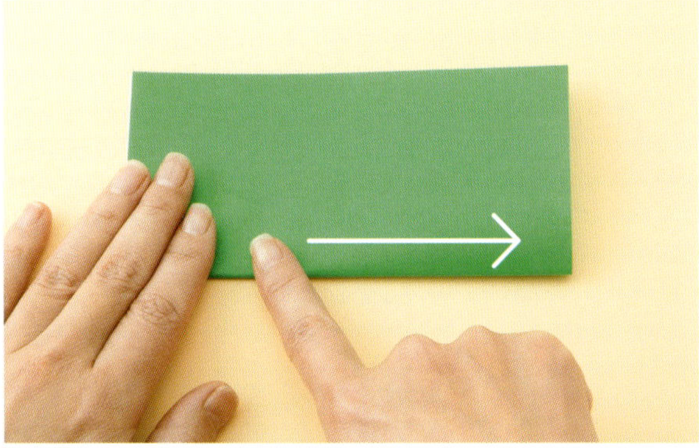

접는 선을 선명하게 하기

종이의 양 끝을 맞추고 접는 위치를 정한 다음, 손으로 쓱 하고 확실하게 눌러 주세요. 접힌 선이 선명하면 종이를 접을 때 좀 더 수월하고 모양도 예쁘게 잡혀요. 단, 종이를 누를 때 손이 미끄러지지 않게 주의하세요.

도구를 사용해서 접기

도구를 사용하면 더욱 완성도 있는 종이접기를 할 수 있어요. 가늘고 길쭉한 꼬챙이를 접힌 부분의 가장 안쪽까지 넣어 종이를 구김 없이 펼칠 수 있어요. 종이가 두껍거나 여러 겹으로 겹친 부분에는 미리 접는 선을 만드는 것이 좋아요. 그럴 땐 잉크 없는 볼펜을 사용해 접는 선을 확실하게 그어 주세요. 또 대나무 꼬챙이를 대고 살짝 접는 선을 만들어 주면 보다 쉽게 종이접기를 할 수 있어요.

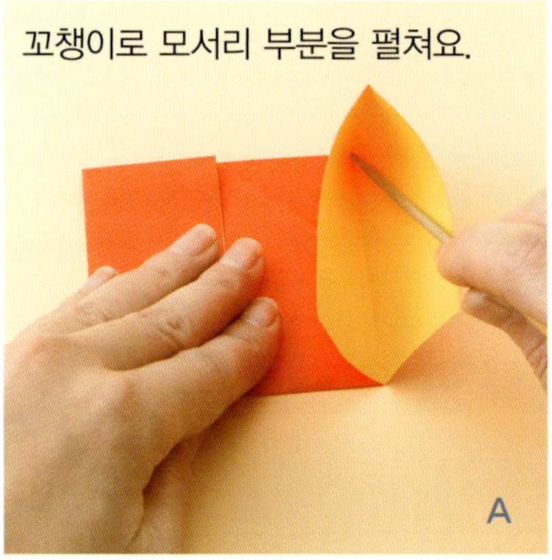

꼬챙이로 모서리 부분을 펼쳐요.

A

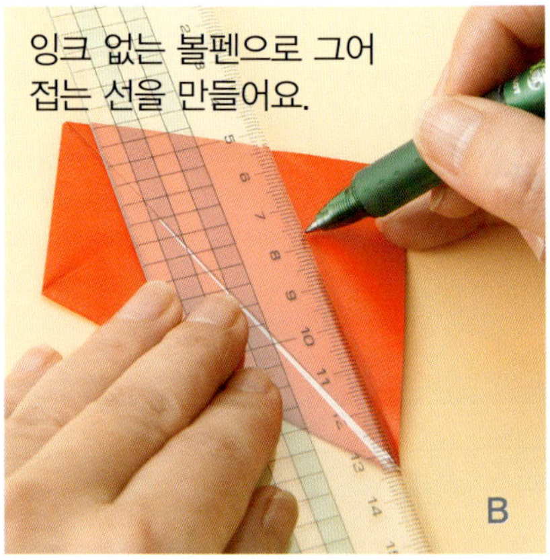

잉크 없는 볼펜으로 그어 접는 선을 만들어요.

B

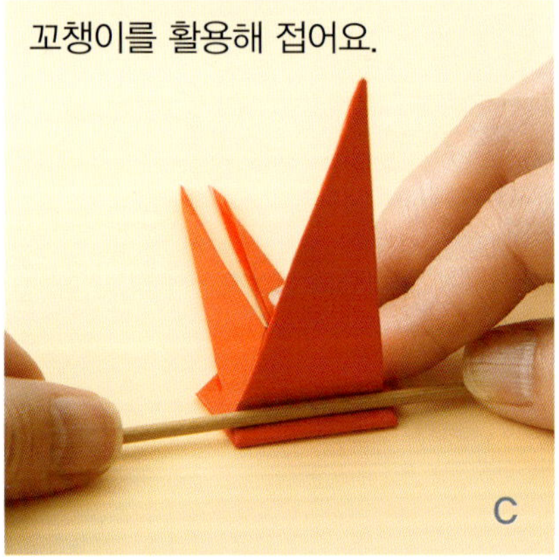

꼬챙이를 활용해 접어요.

C

끝까지 접지 않는 것도 한 방법!

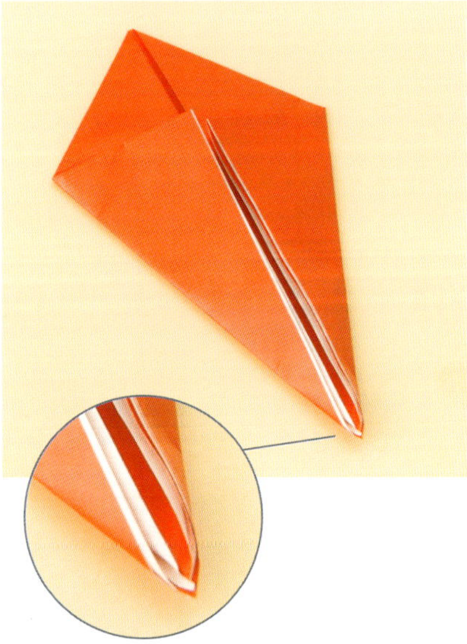

작품에 따라서는 끝까지 접지 않는 것도 하나의 요령이 될 수 있어요. '줄기'의 끝부분을 접을 때처럼요. 이 경우에는 일부러 여백을 남기고 끝부분의 접힌 선을 살짝 만들어 주는 것이 좋아요. 형태가 완성된 후 마지막에 접힌 선을 확실하게 눌러 주면 돼요. 이처럼 다양한 방법을 시도하다 보면 종이접기를 잘하는 방법을 익힐 수 있어요.

과자 접시

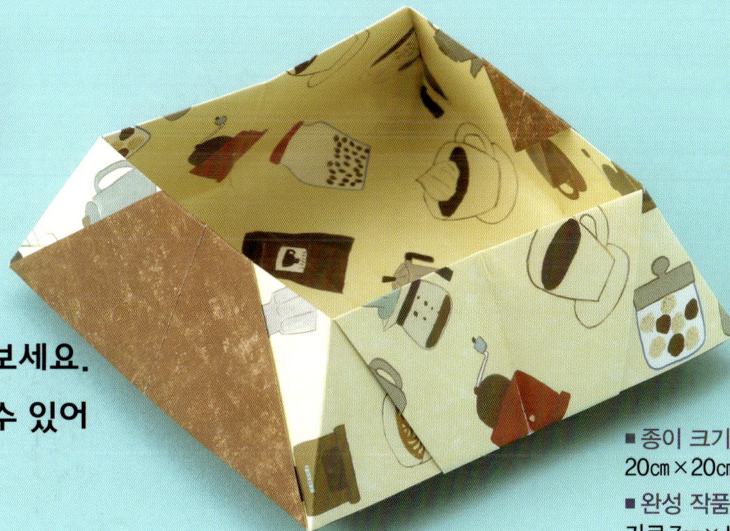

과자를 예쁜 종이 접시에 담아 보세요.
먹고 난 후에는 간단하게 버릴 수 있어
청소하기가 편리해요.

■ 종이 크기
20㎝×20㎝
■ 완성 작품
가로 7㎝×세로 7㎝×높이 3㎝

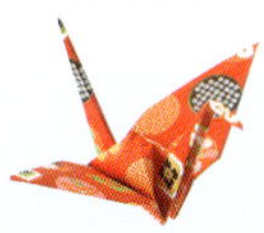

양면 색종이로
학 (18쪽)의
4까지 접어요.

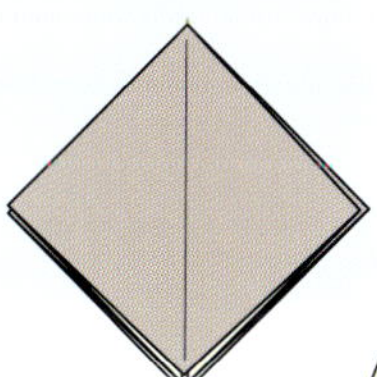

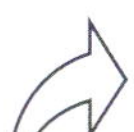

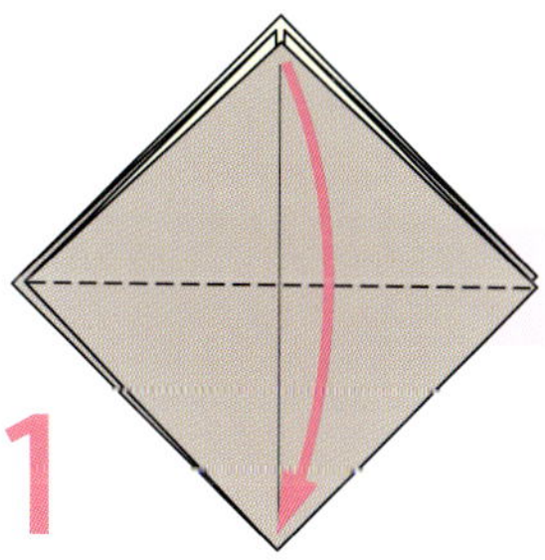

1 점선대로 앞장만 접어요.
뒷장도 똑같이 접어요.

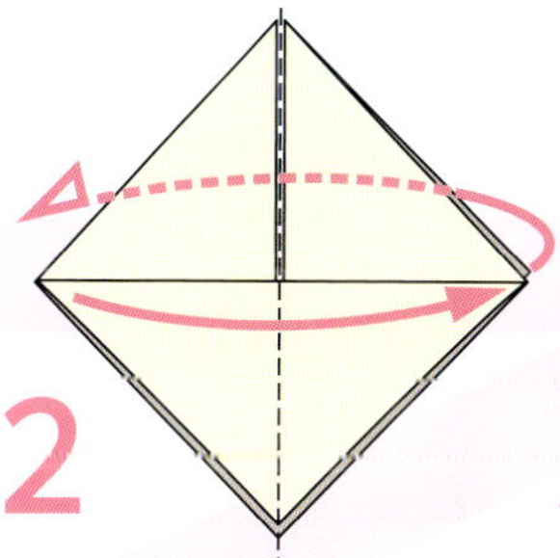

2 비껴 접기 해요.

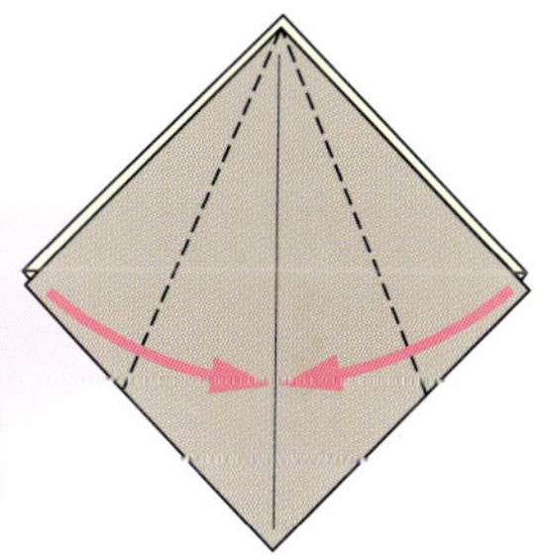

3 앞장만 중심에 맞춰 접어요.
9까지 뒷장도 똑같이 접어요.

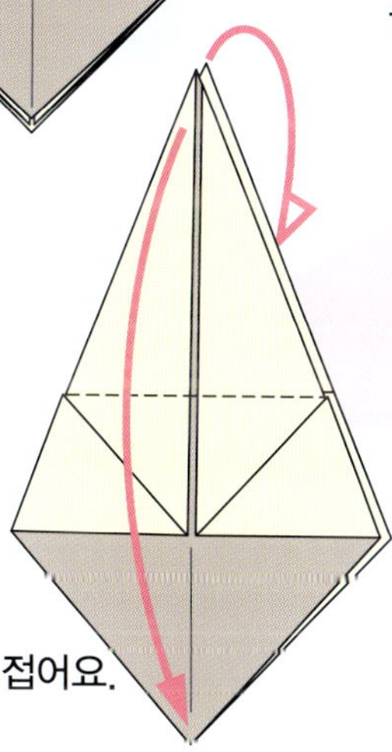

4 아래로 접어요.

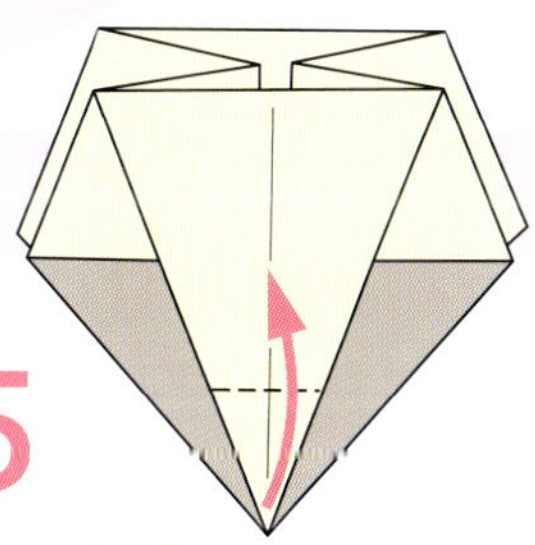

5 위로 접어요.

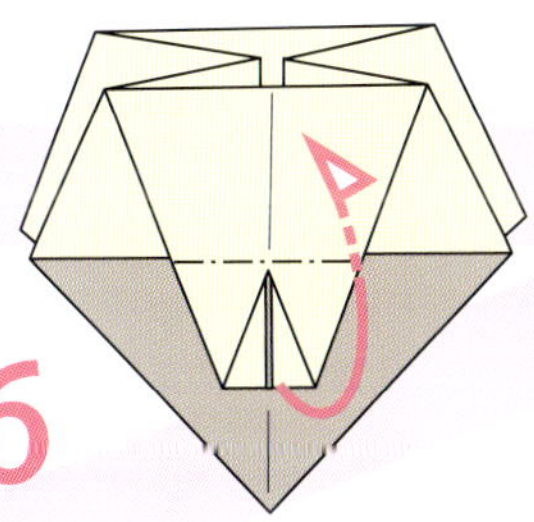

6 점선대로 안으로
넣어 접어요.

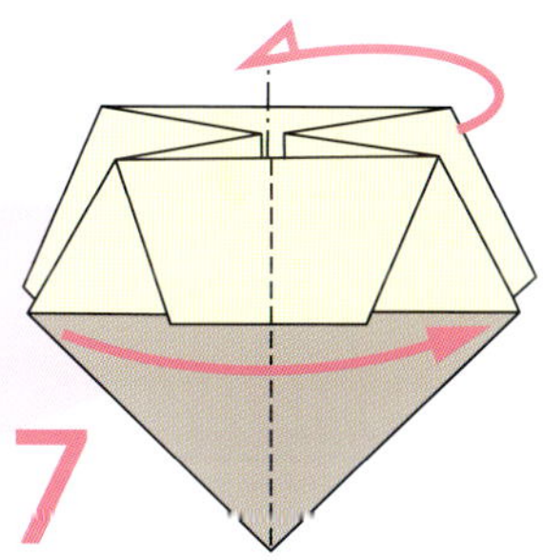

7 비껴 접기 해요.

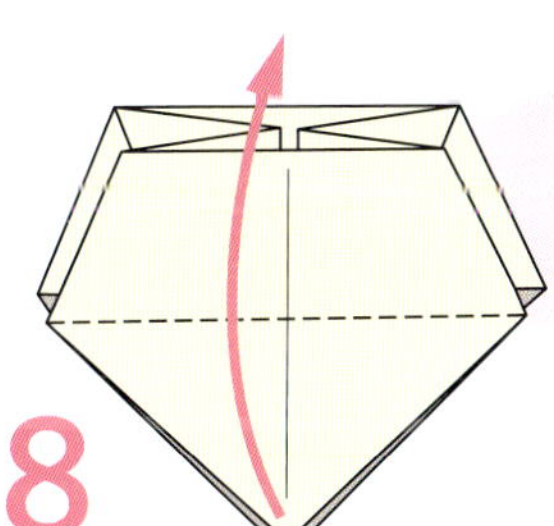

8 앞장 1장만 위로 접어요.

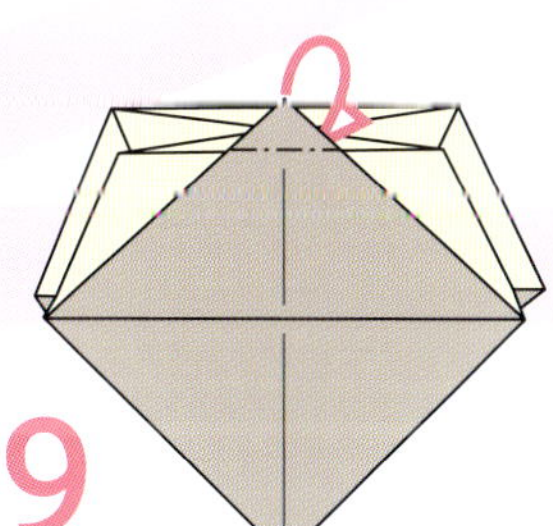

9 튀어나온 부분을 안으로 넣어 접어요.

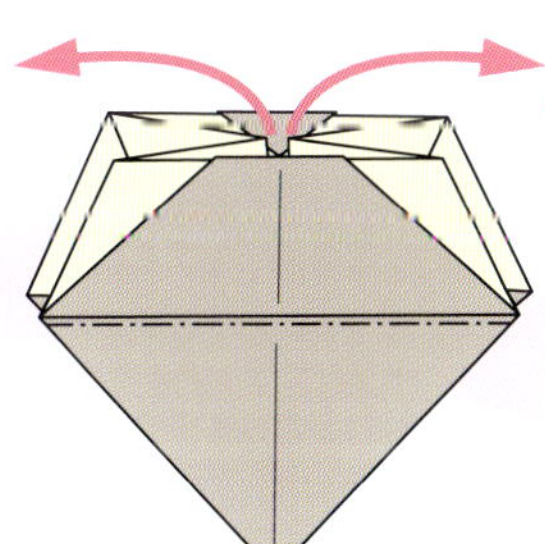

10 아래쪽 삼각형 부분은
누르면서 바닥을 만들고,
안쪽을 넓히면서 모양을
잡아요.

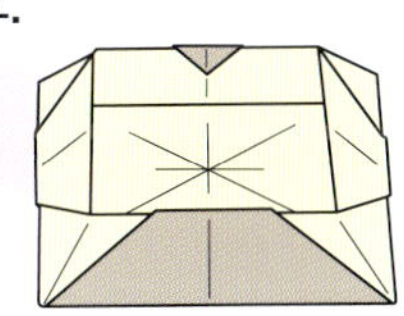

완성

꽃 접시

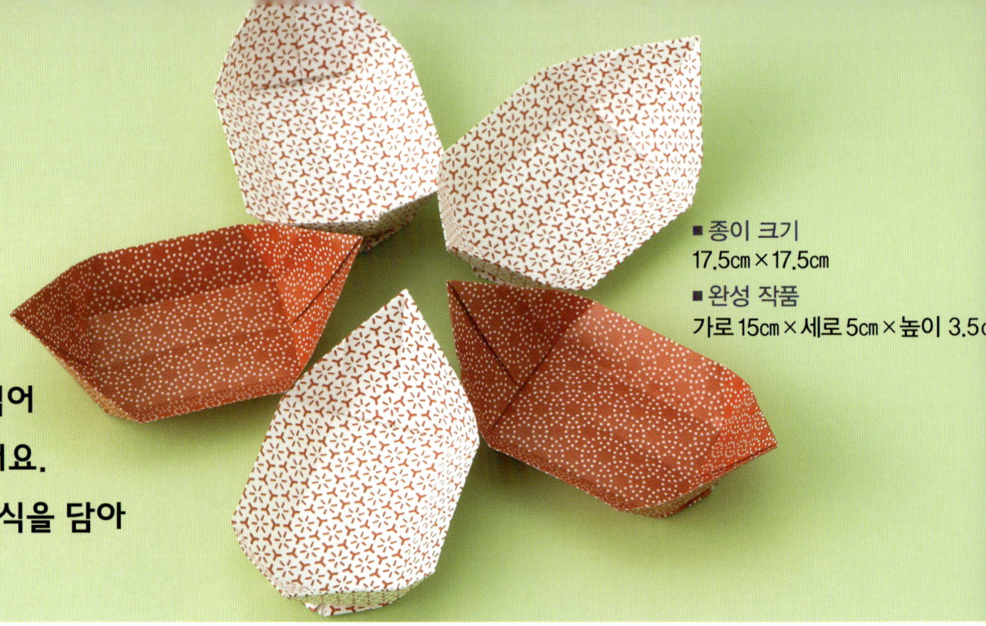

■ 종이 크기
17.5㎝×17.5㎝
■ 완성 작품
가로 15㎝×세로 5㎝×높이 3.5c

전통적인 종이배를 5개 접어 벚꽃처럼 예쁘게 만들었어요. 과자나 사탕 등 간단한 간식을 담아 사용해 보세요.

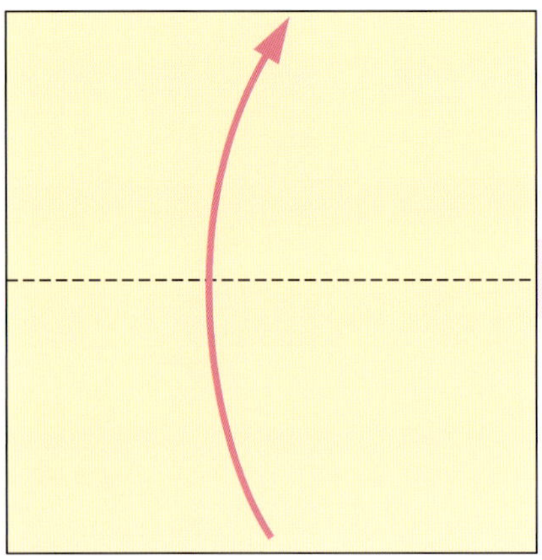

1 반으로 접어요.

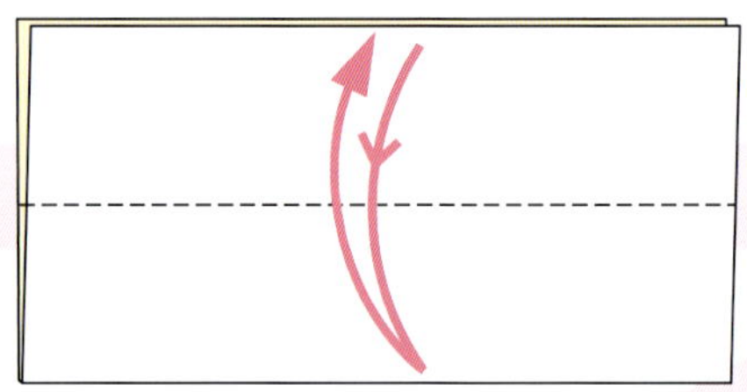

2 접는 선을 만들어요.

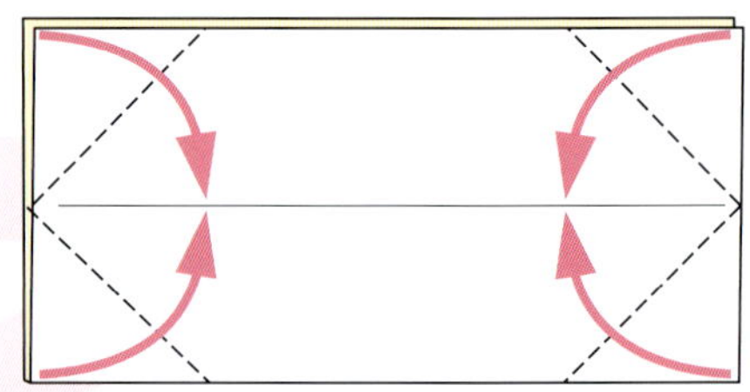

3 앞으로 접어요.
위는 앞장만 접어요.

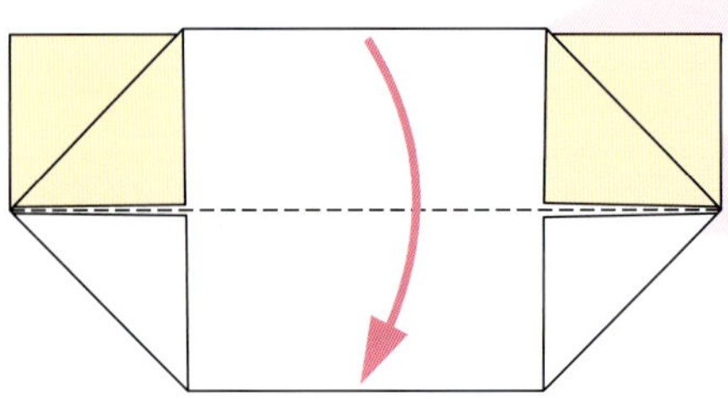

4 앞장만
아래로 접어요.

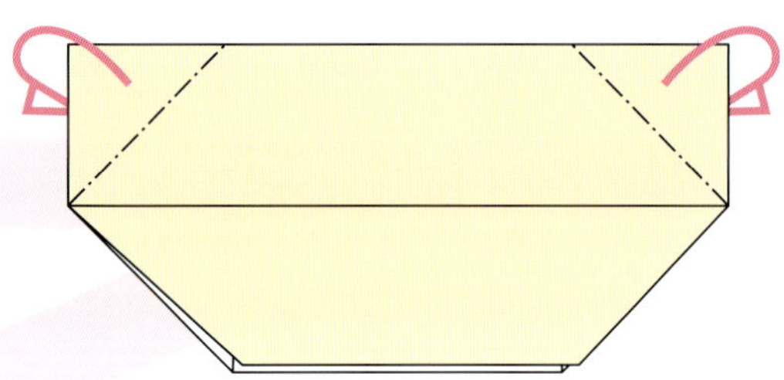

5 뒤로 접어요.

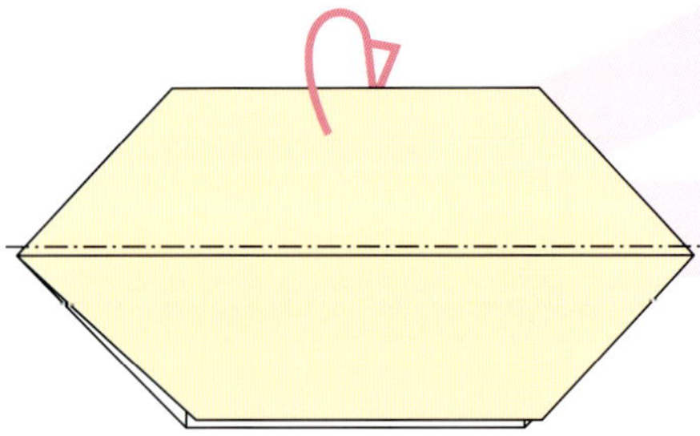

6 뒤로 접어요.

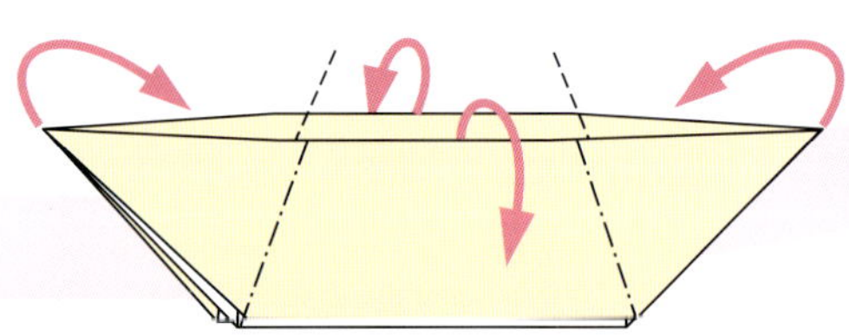

7 사이를 벌리면서 좌우를 안쪽으로
눌러 접어 육각형으로 만들어요.

간단한 젓가락집

다채로운 무늬와 색상을 조합한 젓가락집으로 식탁을 더욱 풍성하게 만들어 보세요.

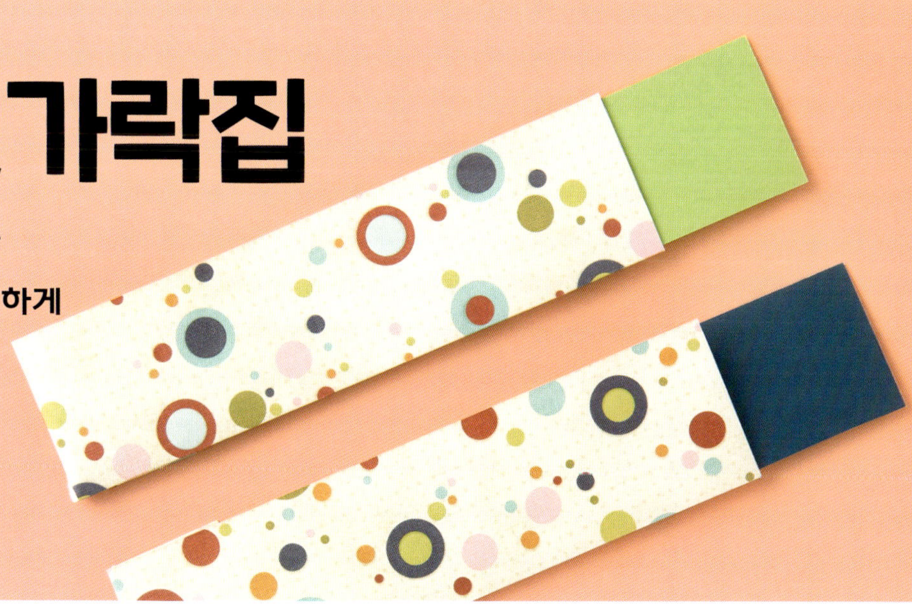

■ 종이 크기
겉봉투 가로 12㎝ × 세로 18㎝
속지 가로 4㎝ × 세로 18㎝
■ 완성 작품
가로 4㎝ × 세로 18㎝

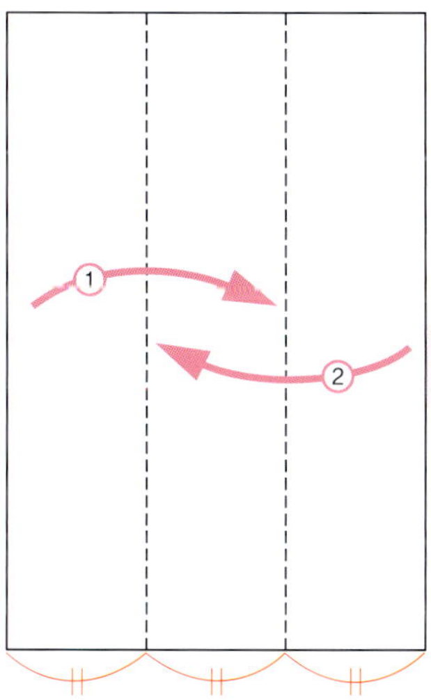

1 종이를 3등분해 차례대로 접어요.

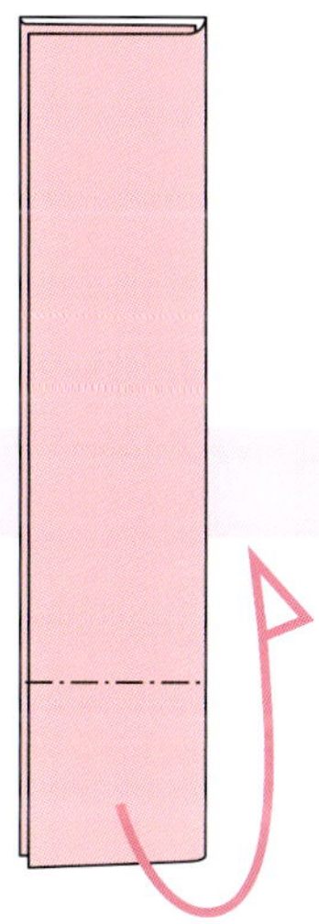

2 아래에서 3㎝ 정도 뒤로 접어요.

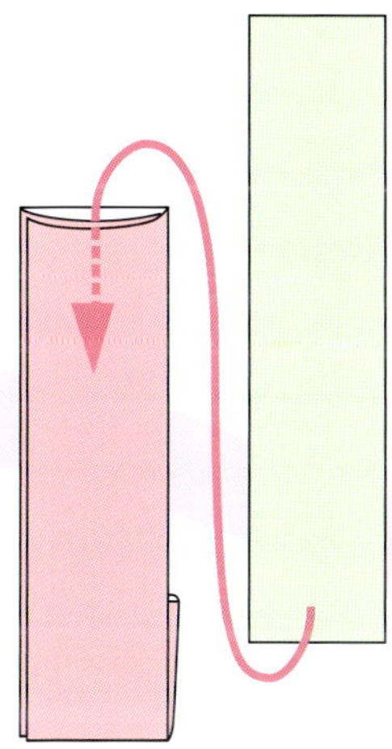

3 무늬 없는 종이를 잘라 끼워 넣어요.

완성

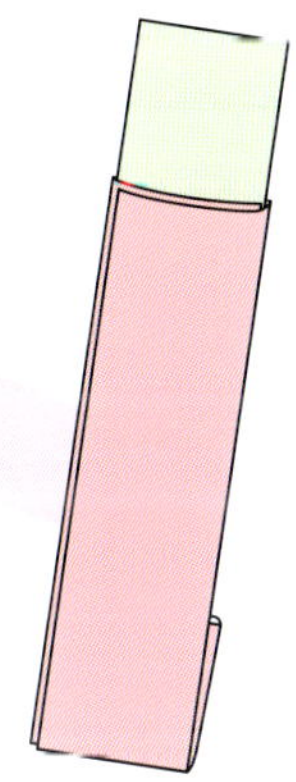

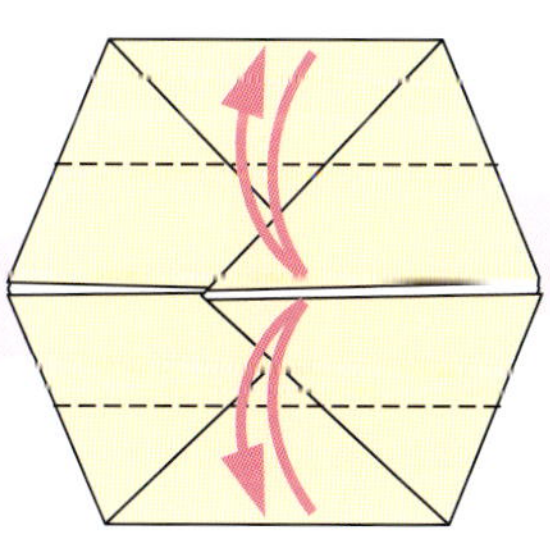

8 접는 선을 만들어요.

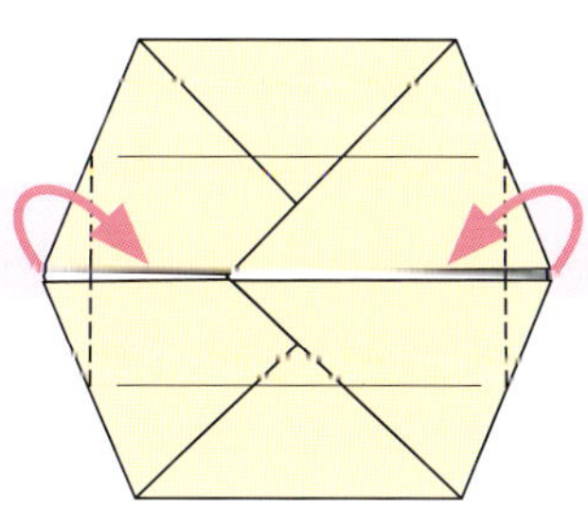

9 앞으로 접어요.

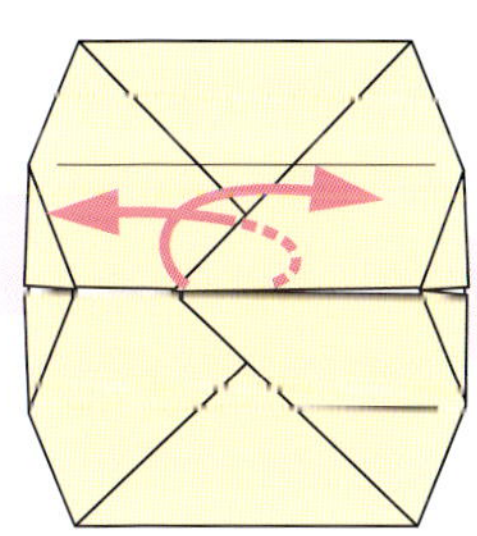

10 겹쳐진 부분을 밖으로 펼치고 접는 선을 따라 모양을 다듬어요.

완성

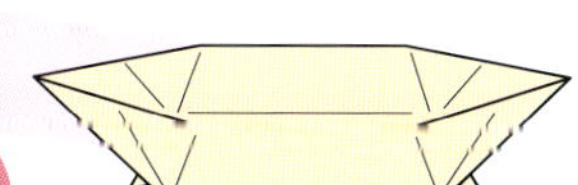

젓가락집과 젓가락 받침

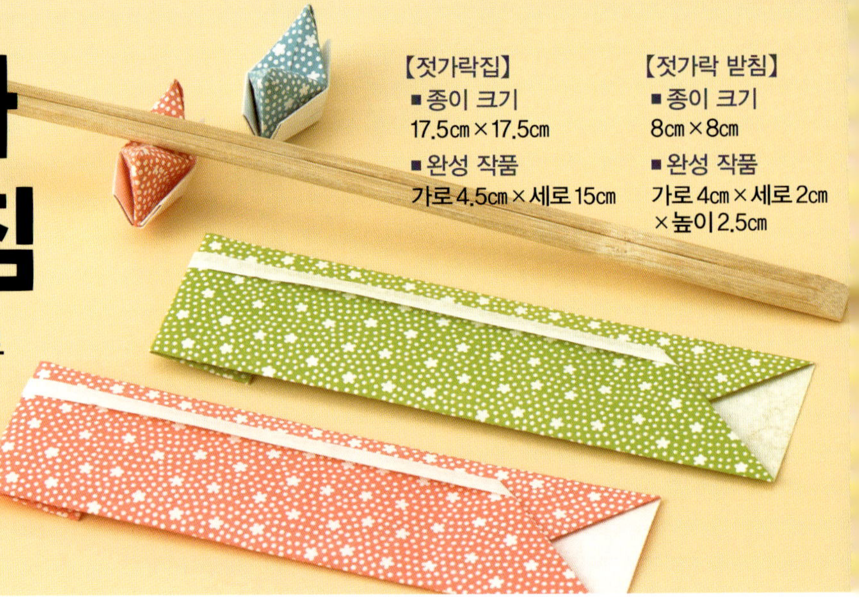

【젓가락집】
■ 종이 크기
17.5㎝×17.5㎝
■ 완성 작품
가로 4.5㎝×세로 15㎝

【젓가락 받침】
■ 종이 크기
8㎝×8㎝
■ 완성 작품
가로 4㎝×세로 2㎝×높이 2.5㎝

앞뒷면의 색 대비가 돋보이는 종이로 고급스러운 젓가락집을 만들어요. 젓가락집과 젓가락 받침을 준비해 특별한 식사 자리를 마련하세요.

젓가락 받침

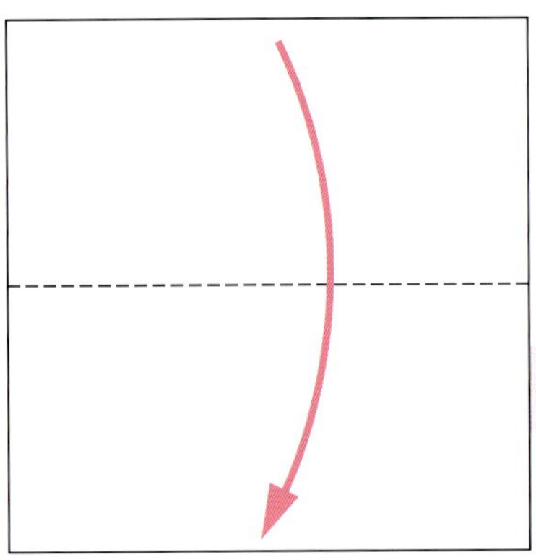

1 반으로 접어요.

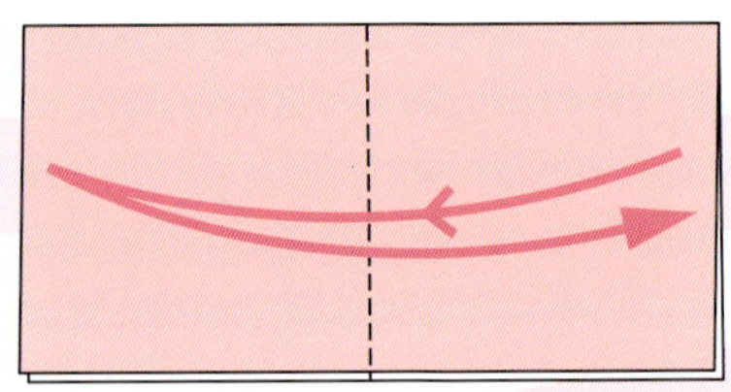

2 접는 선을 만들어요.

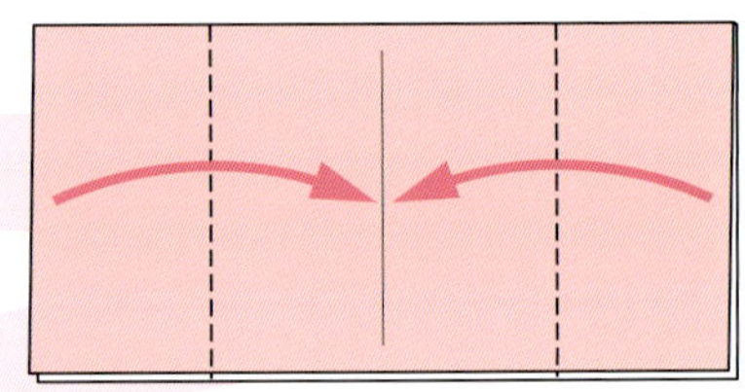

3 중심선에 맞춰 접어요.

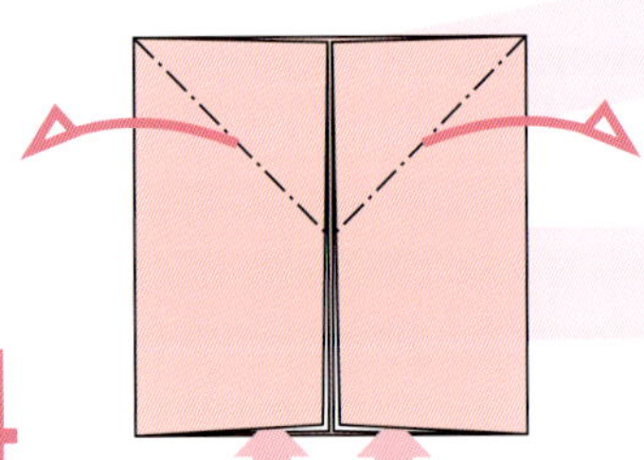

4 에 손가락을 넣어 펼치며 눌러 접어요.

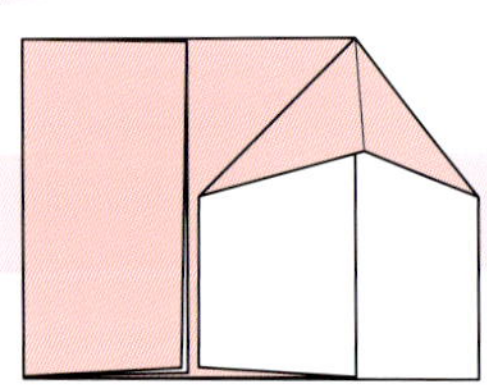

4를 접은 모습.

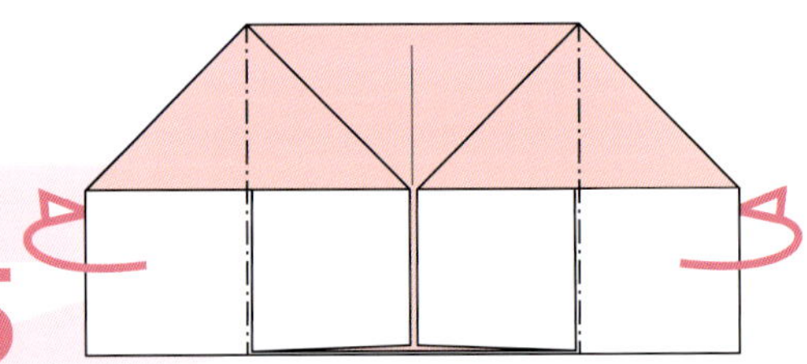

5 뒤로 접어요.

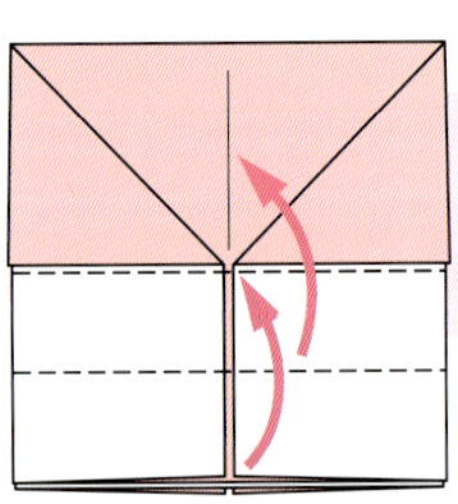

6 앞장만 위로 2번 접어요.

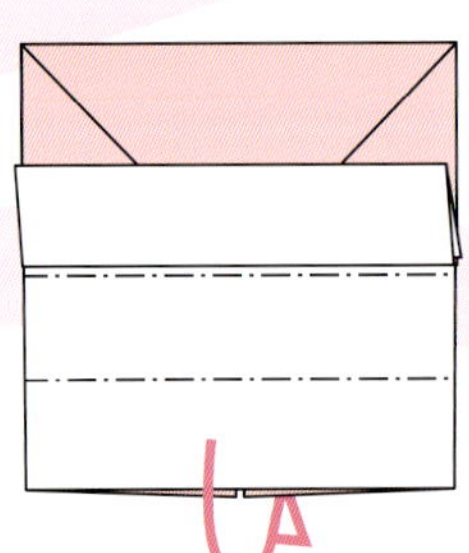

7 뒷장도 똑같이 2번 접어요.

완성

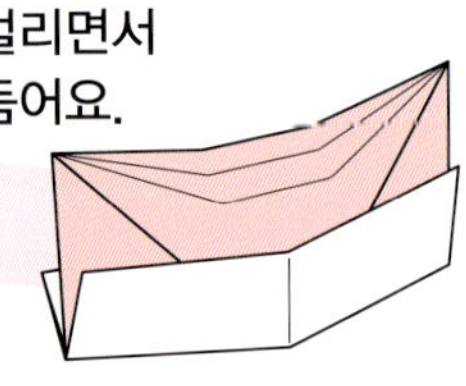

아래쪽을 벌리면서 모양을 다듬어요.

젓가락집

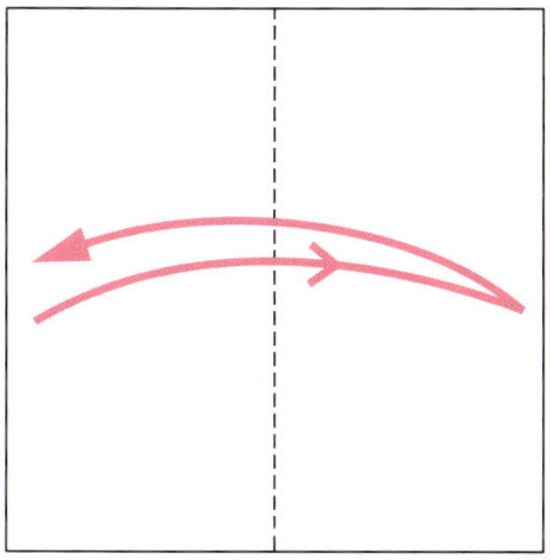

1 접는 선을 만들어요.

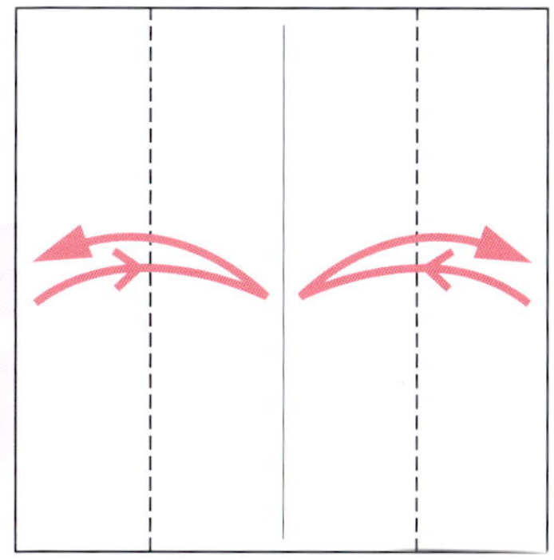

2 접는 선을 만들어요.

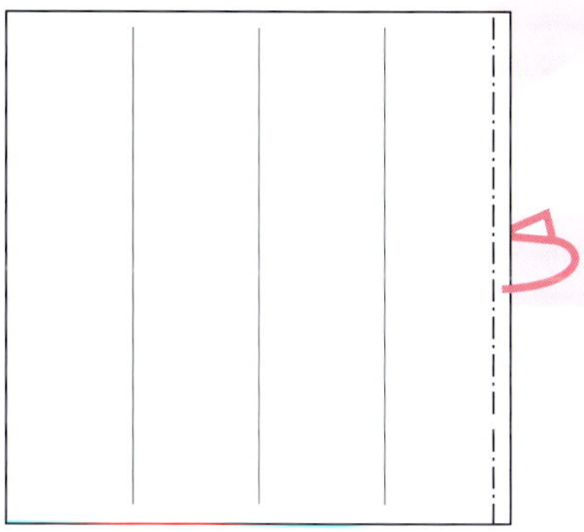

3 오른쪽에서 0.5㎝ 정도 뒤로 접어요.

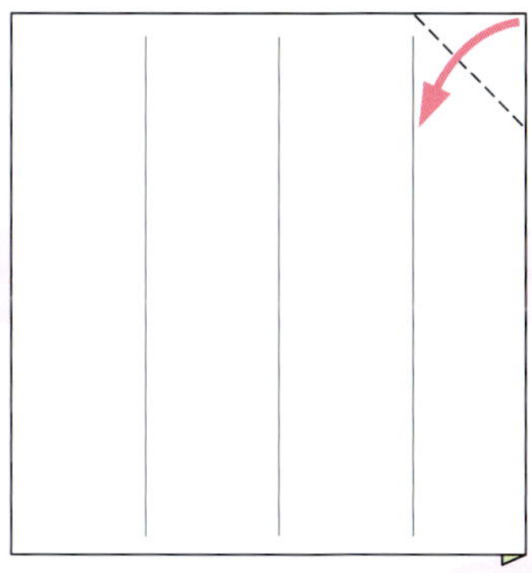

4 모서리를 앞으로 접어요.

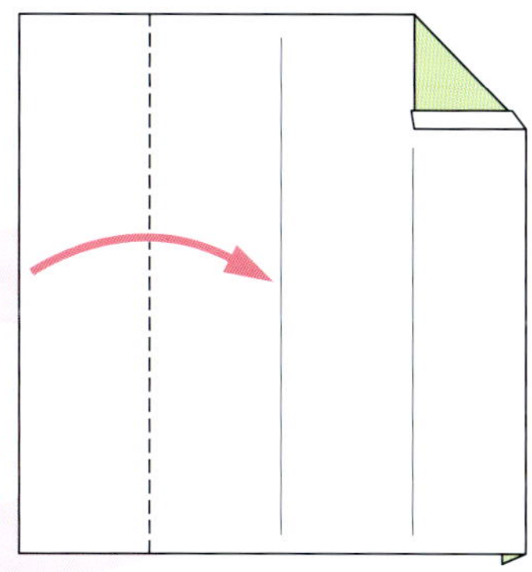

5 오른쪽으로 접어요.

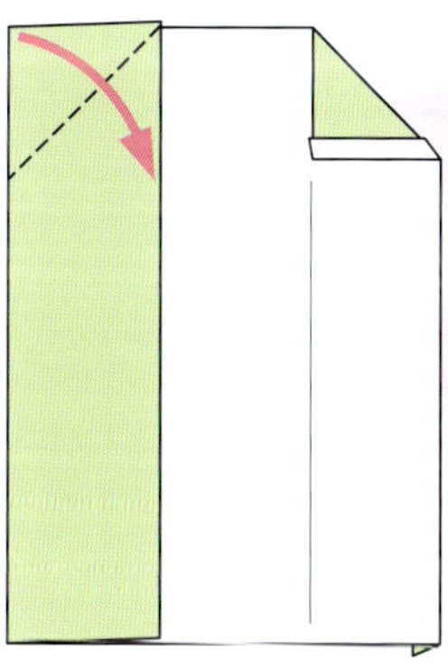

6 모서리를 앞으로 접어요.

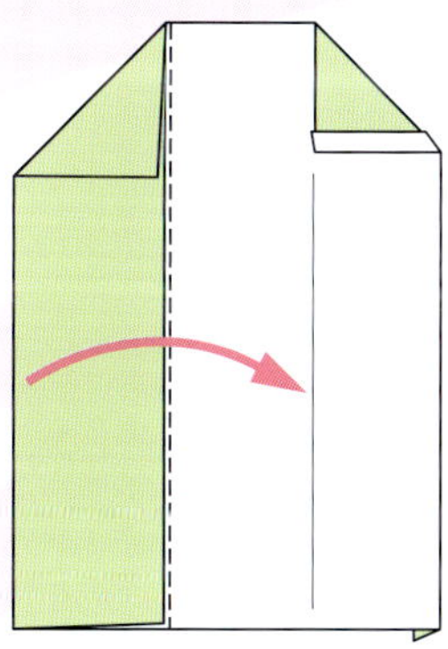

7 오른쪽으로 접어요.

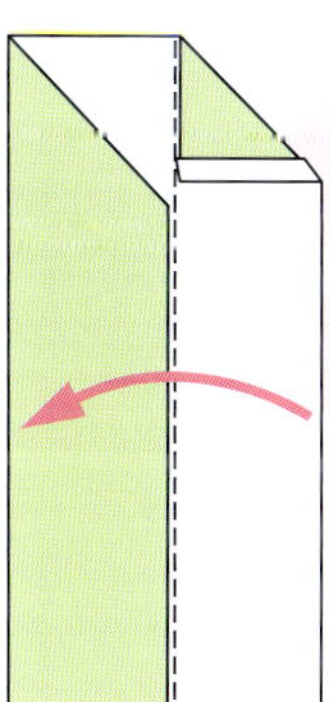

8 왼쪽으로 접어요.

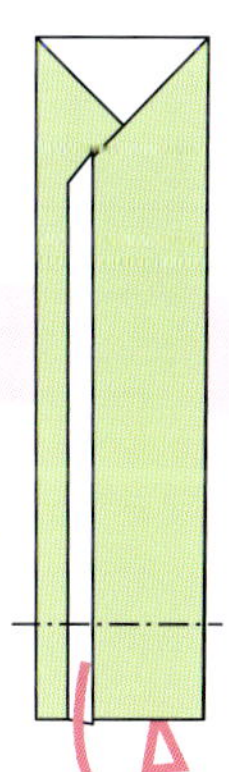

9 뒤로 접어요.

완성

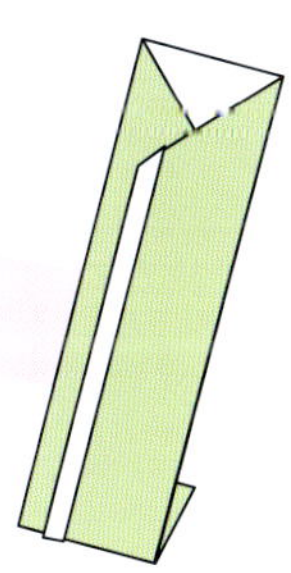

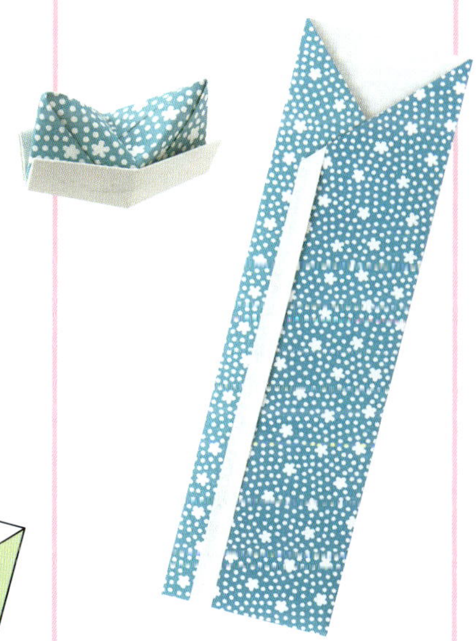

색깔과 무늬를 조화롭게 맞춰 세트로 준비하면 더욱 멋진 식사 자리를 만들 수 있어요.

돈봉투로 사용하기에 좋아요.
앞뒷면의 색을 달리하여 접으면
좀 더 멋스럽고 독특한 느낌을
살릴 수 있어요.

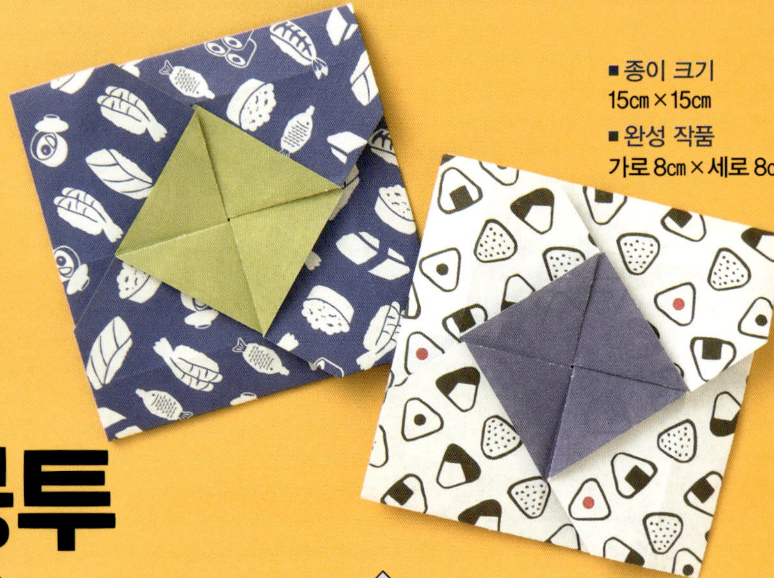

■ 종이 크기
15㎝×15㎝
■ 완성 작품
가로 8㎝×세로 8㎝

딱지 모양 봉투

※ 사진은 양면 색종이로 접었어요.

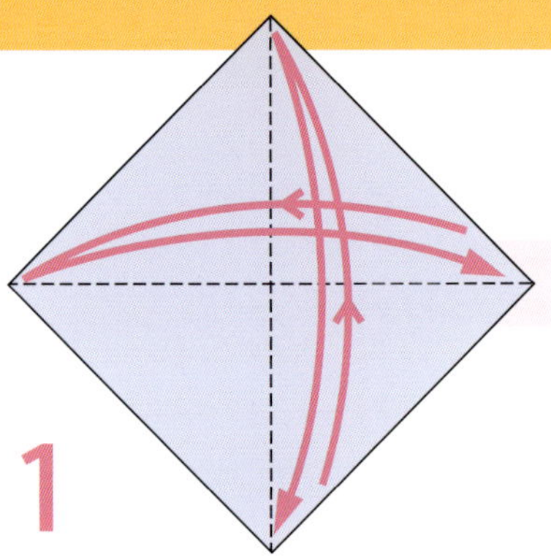

1 접는 선을 만들어요.

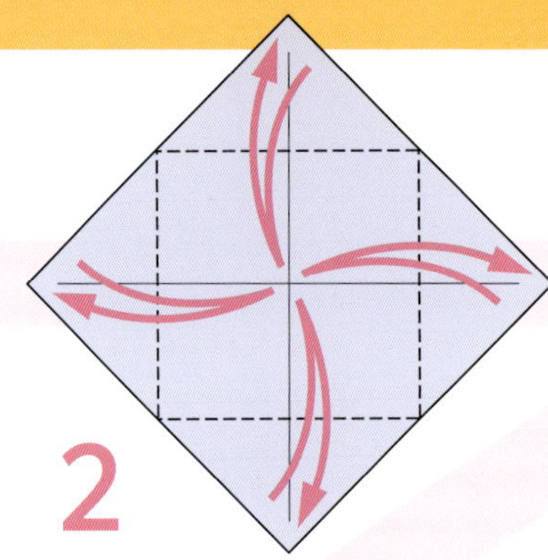

2 접는 선을 만들어요.

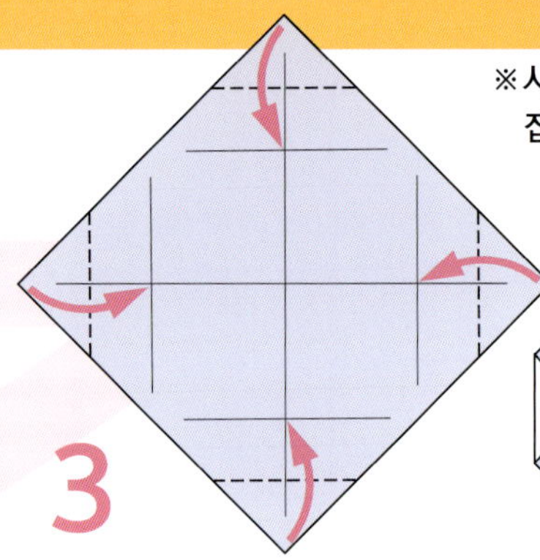

3 네 모서리를 앞으로 접어요.

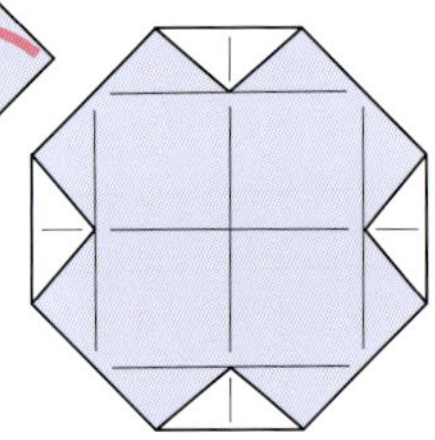

3을 접은 모습.

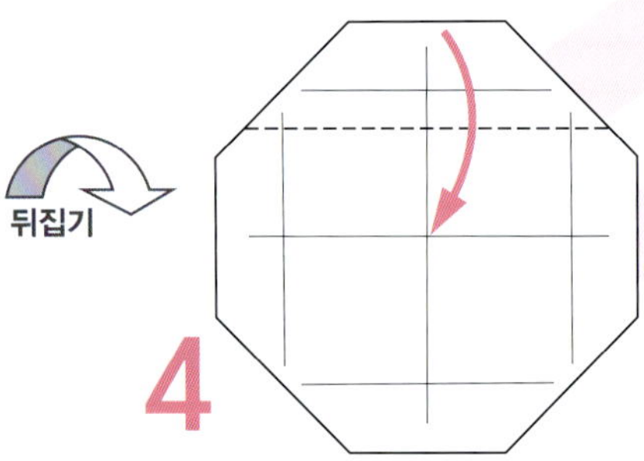

4 점선대로 아래로 접어요.

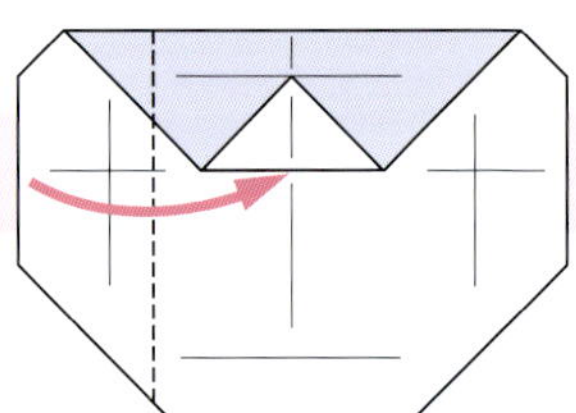

5 오른쪽으로 접어요.

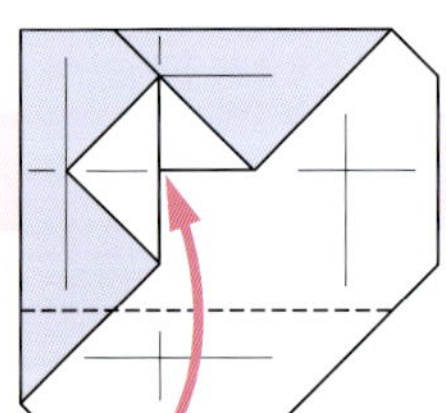

6 위로 접어요.

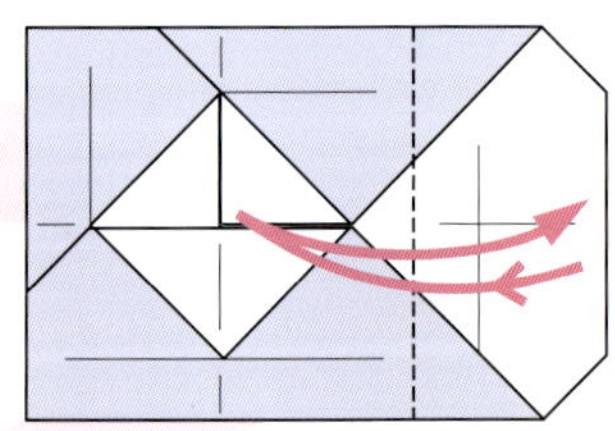

7 접는 선을 만들어요.

8 종이 상자의 뚜껑을 닫듯이, 위아래가 서로 맞물리도록 번갈아 반씩 끼워 넣어 고정해요.

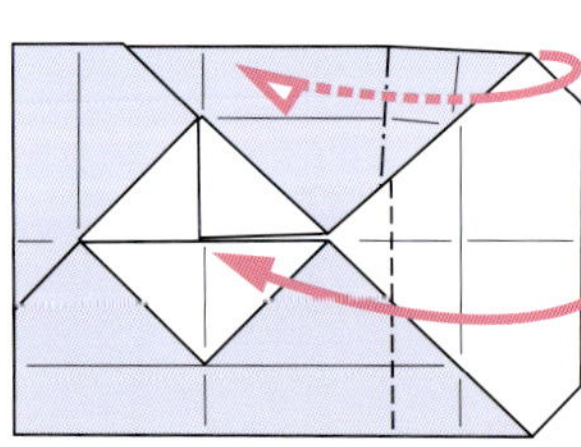

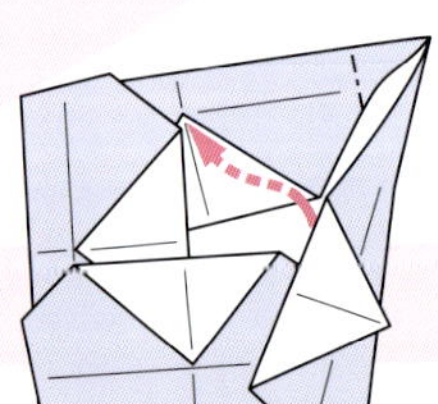

8을 접은 모습.

완성

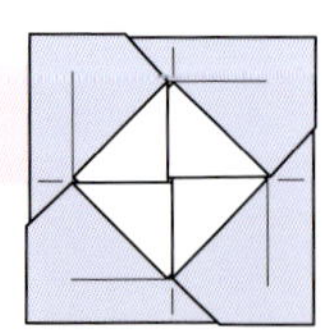

삼각 접기 봉투

봉투의 입구가 꼭 닫혀 있어서 동전이나 씨앗, 허브 등을 보관하기에 안성맞춤이에요.

■ 종이 크기
21㎝×21㎝
■ 완성 작품
가로 7㎝×세로 7㎝

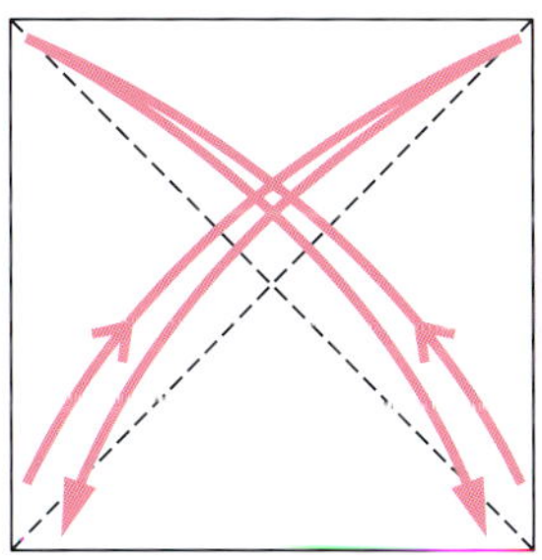

1 접는 선을 만들어요.

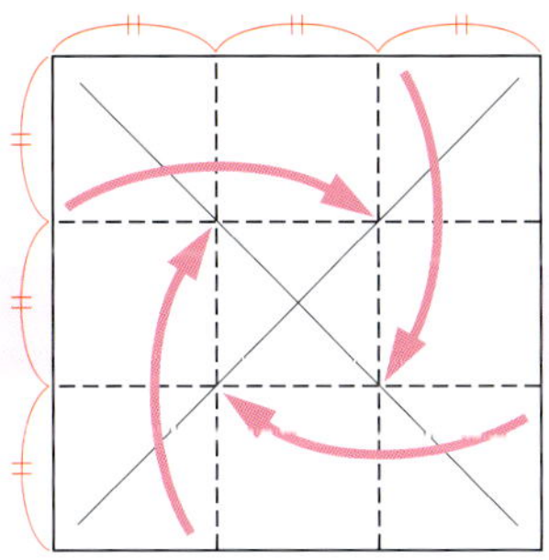

2 가로세로를 3등분해서 접는 선을 만들어요.

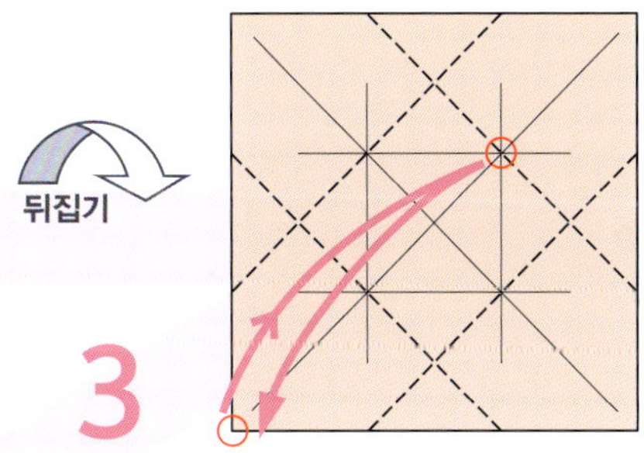

3 ○와 ○가 만나도록 접는 선을 만들어요. 나머지 모서리도 똑같이 접었다 펴요.

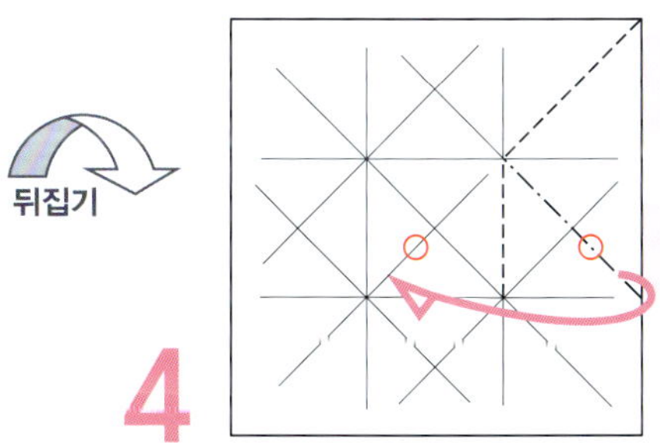

4 ○와 ○기 만나도록 접어요.

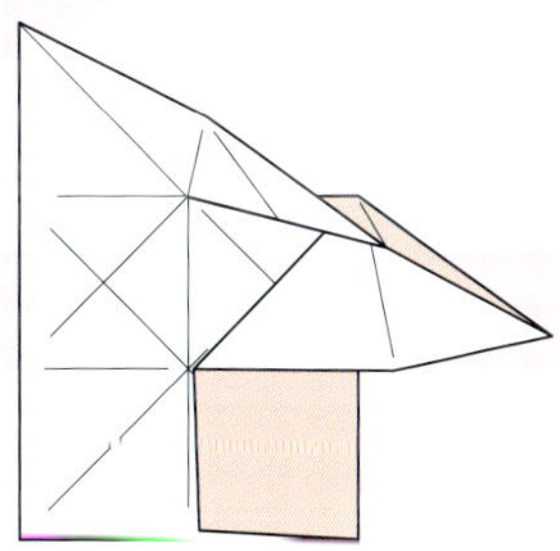

4를 접은 모습.

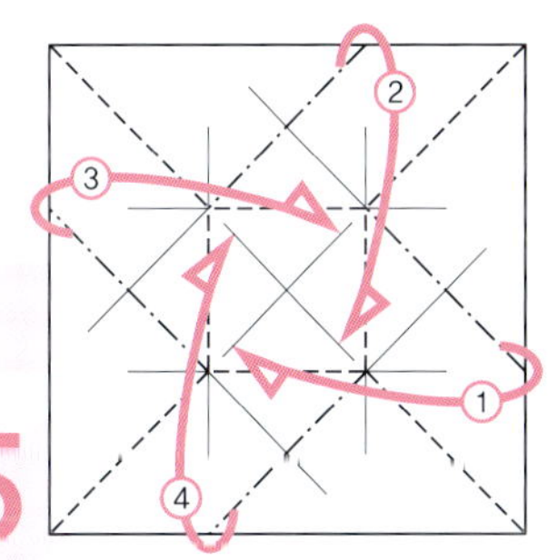

5 4와 같은 방식으로 차례대로 접어요.

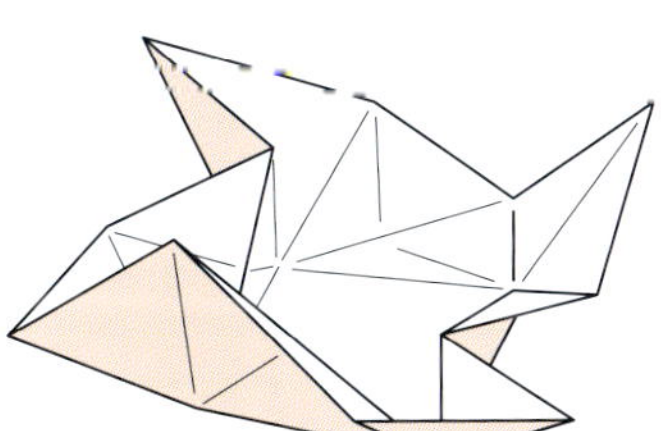

5를 접은 모습.

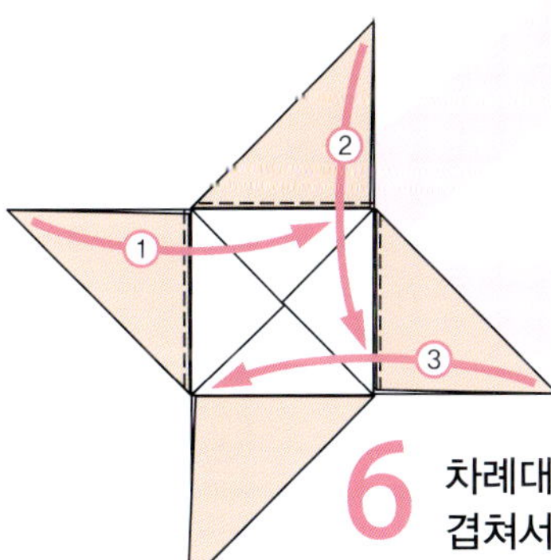

6 차례대로 겹쳐서 접어요.

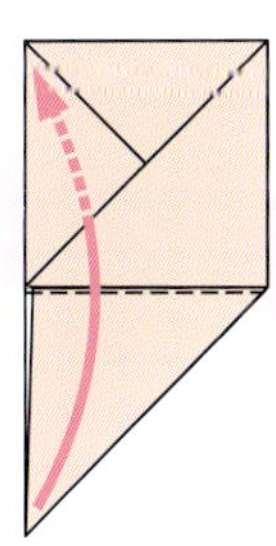

7 남은 모서리를 안으로 넣어 접어요.

완성

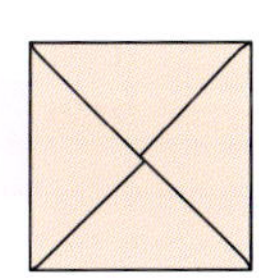

사각 접기 봉투

■ 종이 크기
16㎝ × 16㎝
■ 완성 작품
가로 7㎝ × 세로 7㎝

세련된 모양의 종이봉투예요.
접는 선을 확실하게 해 두면
종이접기를 수월하게 할 수 있어요.

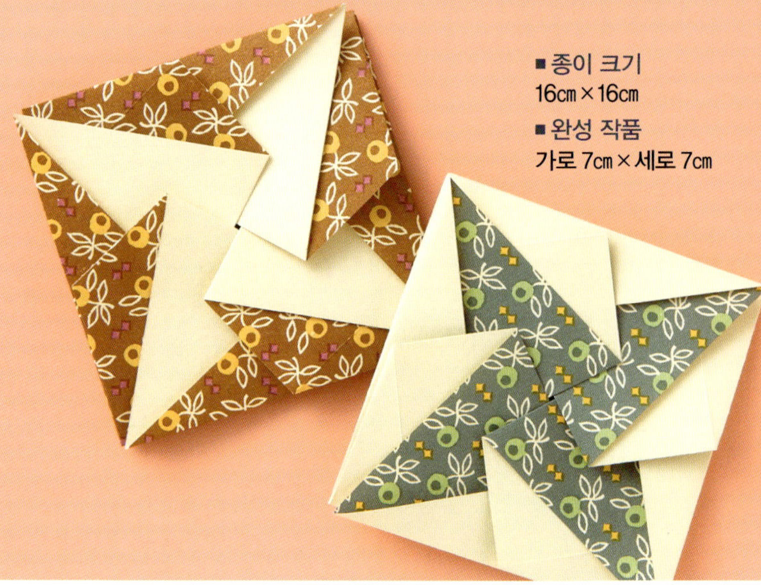

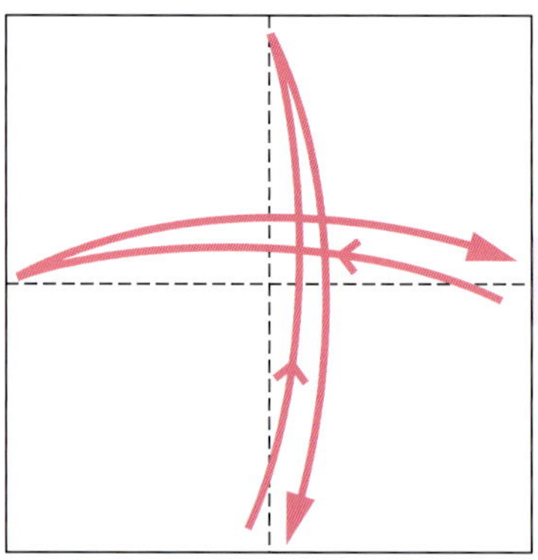

1 접는 선을 만들어요.

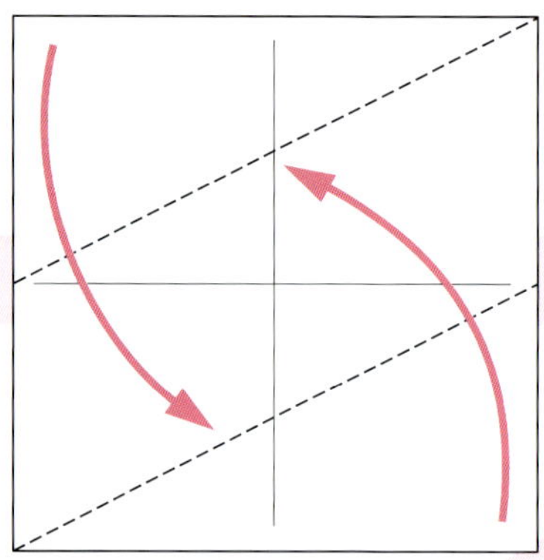

2 점선대로 비스듬히 접어요.

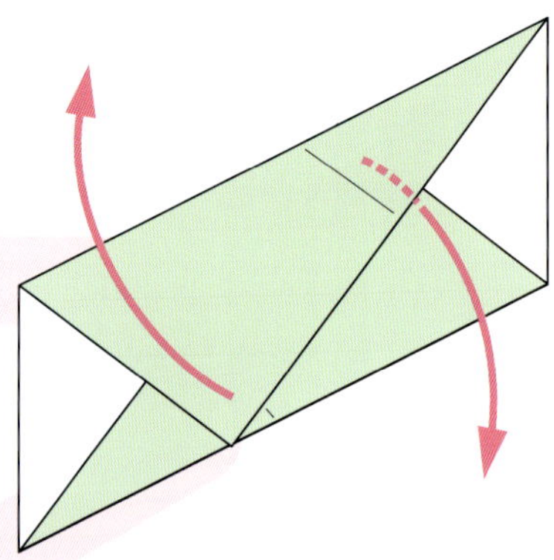

3 다시 펼쳐요.

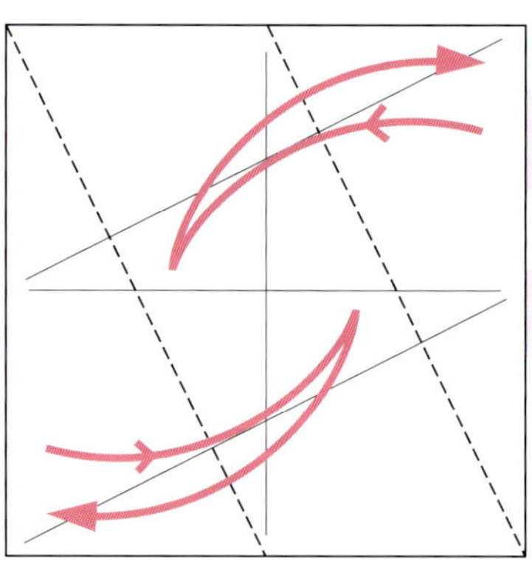

4 좌우도 똑같이 접었다 펼쳐요.

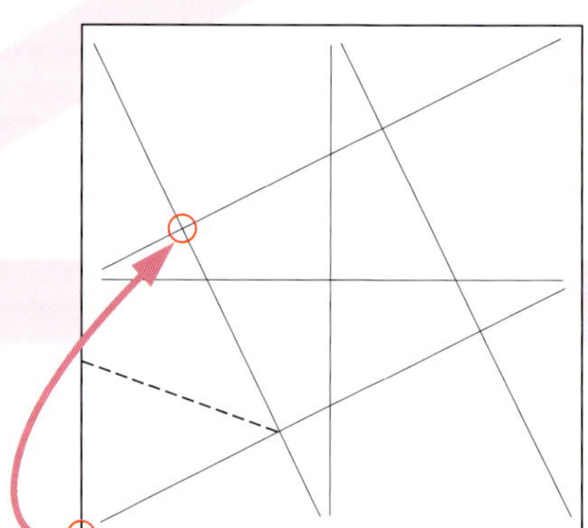

5 ○와 ○가 만나도록 접어요.

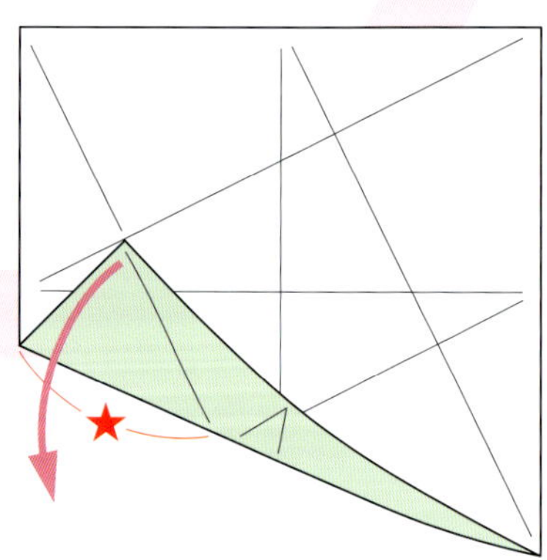

6 ★의 부분에만 접는 선을 만들어요.

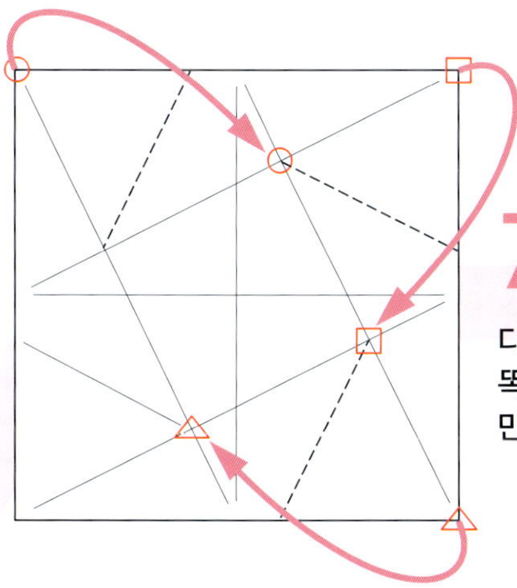

7 다른 부분도 5~6을 똑같이 접어 접는 선을 만들어요.

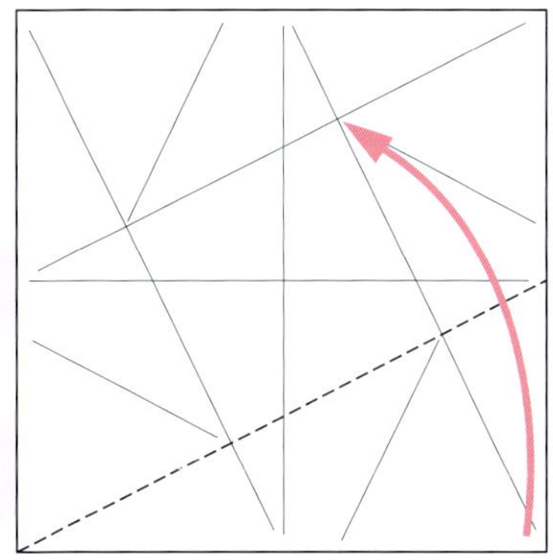

8 위로 접어요.

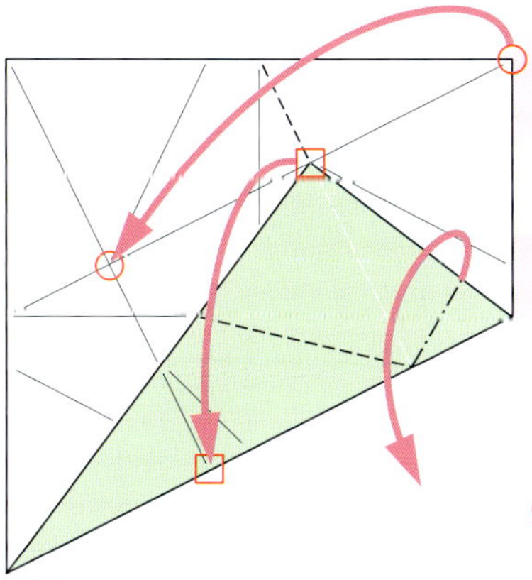

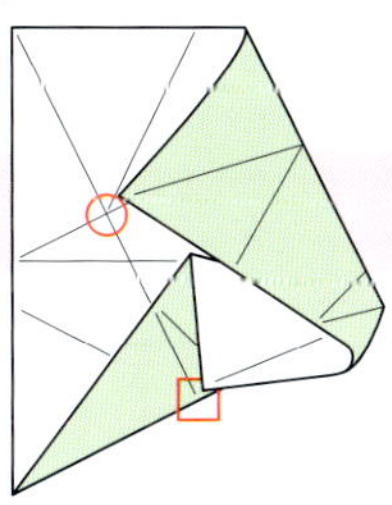

9를 접은 모습.

9 접는 선을 이용해서 ○와 ○, □와 □가 만나도록 접어요.

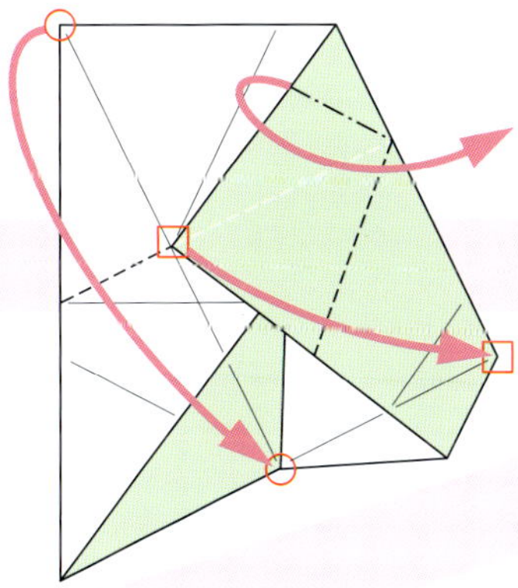

10 9와 똑같이 ○와 ○, □와 □가 만나도록 접어요.

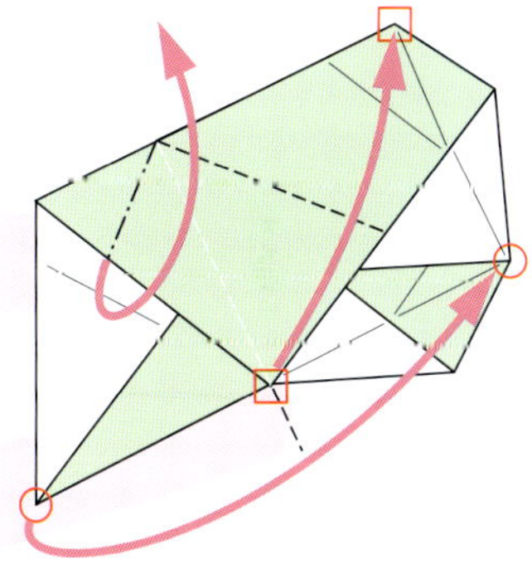

11 나머지도 똑같이 접어요.

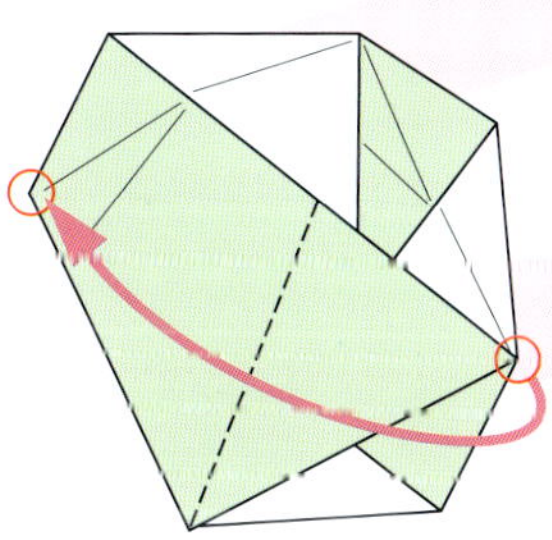

12 ○와 ○가 만나도록 접어요.

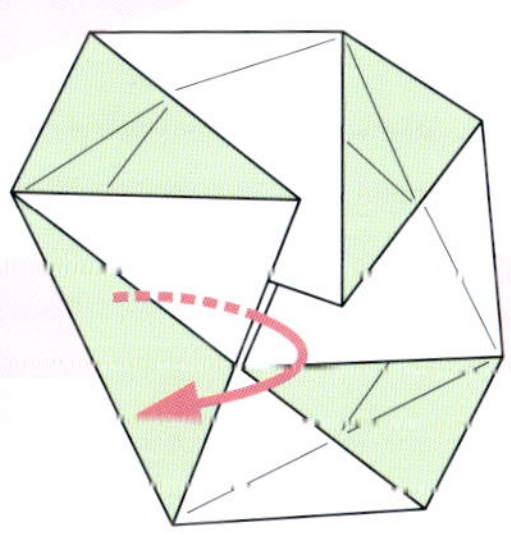

13 안쪽 모서리를 잡아당기며 위로 겹쳐요.

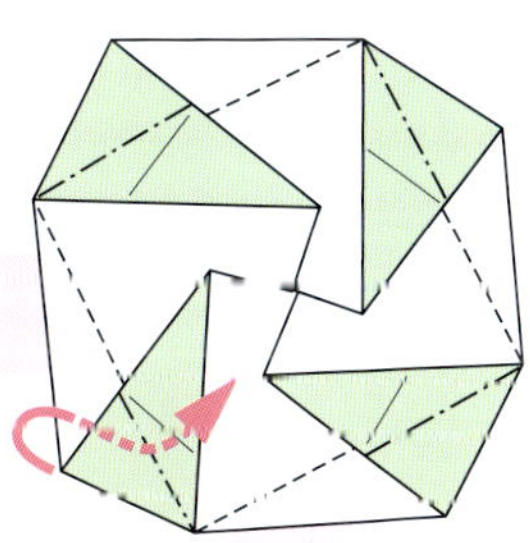

14 네 모서리를 안쪽으로 넣어 섞기 해요.

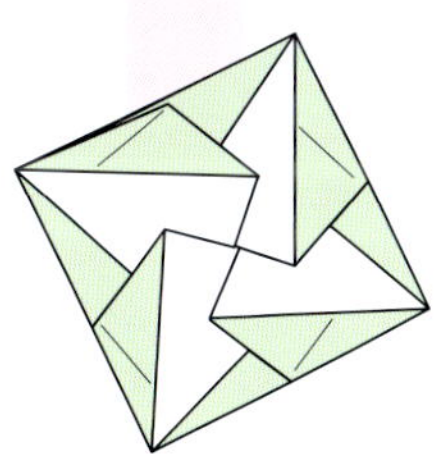

완성

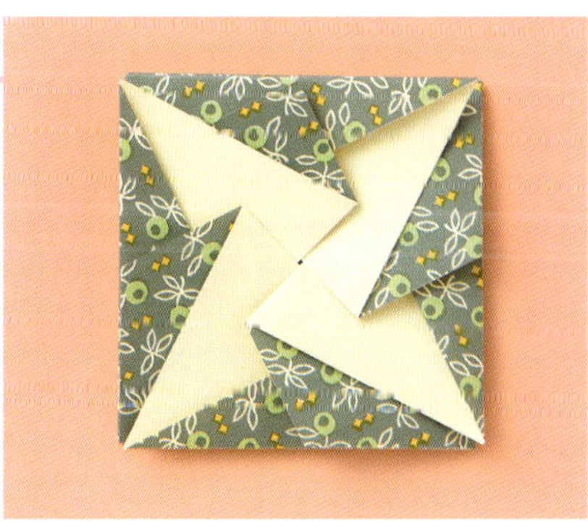

얇은 종이로 만들면 컵 받침이나 작은 간식 접시로도 활용할 수 있어요.

펜 트레이

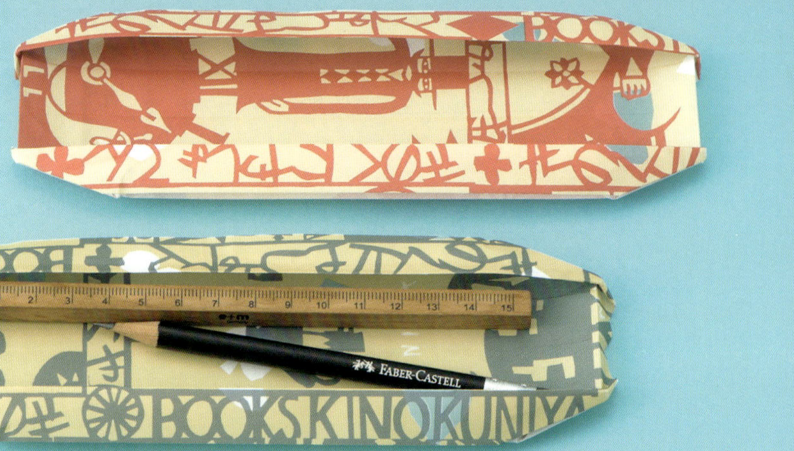

직사각형 종이를 사용해
기다란 펜 트레이를 만들어요.
6번에서는 종이가 두껍기 때문에
자를 사용해 접는 것이 좋아요.

■ 종이 크기
가로 10㎝ × 세로 21㎝

■ 완성 작품
가로 6㎝ × 세로 19㎝ × 높이 1.5㎝

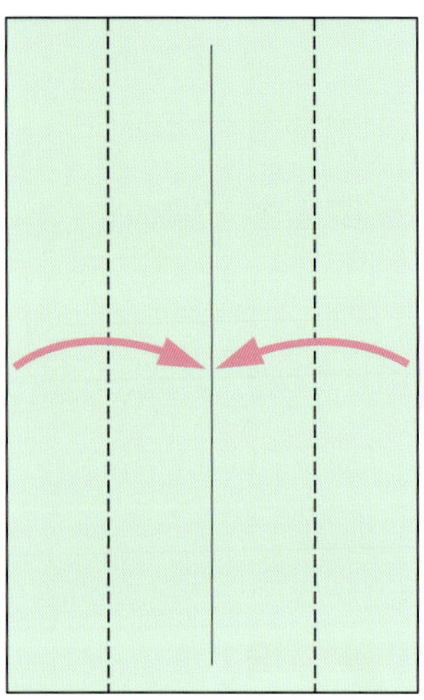

1 중심에 맞춰 접어요.

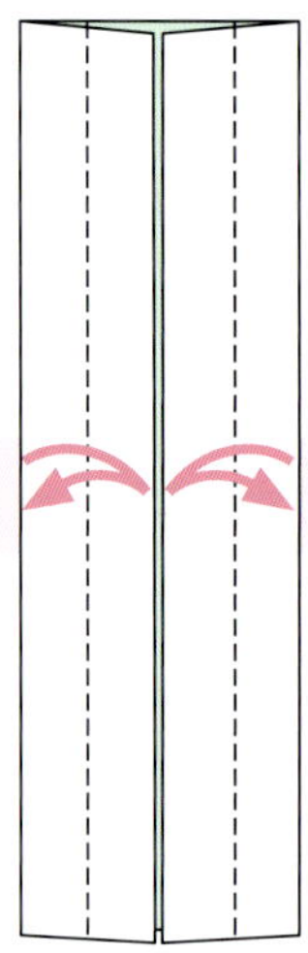

2 접는 선을 만들어요.

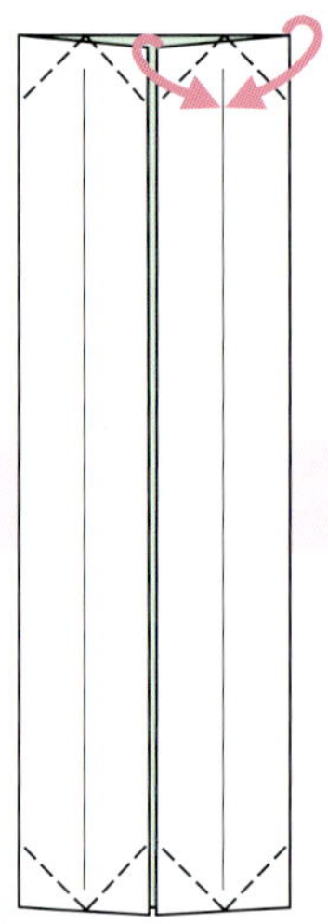

3 네 모서리를 앞으로 접어요.

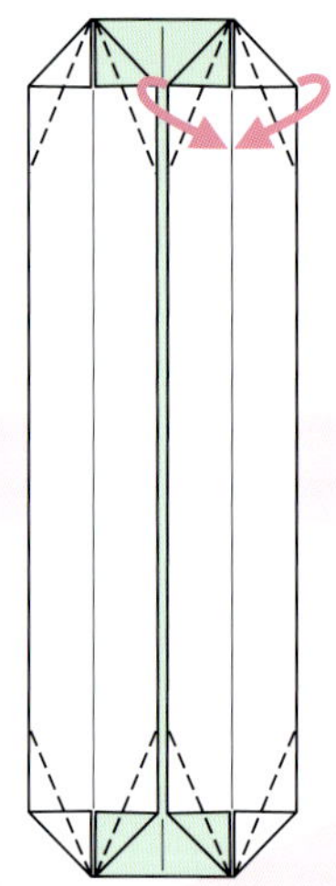

4 네 모서리를 앞으로 접어요.

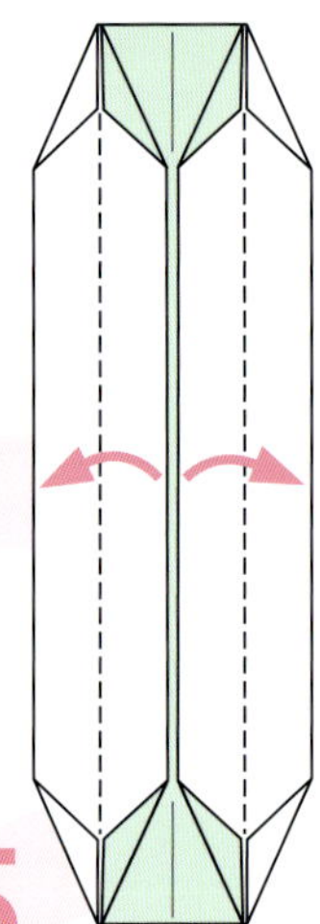

5 펼치면서 접어요.

방향 바꾸기

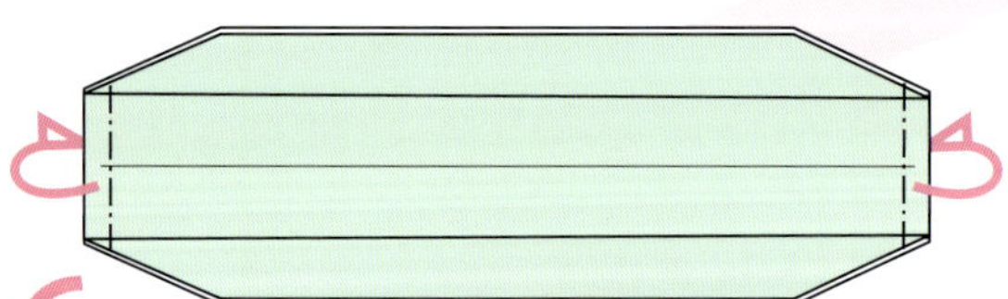

6 양쪽 끝 1cm 정도를 뒤로 접어요.

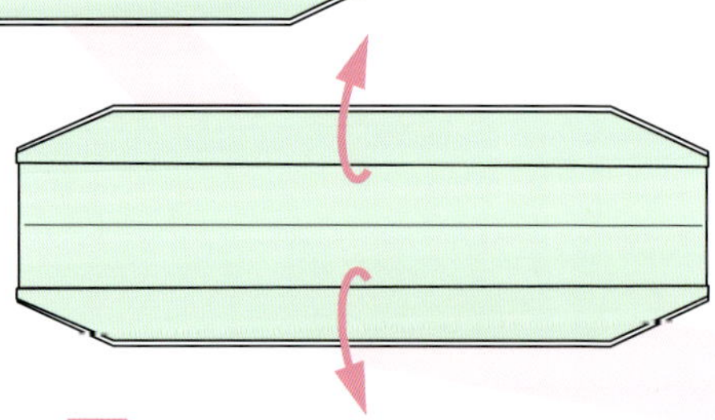

7 가장자리를 세워서 바닥을 만들고 모양을 다듬어요.

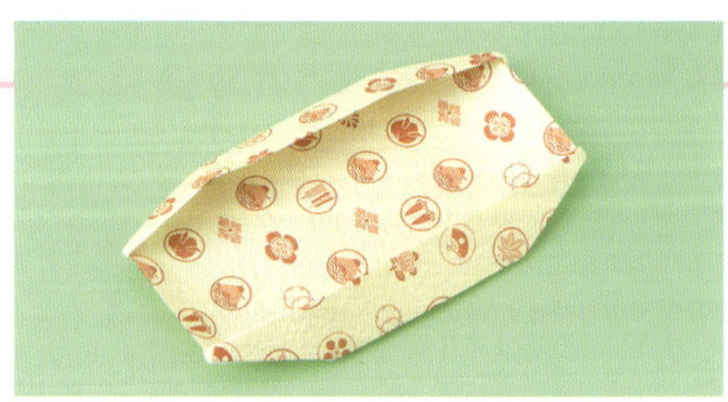

정사각형에 가깝게 만들면 사진처럼 가로가 길어져 다양하게 활용할 수 있어요.

완성

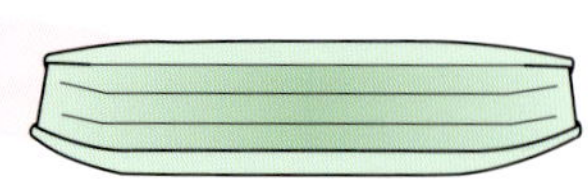

5장

아이들과 함께 접어요

아이들과 함께 종이접기를 하며
즐거운 시간을 보내는 것은
뇌를 활성화시켜 정신 건강에 좋아요.
좋은 감정은 머리를 맑게 하고
정서적으로 안정감을 주기 때문이지요.

5장에서는 아이들에게 인기 있는
종이접기 작품을 담았어요.
아이들과 함께 종이접기를 하며
풍부한 감정을 느끼시길 바라요.

물고기 편지지

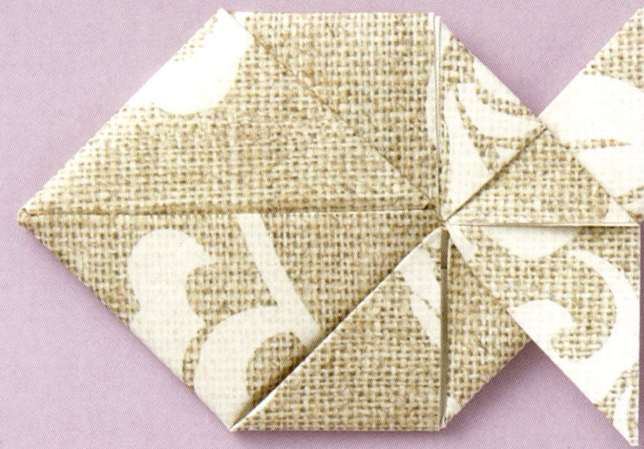

소중한 사람에게 편지를 쓰고
물고기 모양으로 접어 보내면
받는 사람이 더욱 좋아할 거예요.

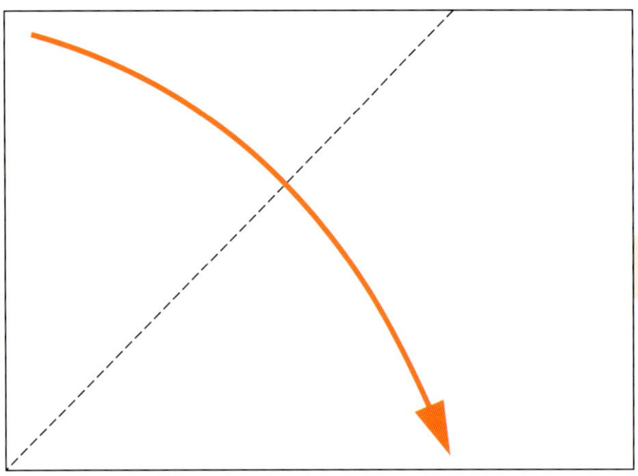

1 점선대로 앞으로 접어요.

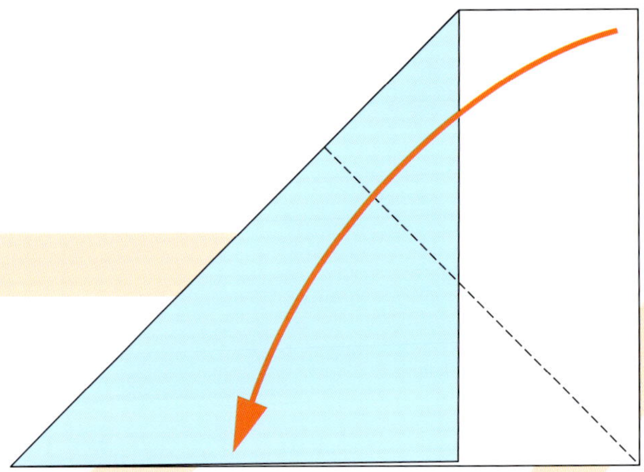

2 점선대로 앞으로 접어요.

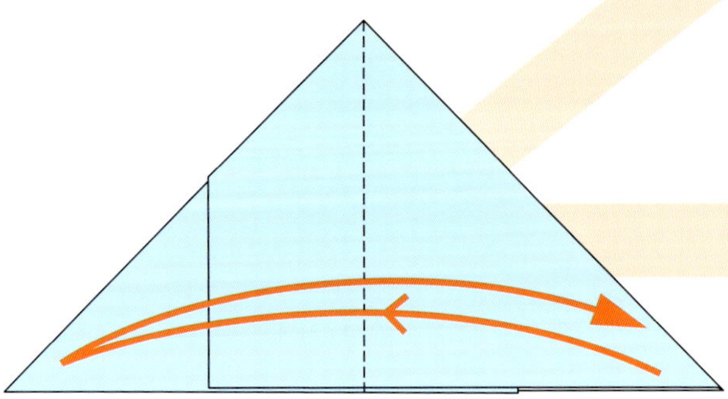

3 접는 선을 만들어요.

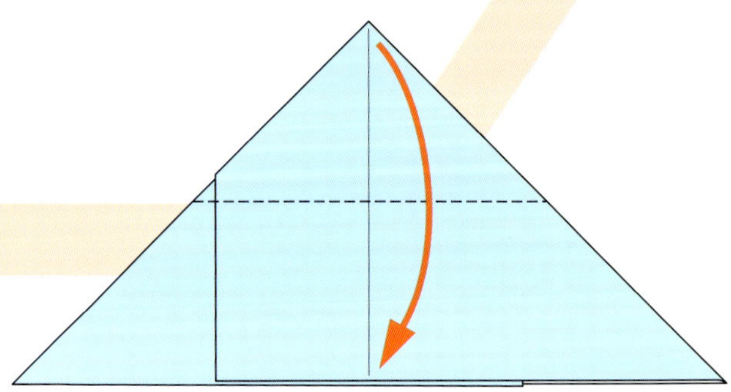

4 점선대로 아래로 접어요.

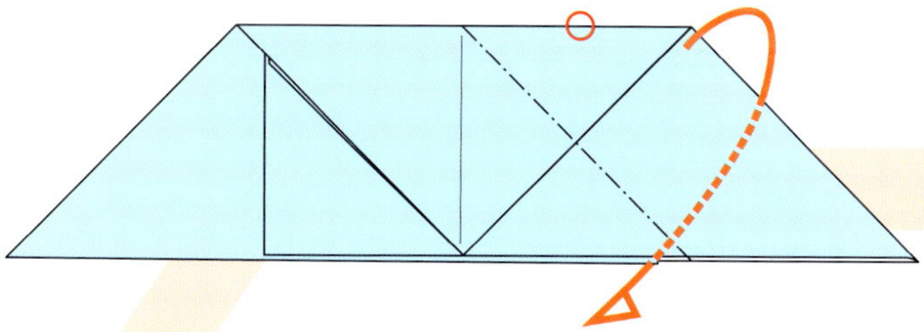

5 ○를 접는 선에 맞춰 접어요.

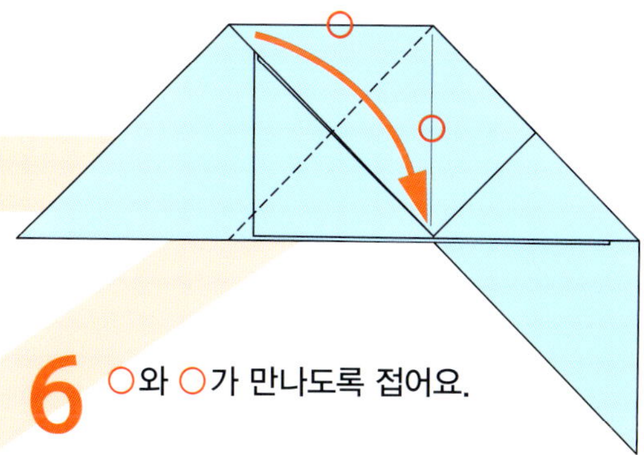

6 ○와 ○가 만나도록 접어요.

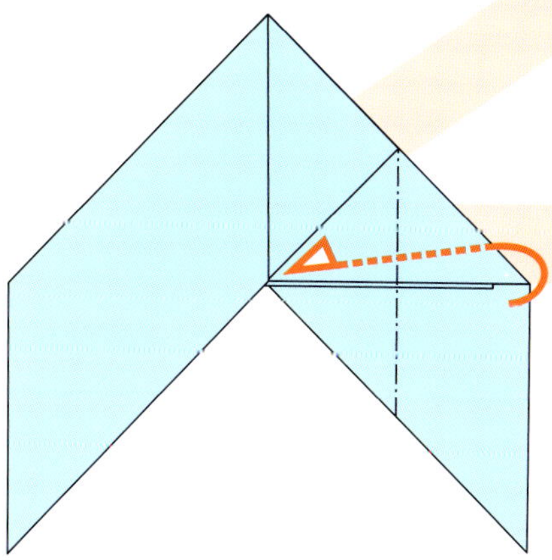

7 뒤로 접어요.

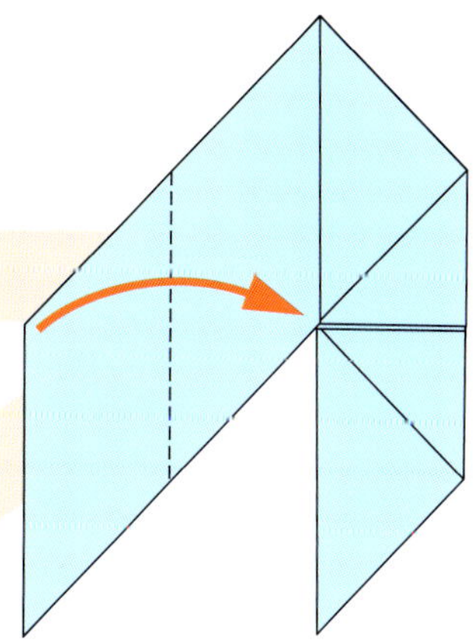

8 앞으로 접어요.

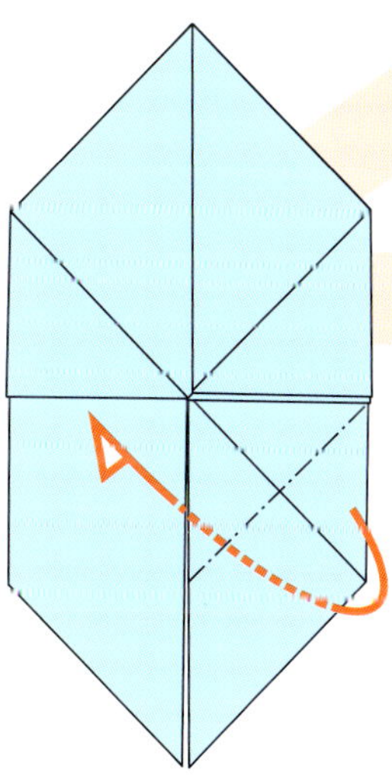

9 그림처럼 뒤로 접으며
모서리 끝부분을 앞으로 빼내요.

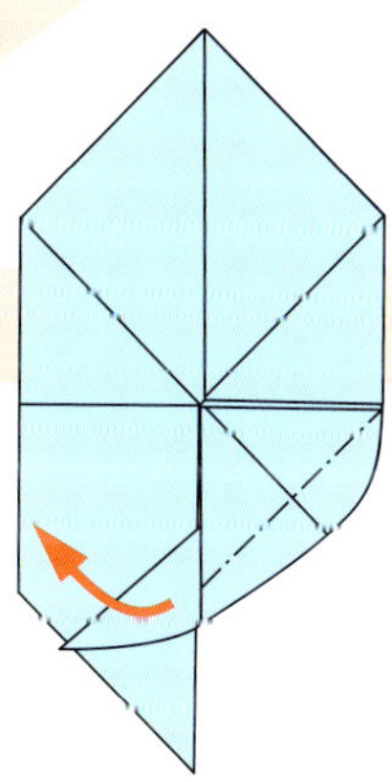

9를 접은 모습.

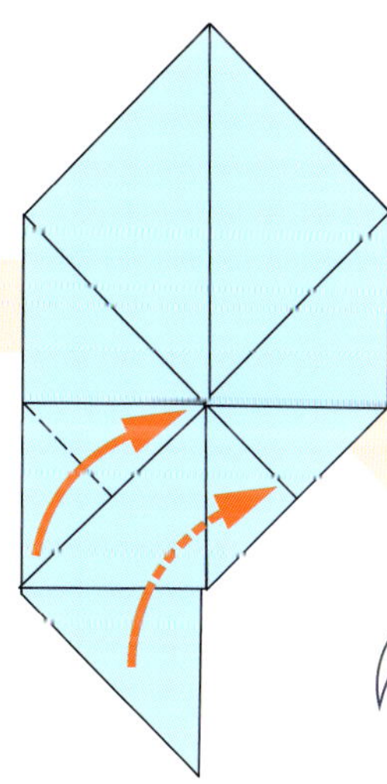

10
그림처럼 앞으로 접은 뒤,
9번에서 접은 꼬리 밑으로 넣어요.

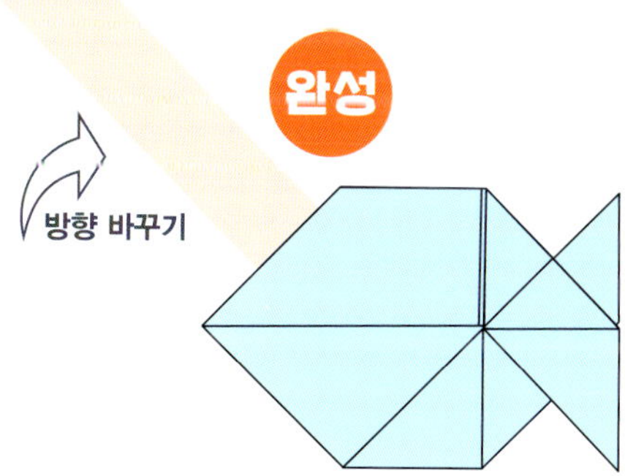

배고픈 까마귀

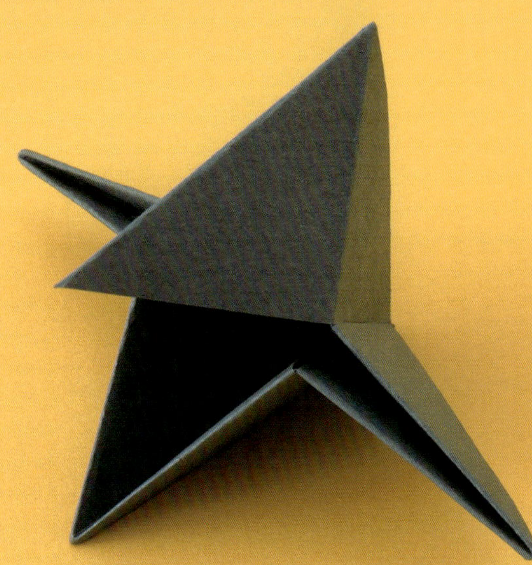

날개를 양쪽으로 잡아당기면 입이 움직여서
무엇이든 꿀꺽 삼킬 수 있는 까마귀예요.
아이들과 함께 재미있게 놀아 보세요.

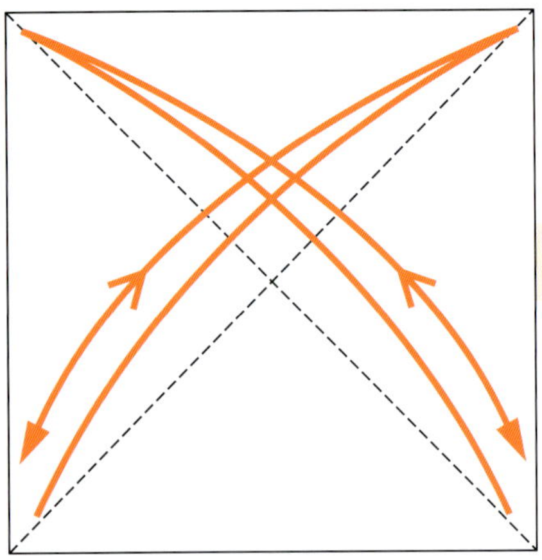

1 접는 선을 만들어요.

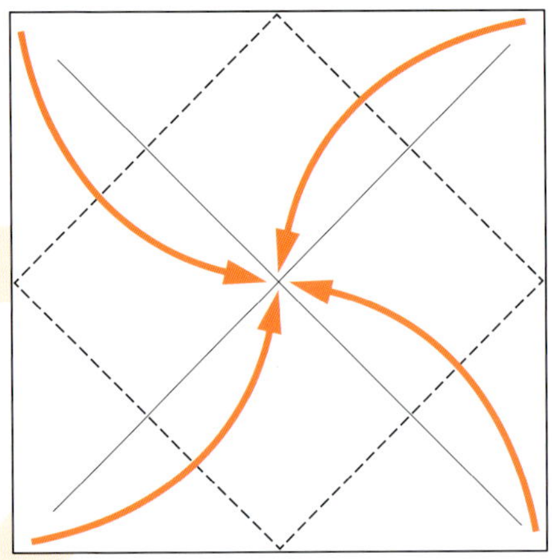

2 중심에 맞춰 접어요.

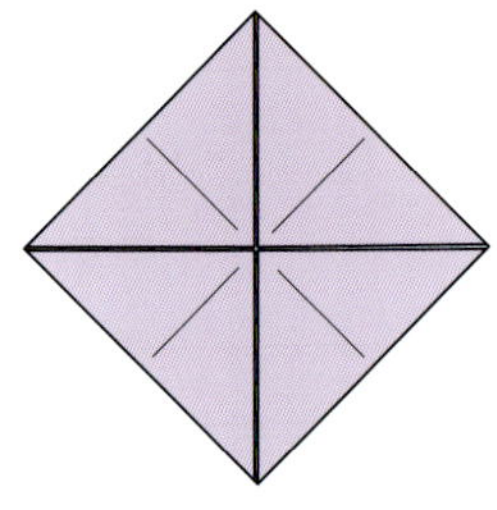

2를 접은 모습.

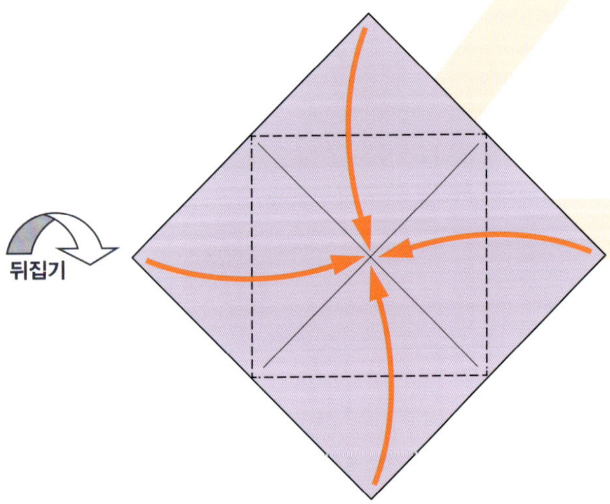

3 중심에 맞춰 접어요.

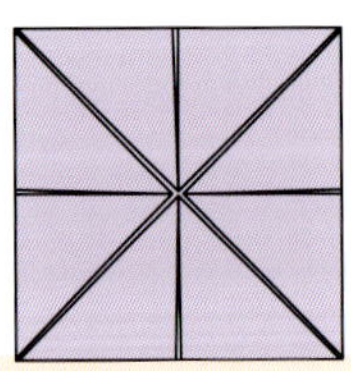

3을 접은 모습.

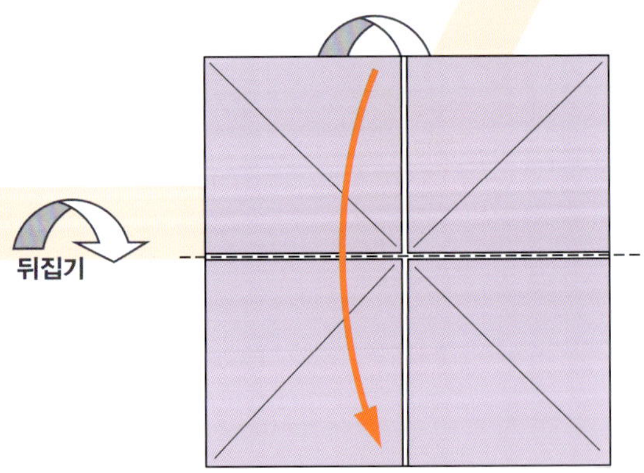

4 반으로 접어요.

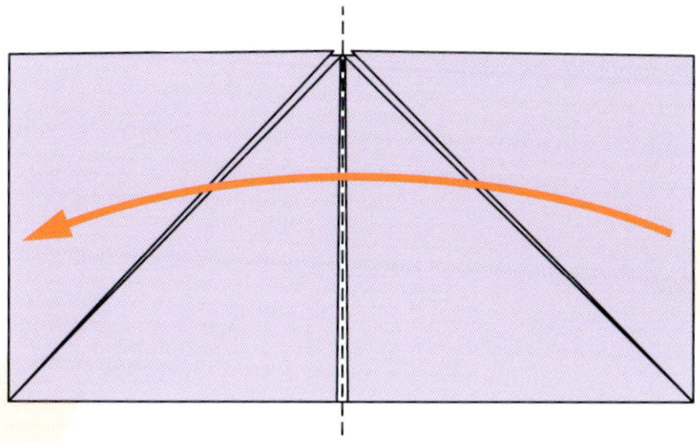

5 반으로 접어요.

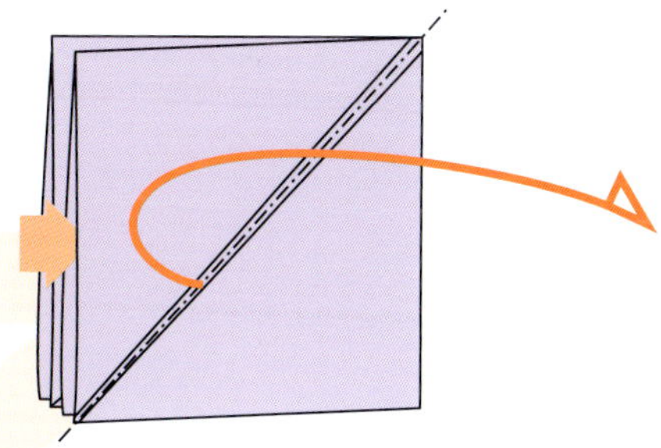

6 ➡에 손가락을 넣어 삼각형으로 펼치면서 눌러 접어요. 뒤쪽도 똑같이 접어요.

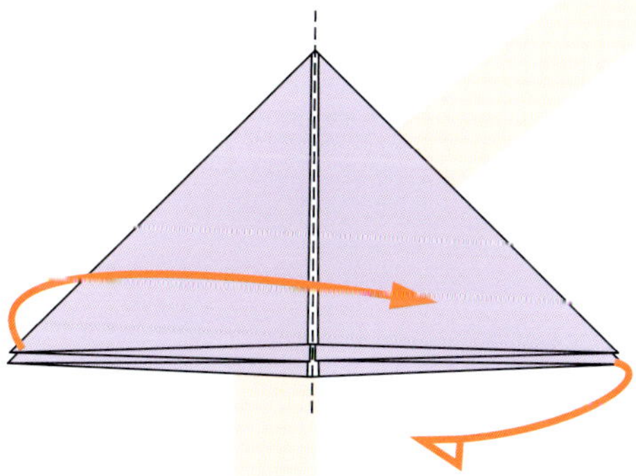

7 비껴 접기 해서 별 모양으로 만들어요.

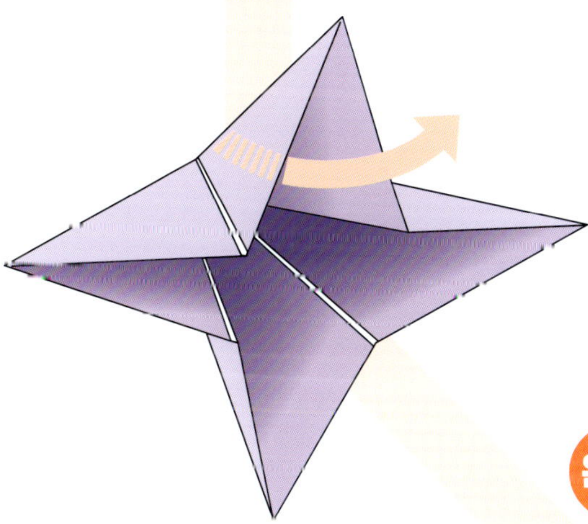

8 안쪽에서 당기며 펼쳐요.

완성

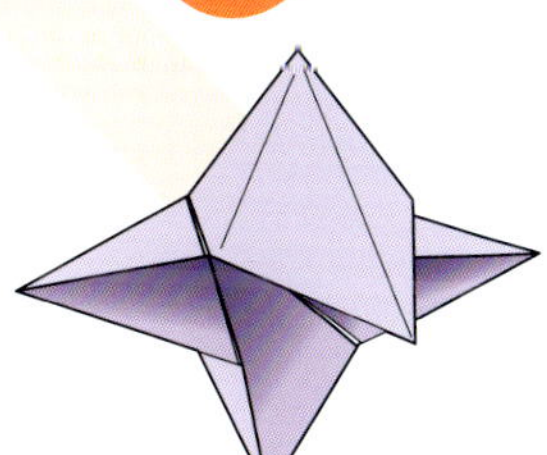

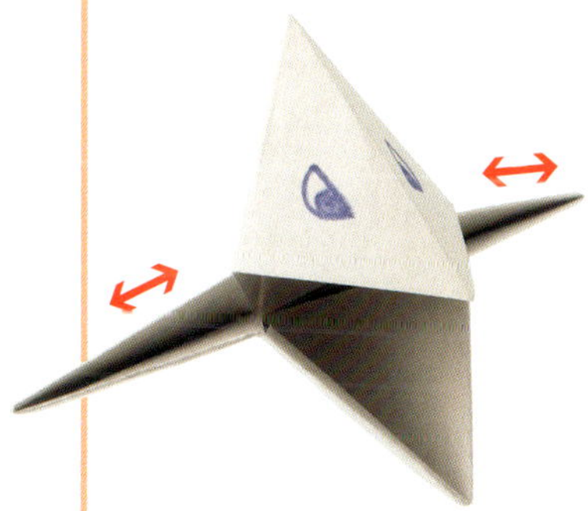

뭐든지 덥석덥석!

눈을 그리고, 날개를 양쪽으로 잡아당겨요. 과자를 먹여 주며 재비있게 놀아요.

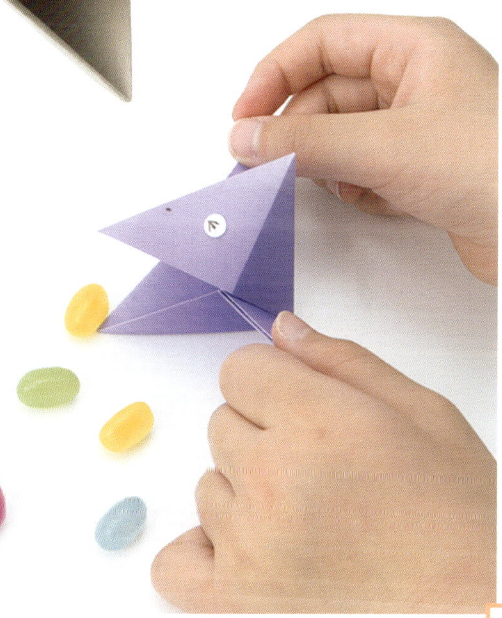

나무 타는 원숭이

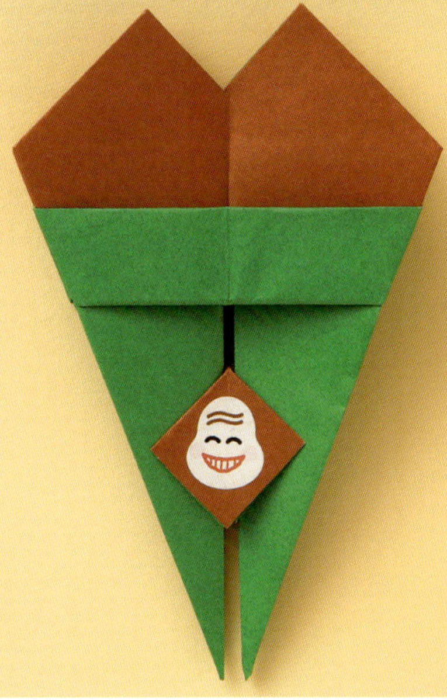

나무 사이에 원숭이를 붙이고
줄기를 위아래로 비비면
원숭이가 나무 위로 올라가는
신기한 종이접기예요.

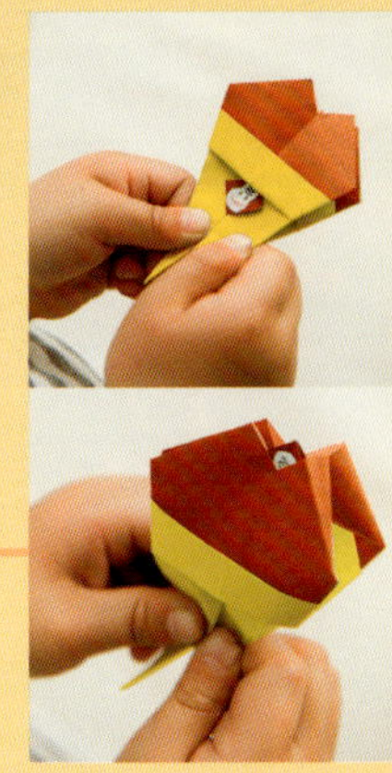

능숙하게
나무를 타려면?

줄기를 비비면 원숭이가 나무를 타고 올라가
꼭대기에서 빼꼼히 얼굴을 내밀어요.

양면 색종이로

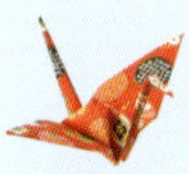

학 (18쪽)의 4까지 접어요.

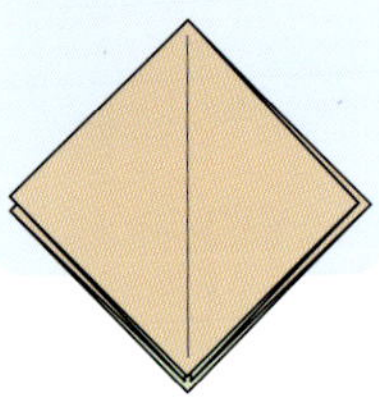

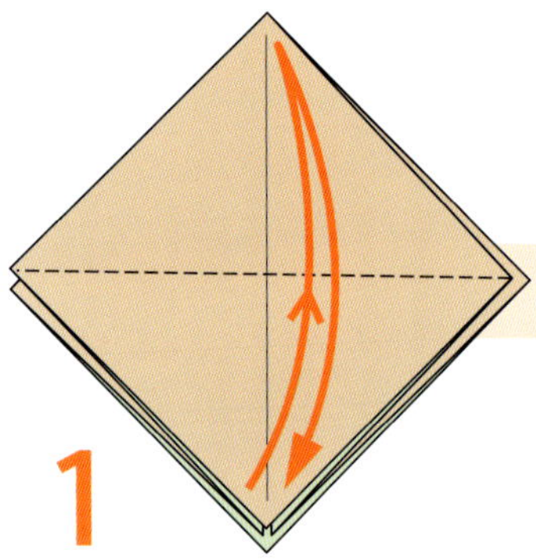

1 앞장만 접었다 펴서 접는 선을 만들어요.

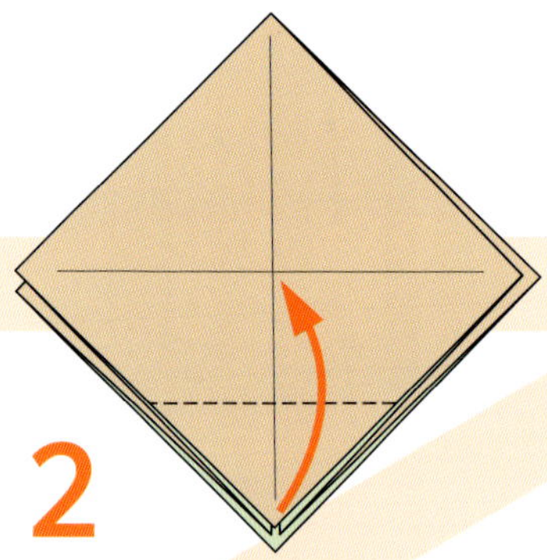

2 앞장만 위로 접어요.

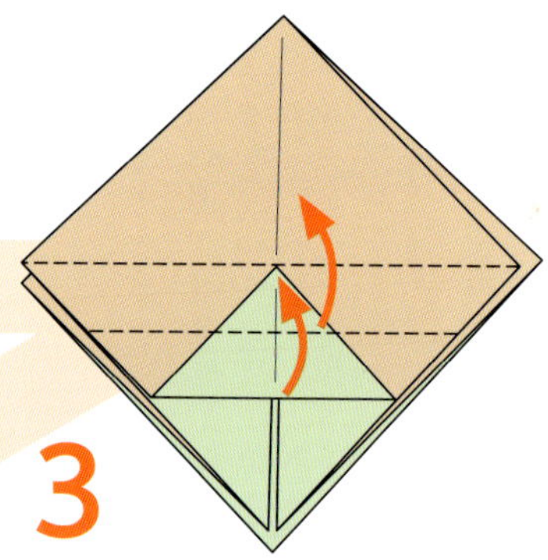

3 앞장만 2번 위로 접어요. 뒷장도 1~3을 똑같이 접어요.

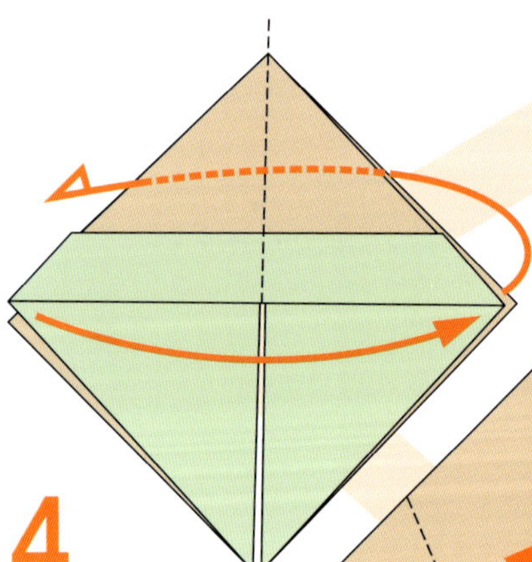

4 비껴 접기 해요.

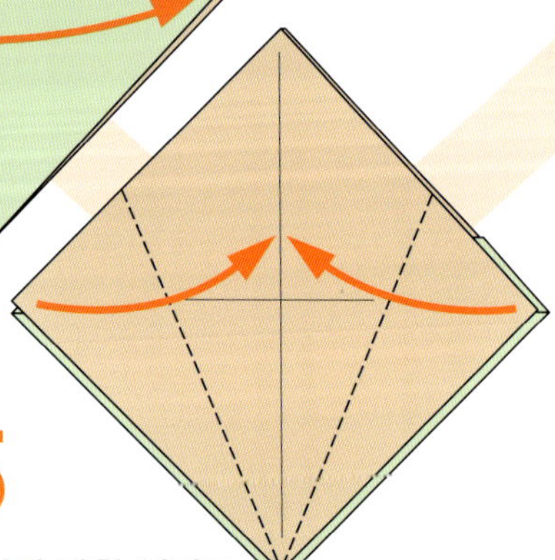

5 중심에 맞춰 접어요. 뒤쪽도 똑같이 접어요.

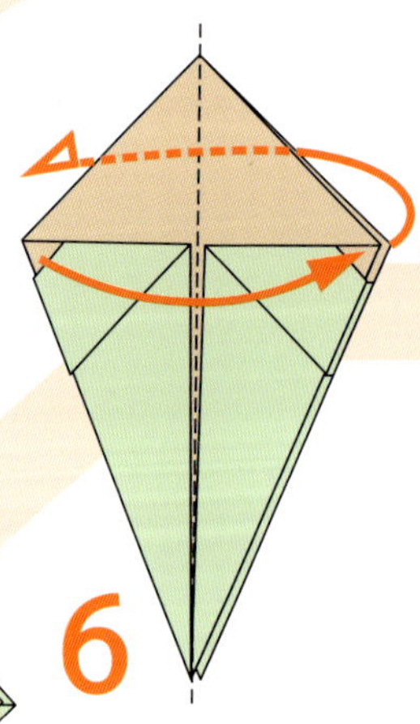

6 비껴 접기 해요.

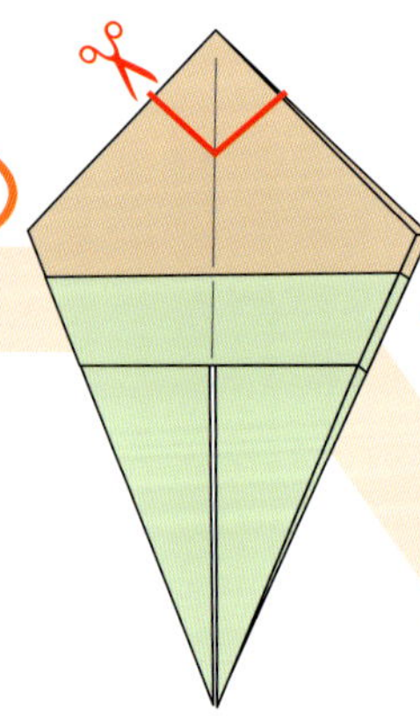

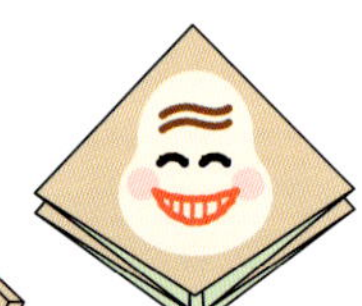

7 가위로 잘라 원숭이의 얼굴을 그려요.

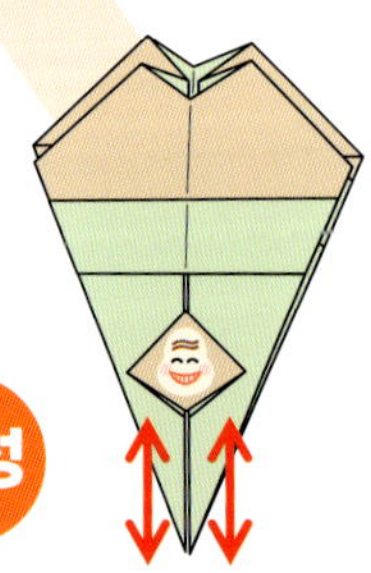

7을 나무 사이에 끼워 넣고 줄기를 위아래로 비벼요.

완성

날개를 퍼덕이는 새

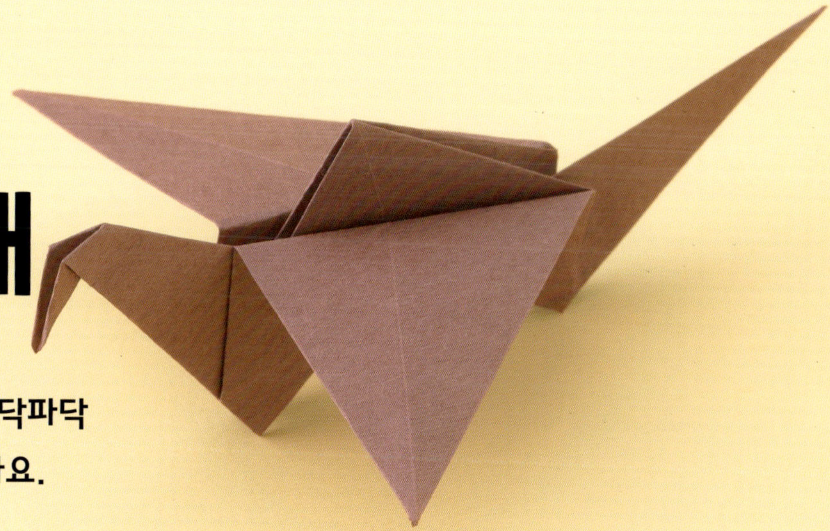

새의 꼬리를 잡아당기면 날개가 파닥파닥
움직여 마치 하늘을 날아갈 것 같아요.

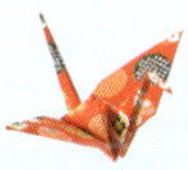

학

(18쪽)의 7까지
접어요.

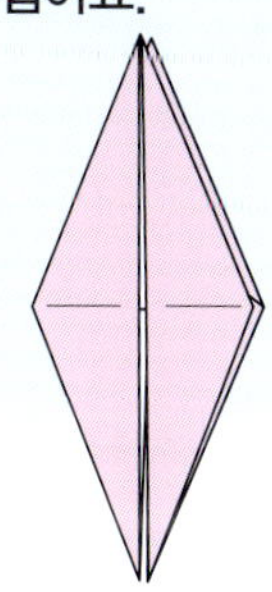

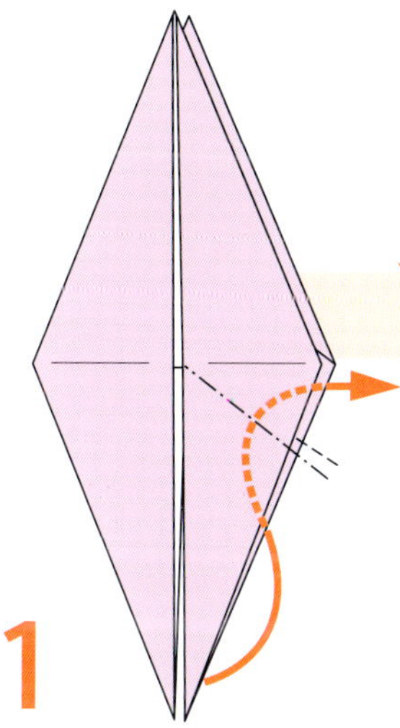

1

넣어 접기 해서 꼬리를 만들어요. 수평으로 접어야 꼬리가 잘 움직여요.

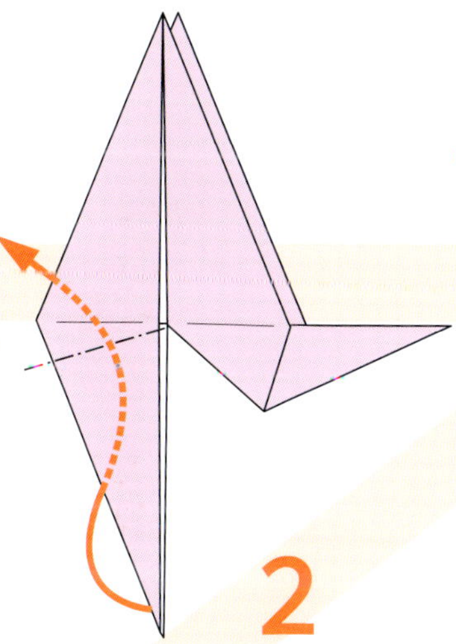

2

넣어 접기 해서 머리를 만들어요.

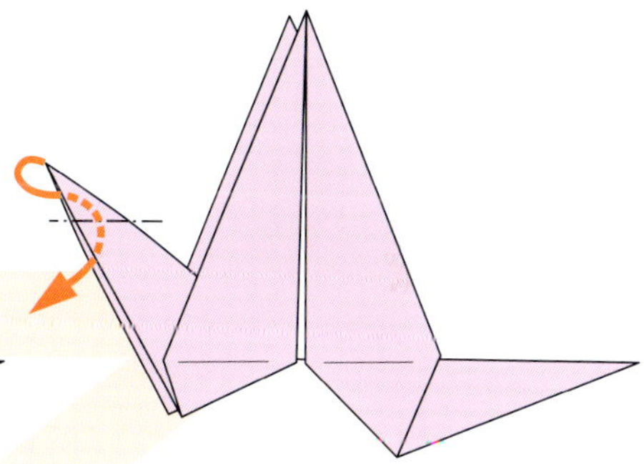

3

넣어 접기 해서 머리와 부리를 만들어요.

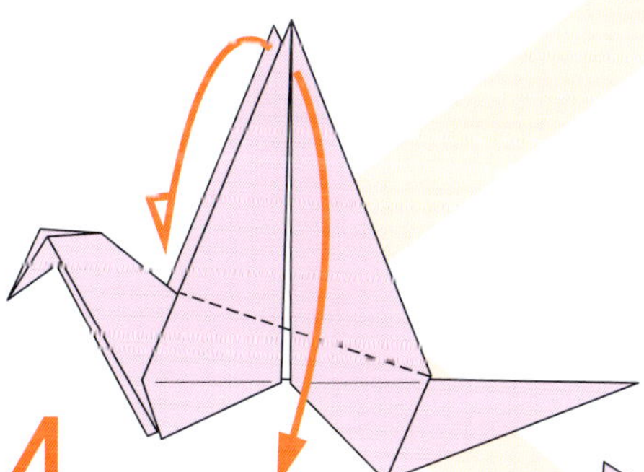

4

양쪽 날개를 내려 접어요.

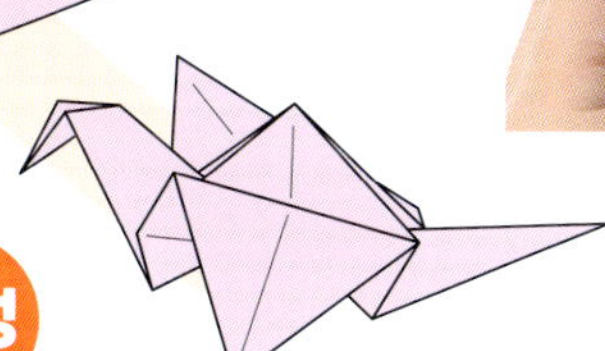

완성

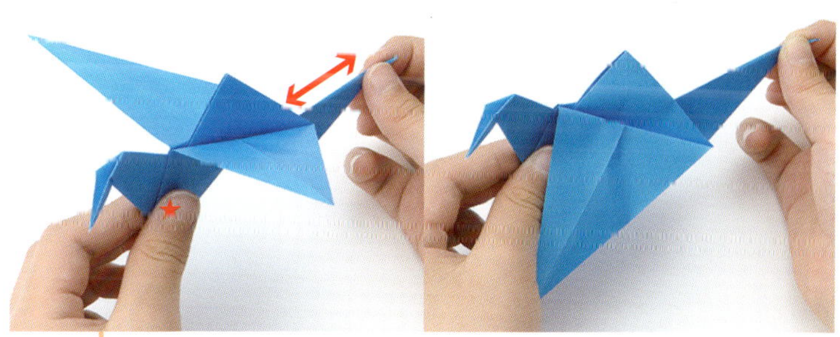

날개가 움직여요!

★부분을 잡고 꼬리를 살짝 잡아당기면 날개가 파닥파닥 움직여요.

손가락 인형

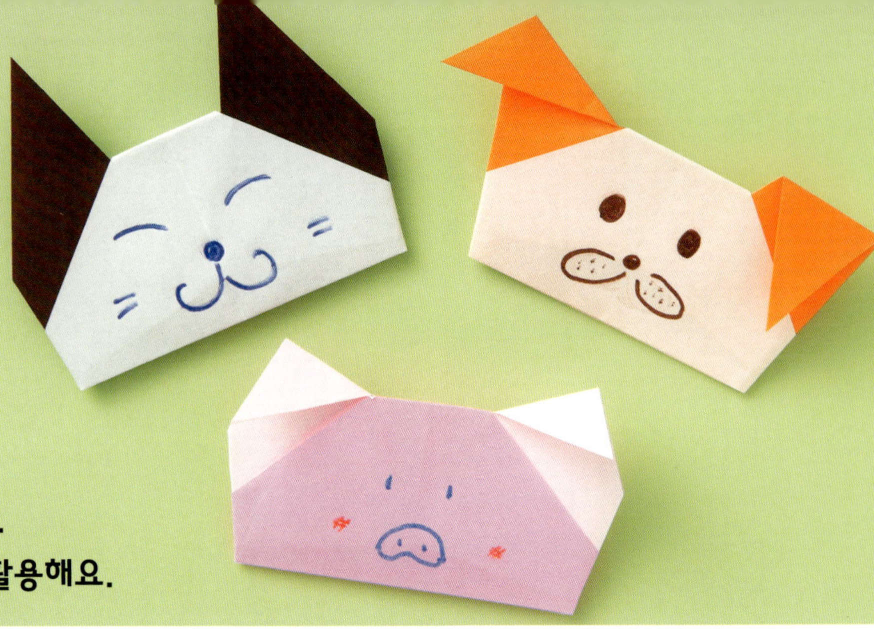

기본 모양의 고양이를 접은 후,
귀 접는 방법을 달리해
강아지와 돼지도 만들어 보세요.
눈, 코, 입을 그려 인형 놀이로 활용해요.

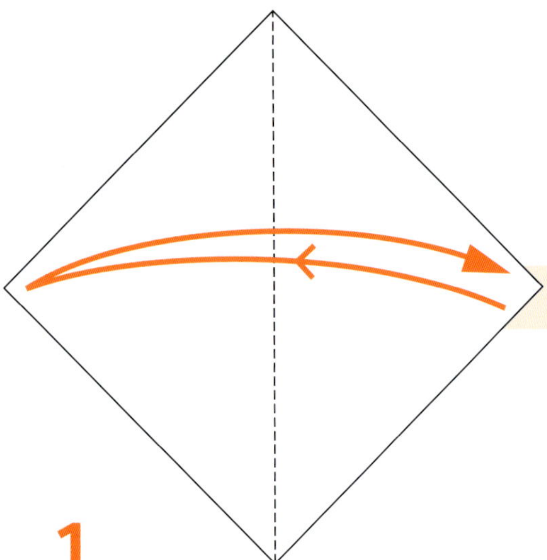

1

접는 선을 만들어요.

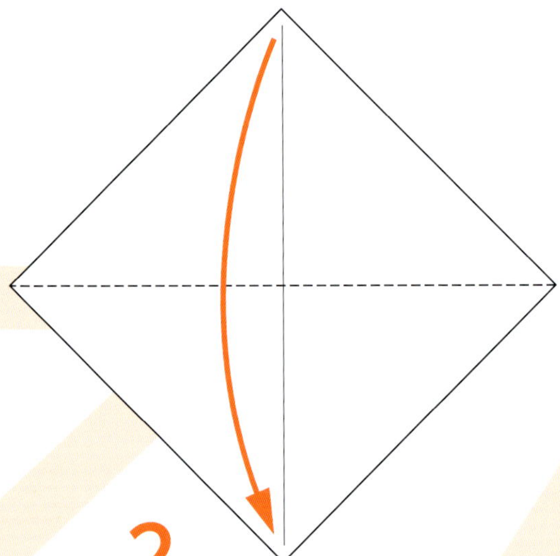

2

반으로 접어요.

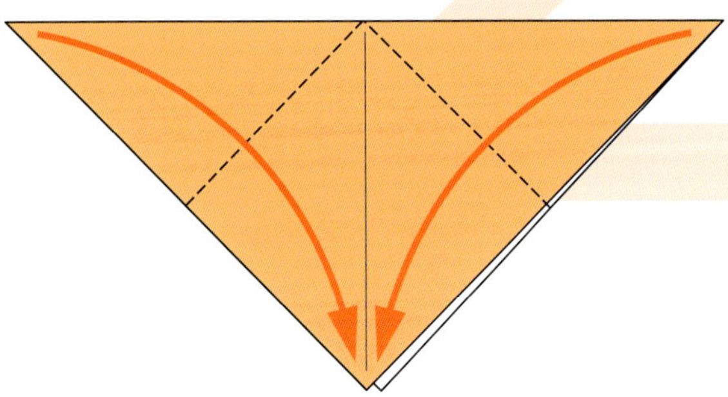

3

중심선에 맞춰 접어요.

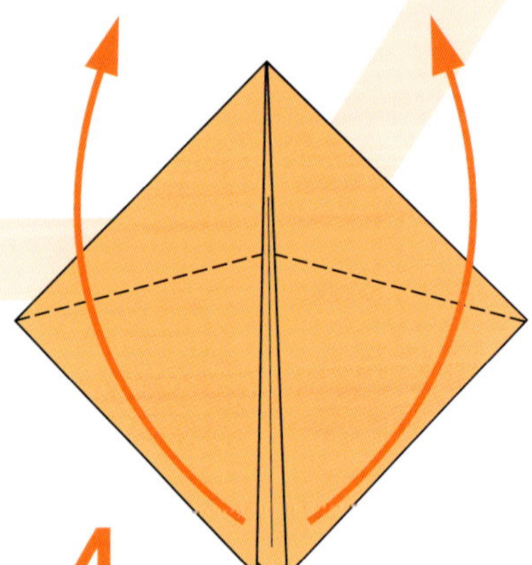

4

앞장 1장만 위로 올려 접어요.

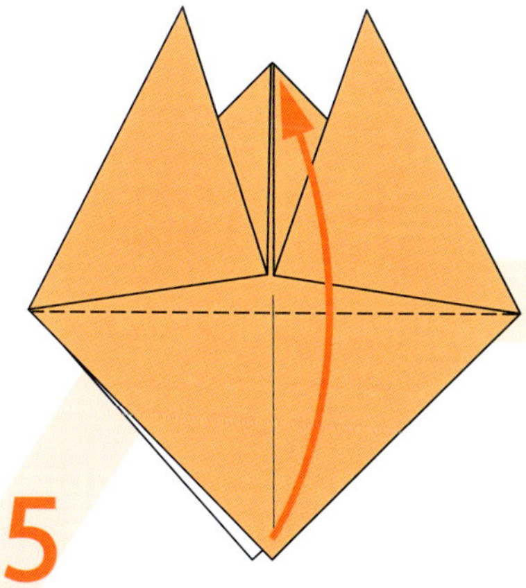

5 앞장만 위로 접어요.

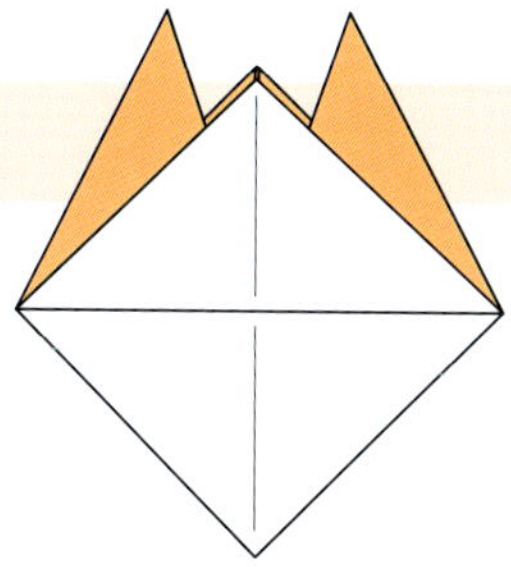

5를 접은 모습.

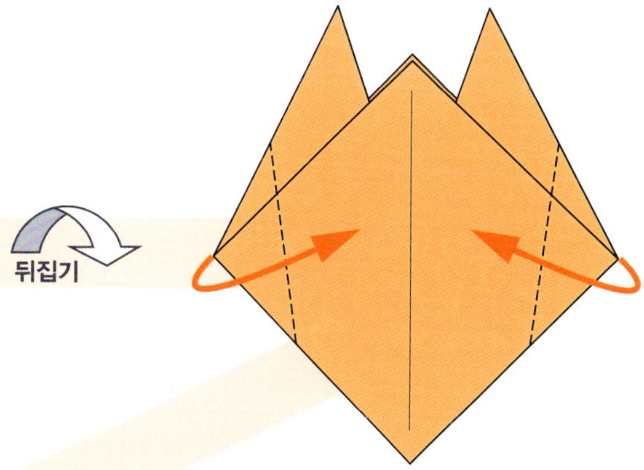

6 점선대로 비스듬히 접어요.

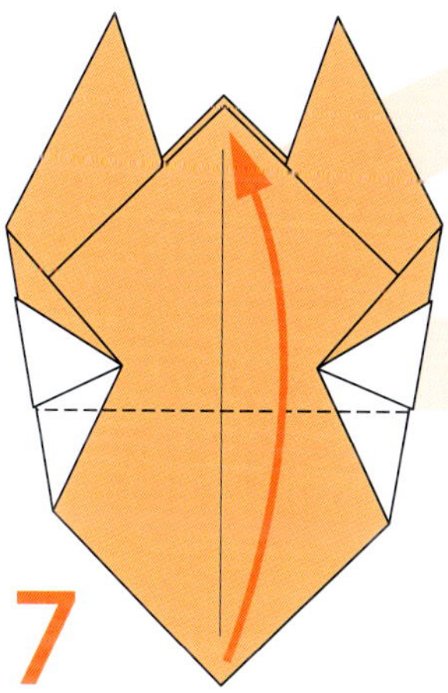

7 위로 올려 접어요.

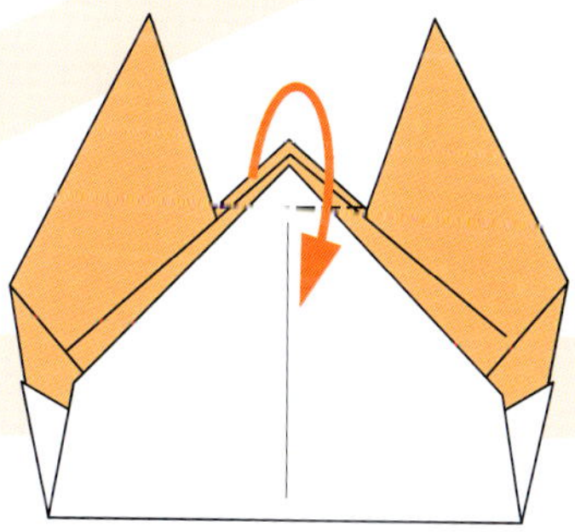

8 귀 사이에 튀어나온 부분을 아래로 접어요.

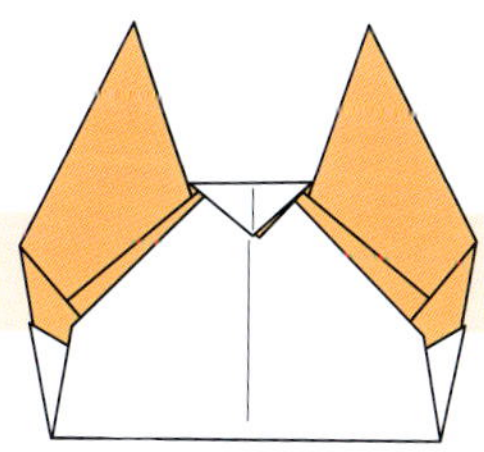

8을 접은 모습.

완성 고양이

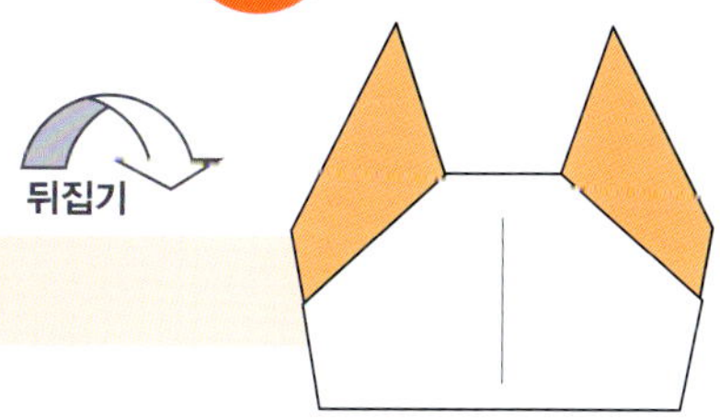

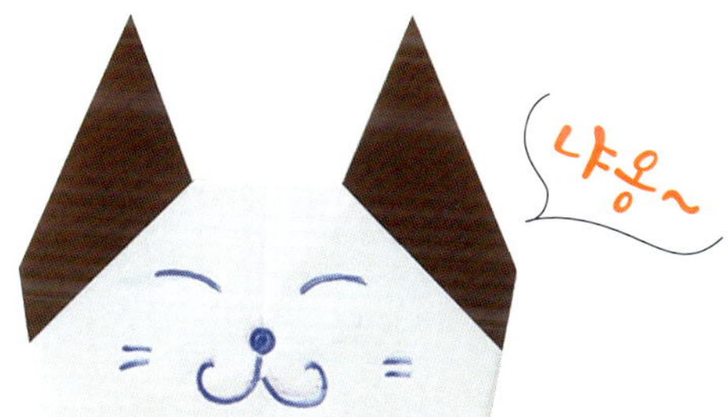

귀 접는 방법을 바꿔 봐요!

귀 접는 방법을 조금만 바꾸면, 강아지나 돼지로 변신! 눈, 코, 입까지 그려 주면 아이들의 상상력을 더욱 자극하지요.

개

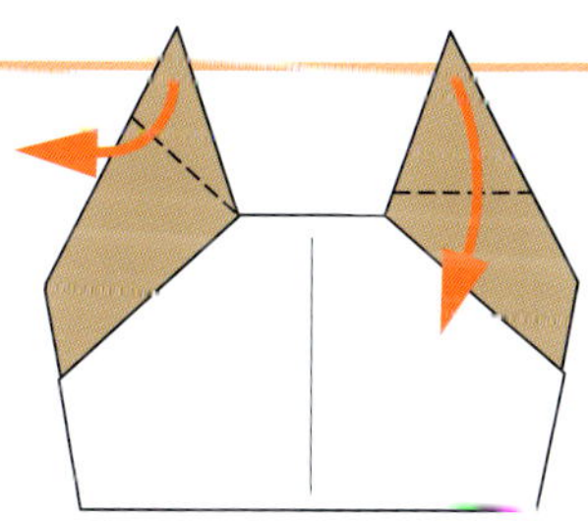

돼지

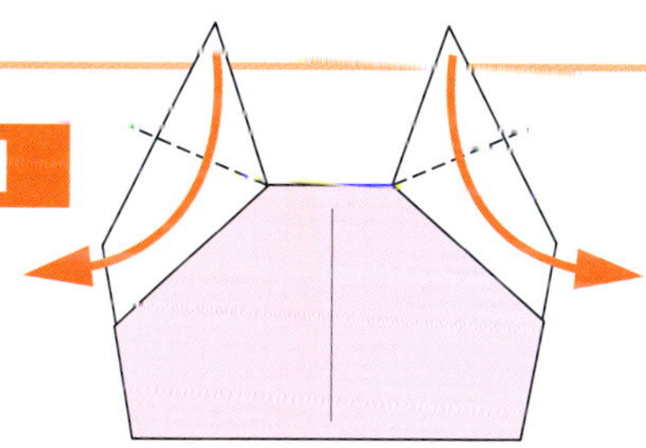

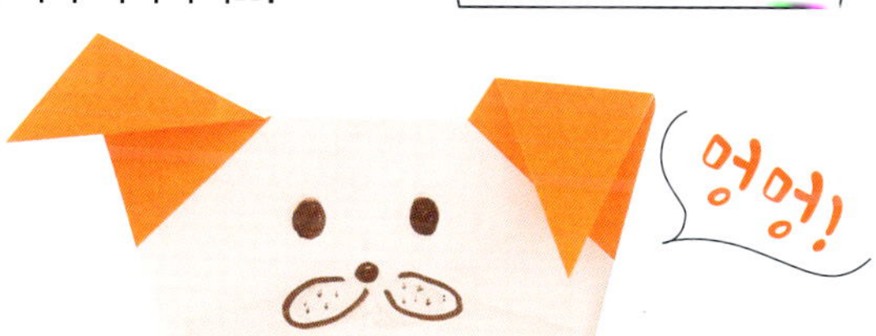

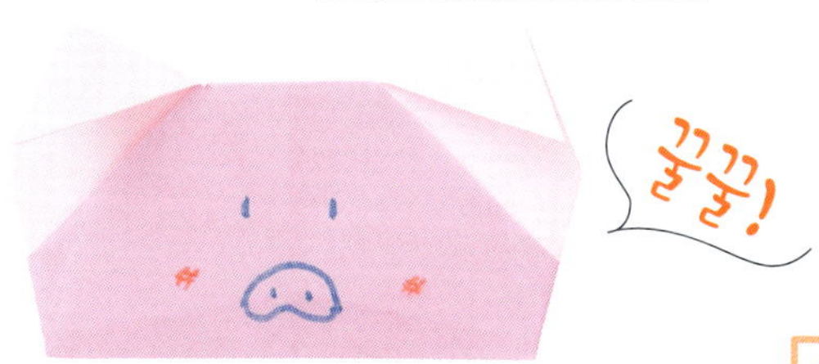

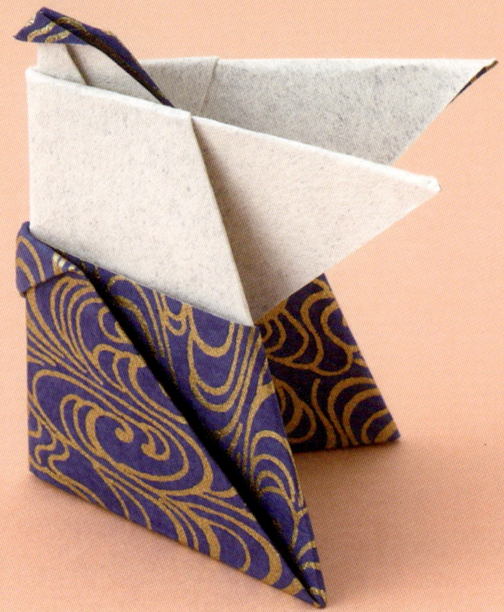

씨름 선수

머리에 상투를 틀어 올린 씨름 선수예요.
모래판 위에 두 명의 씨름 선수를 놓고
힘겨루기 시합을 하며 놀아 볼까요?

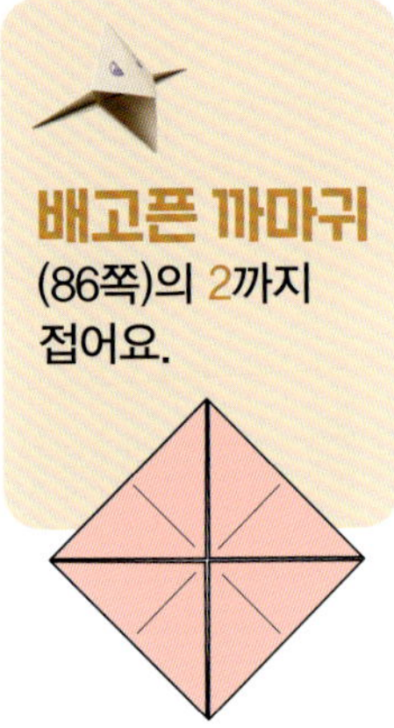

배고픈 까마귀
(86쪽)의 2까지
접어요.

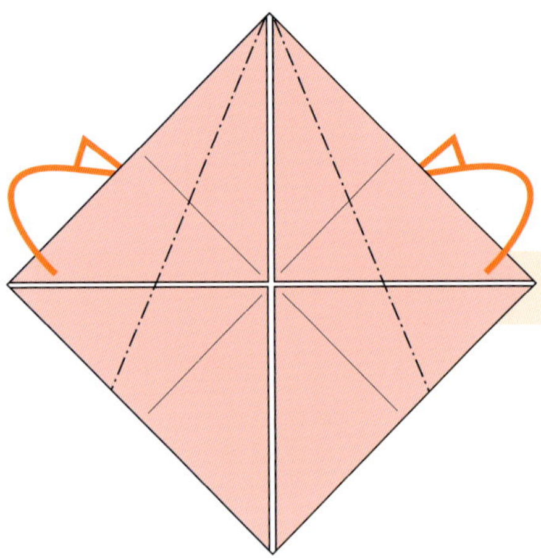

1 접는 선에 맞춰 뒤로 접어요.

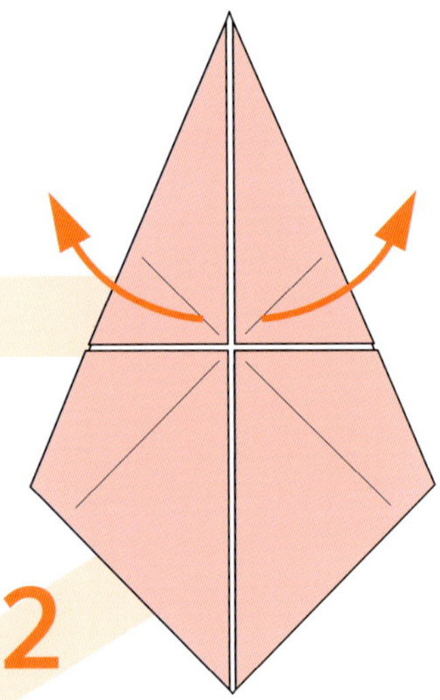

2 그림처럼 위로 펼쳐요.

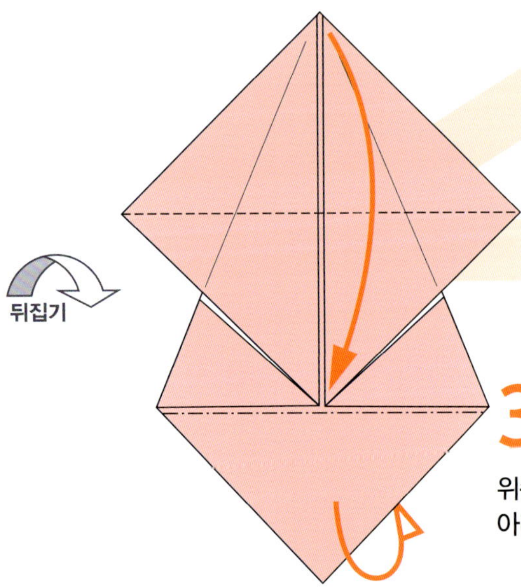

3 위쪽은 아래로 접고
아래쪽은 뒤로 접어요.

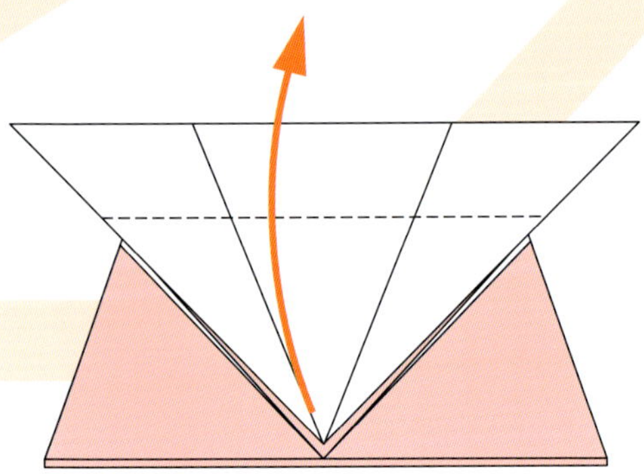

4 앞장만 위로 접어요.

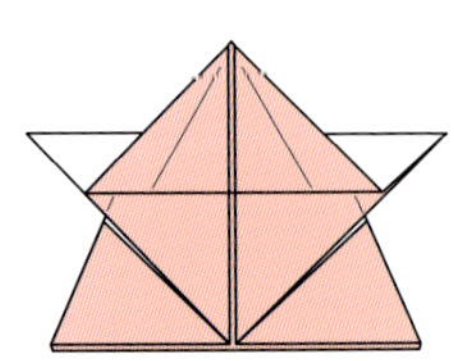

4를 접은 모습.

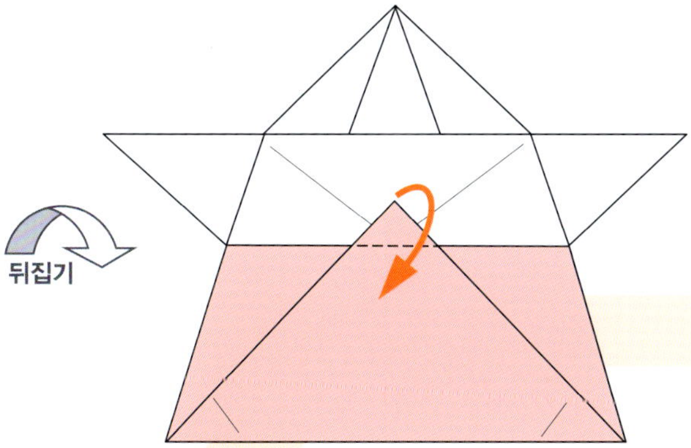

5 튀어나온 부분을 앞으로 접어요.

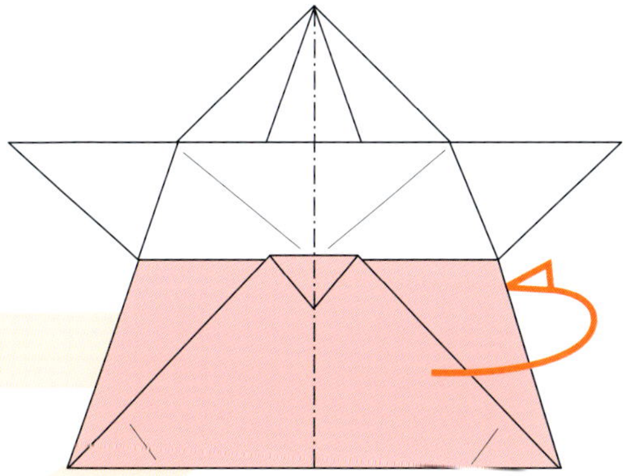

6 반으로 접어요.

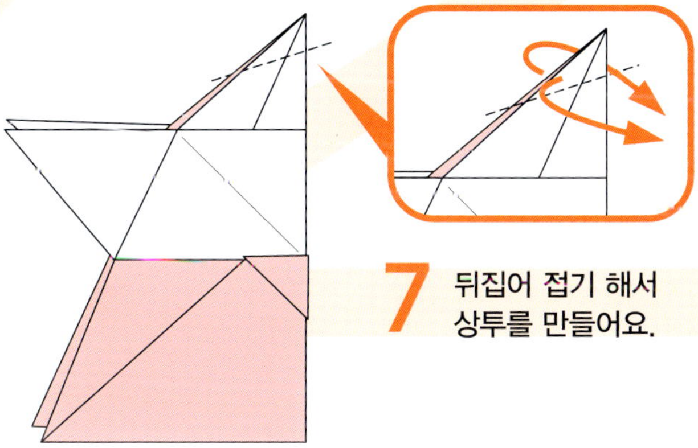

7 뒤집어 접기 해서 상투를 만들어요.

완성

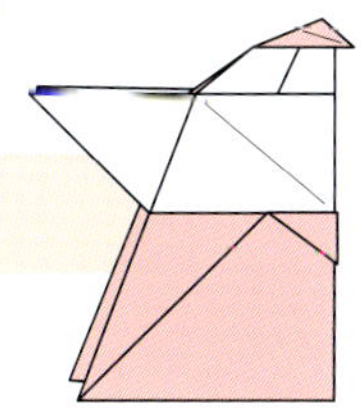

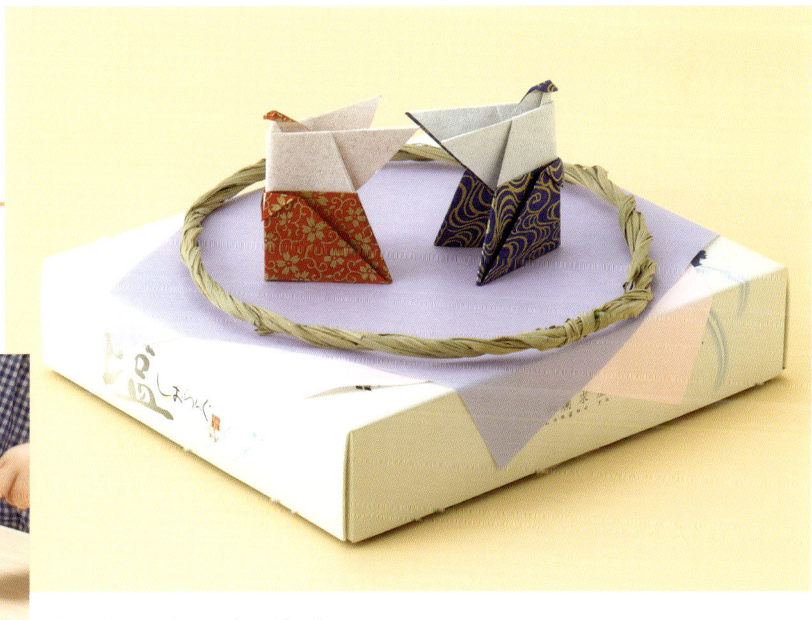

통통, 씨름을 해 보자!

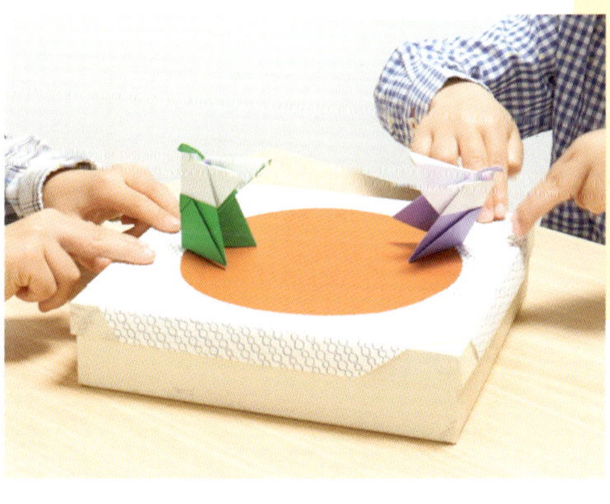

빈 상자에 씨름 선수를 올려놓고
씨름판을 두드리면서 씨름 놀이를 해 봐요.
먼저 넘어지는 선수가 지는 거예요.

종이접기로 장식품 만드는 방법 ②

삼짇날 벽 장식

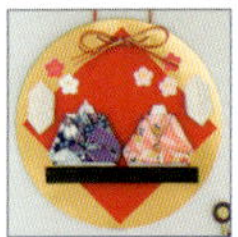

7쪽

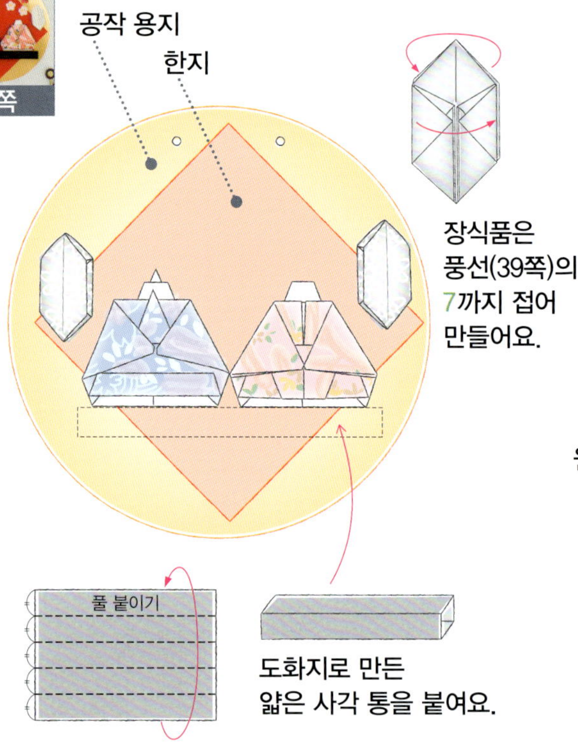

크리스마스 리스

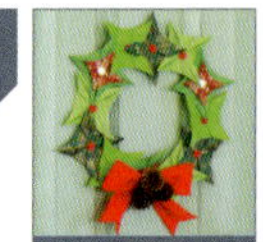

8쪽

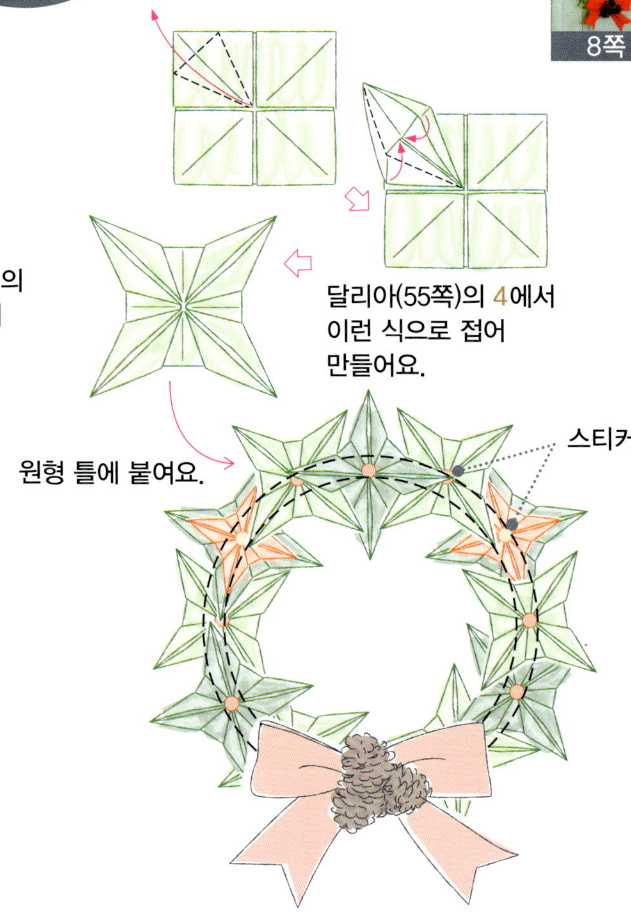

장미 리스

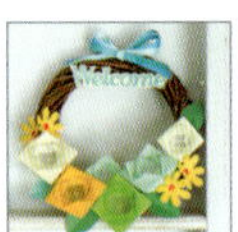

9쪽

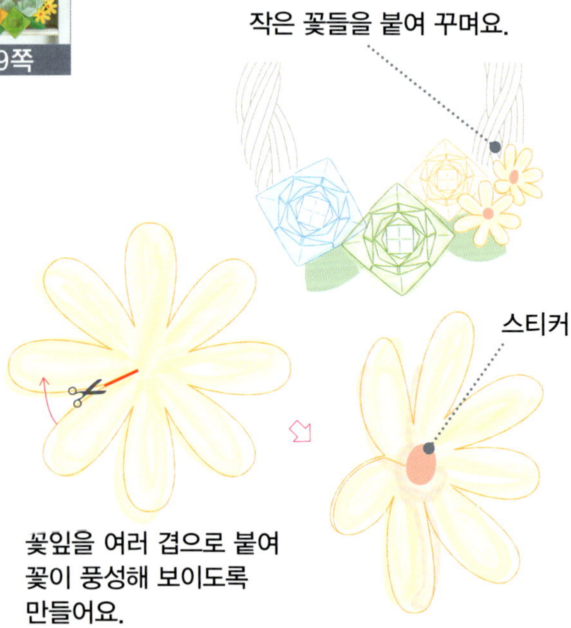

사진 액자

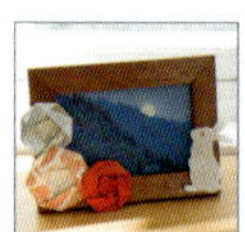

9쪽

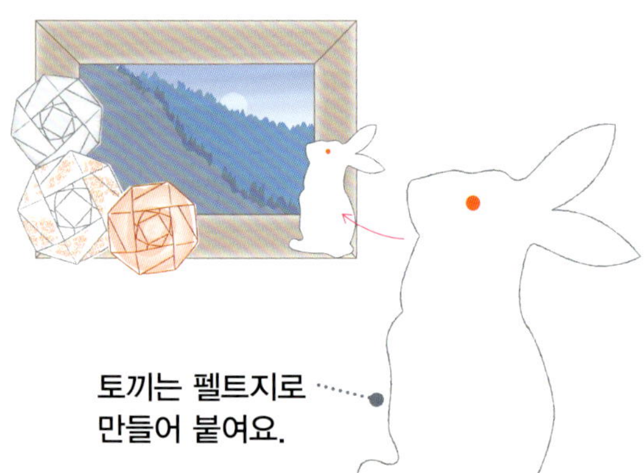

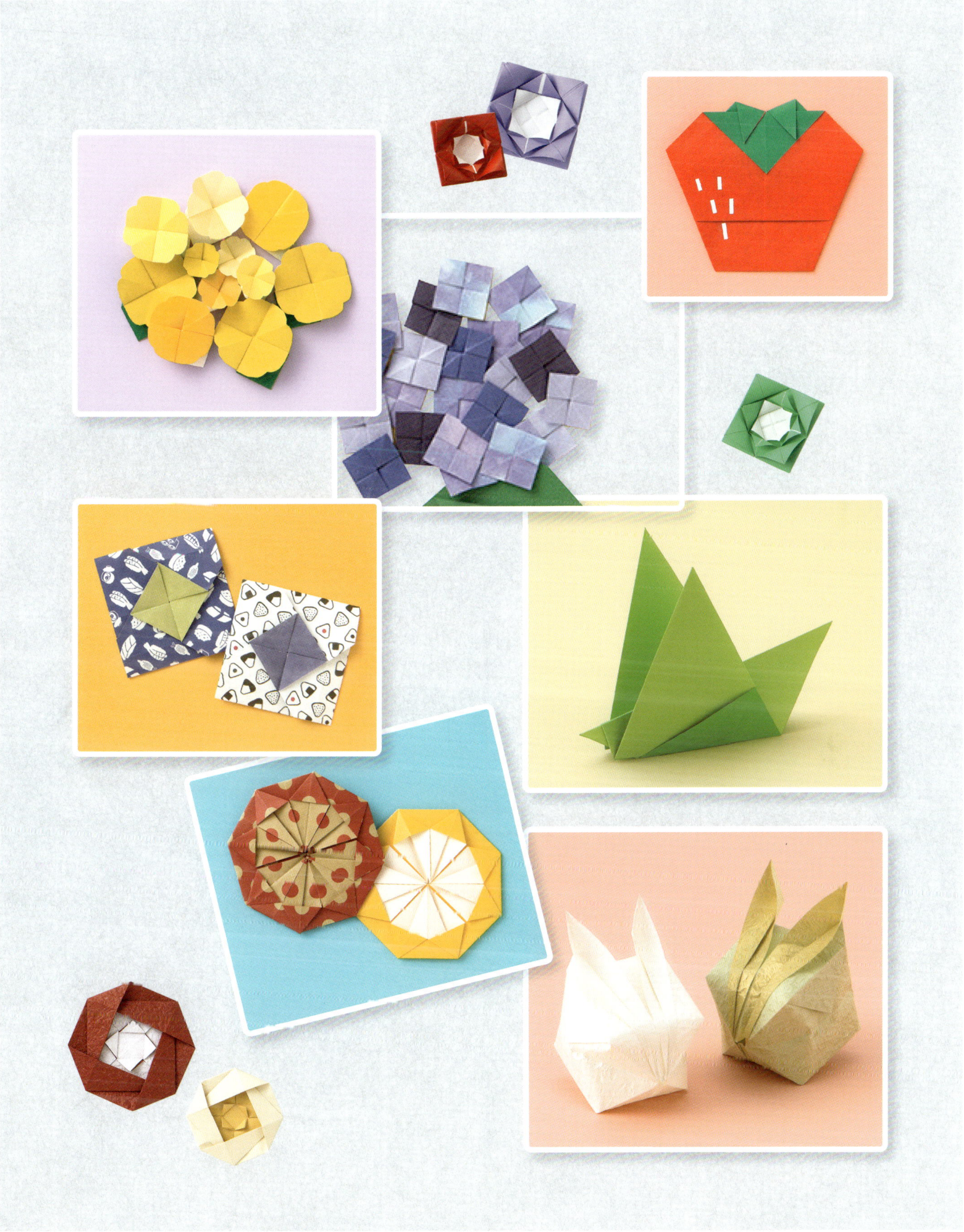

감수 고가 요시히코

의학 박사, 정신과 의사이자 도쿄 교린대학교 명예 교수입니다.
일본 브레인 헬스 협회 이사장, 일본 최면 학회 명예 이사장으로 활동하고 있습니다.
저서로는 《어른의 종이접기》, 《1일 3분 뇌가 살아난다! 손가락 따라 그리기》 등
다수의 저서와 감수 책이 있습니다.

번역 임희진

고려대학교 문예창작학과와 일어일문학과에서 글쓰기와 일본어를 공부했습니다.
어린이 도서 감수와 독서 논술 교재 집필 부문에서도 활발히 활동하고 있습니다.
옮긴 책으로는 《나만의 인형 놀이! 코디 종이접기》, 《귀엽고 예쁜 프린세스 종이접기》,
《도전! 마법 용사 종이접기 대모험!》, 《둘리틀 선생 항해기》, 《알아 두면 쓸모 있는 독 생물사전》 등이 있습니다.

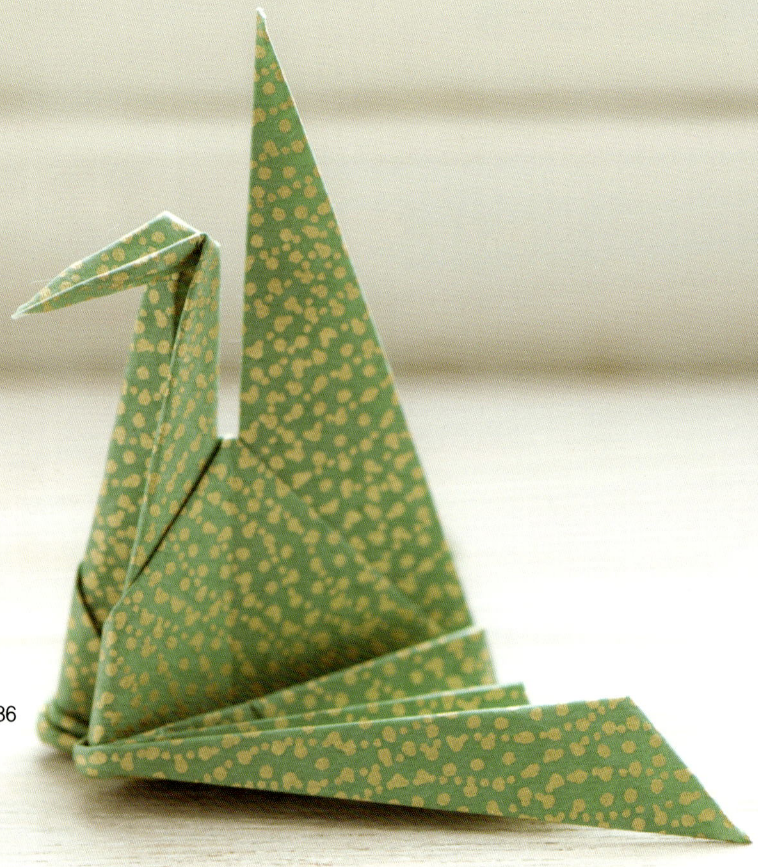

2025년 12월 10일 1판 1쇄 발행

지은이 **주부의 벗** | 감수 **고가 요시히코** | 옮긴이 **임희진**
펴낸이 **문제천** | 펴낸곳 **㈜은하수미디어**
편집진행 **문미라** | 편집 **김세영, 방기은** | 편집지원 **도희**
디자인 **정수연, 김해은** | 디자인지원 **김지언** | 제작책임 **문제천**
주소 **서울시 송파구 송이로32길 18, 405 (문정동, 4층)**
대표전화 **(02)449-2701** | 팩스 **(02)404-8768** | 편집부 **(02)3402-1386**
출판등록 **제22-590호(2000. 7. 10.)**

주의! 종이가 날카로워 손을 베일 수 있으므로 주의하십시오.
파본은 구입처에서 교환해 드립니다. 사용 중 발생한 파손은 교환 대상에 해당되지 않습니다.